Mira Kelley

Parallele Leben

Mira Kelley

Parallele Leben

Wie Sie durch parallele Realitäten Ihre Beziehungen, Ihre Gesundheit und Ihr Bewusstsein heilen

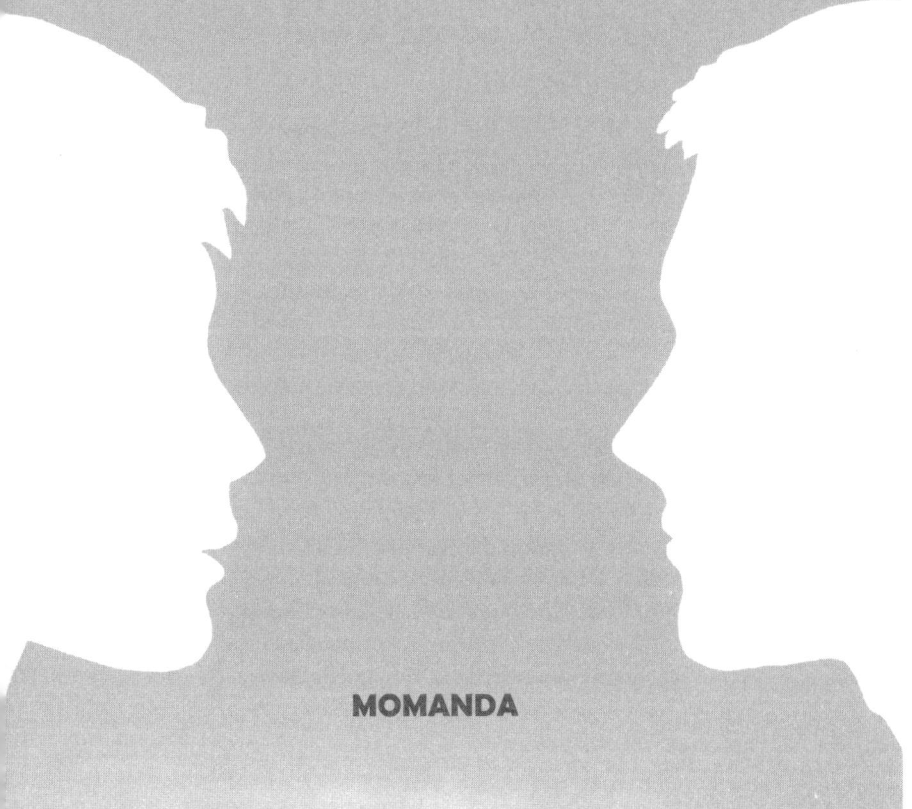

MOMANDA

Wichtige Hinweise

Die im Buch veröffentlichten Empfehlungen wurden von Verfasserin und Verlag sorgfältig erarbeitet und geprüft. Eine Garantie kann dennoch nicht übernommen werden. Ebenso ist die Haftung der Verfasserin bzw. des Verlages und seiner Beauftragten für Personen-, Sach- und Vermögensschäden ausgeschlossen.

Der leichteren Lesbarkeit zuliebe wurde die Doppelung männlicher und weiblicher Formen nach dem Muster »der … oder die …«, »er bzw. sie« usw. nicht in jedem Fall berücksichtigt. Wir bitten, dies *nicht* als Benachteiligung des weiblichen Teils der Bevölkerung aufzufassen!

Aus dem Englischen von
Maria Müller-de Haën

Titel der Originalausgabe:
Beyond Past Lives: What Parallel Realities Can Teach Us About Relationships, Healing And Transformation.

Originally published in 2014
by Hay House UK Ltd, London

Deutsche Ausgabe:

Umschlaggestaltung: Guter Punkt, München
Umschlagmotiv: © Sabine Dunst, Guter Punkt,
unter Verwendung von Motiven von thinkstock
Foto der Autorin, S. 269:
Caroline White (www.CarolineWhitePhotography.com)
Lektorat und Layout: Gitta Lingen
Gesamtherstellung: Bernhard Keller
Druck: CPI, Moravia Books
ISBN 978-3-95628-011-5

Von Mira Kelley ist folgendes CD-Set erhältlich:

»Heilung durch Rückführung
und Parallele Leben«

Für meine Mutter

Liliana Angelova Paslieva

Deine bedingungslose Liebe und Unterstützung
spiegelt die bedingungslose Liebe
und Unterstützung wider,
welche die Quelle uns allen gewährt.

Ich danke dir
und ich liebe dich!

Inhalt

Geleitwort

Vor einigen Jahren schrieb ich ein Buch mit dem Titel »Die 10 Geheimnisse für Erfolg und inneren Frieden«. Die erste Regel lautet: »Mach dir ein Denken zu eigen, das für alles offen ist und an nichts anhaftet«, und ich kann gar nicht oft genug betonen, wie wichtig dieses Prinzip für mein eigenes Leben war. Schon seit Langem bin ich davon überzeugt, dass durch Offenheit das Wundersame zu etwas Normalem wird. Die gütigen Kräfte des Universums eilen uns zu Hilfe, göttliche Synchronizität »verschiebt die Figuren auf dem Spielfeld«, und dem Ego wird gezeigt, wer wirklich das Sagen hat.

Meine Frau und ich haben unsere Kinder immer zu geistiger Offenheit erzogen. Wir haben Gespräche über alles Mögliche angeregt, auch über Reinkarnation und Erinnerungen an vergangene Leben. Doch obwohl ich das Buch »Die zahlreichen Leben der Seele« von meinem guten Freund Brian Weiss gelesen hatte und mit ihm überall auf der Welt gemeinsam auf der Bühne stand, hatte ich kaum Erfahrung mit Rückführungen in frühere Leben. Dann lernte ich Mira Kelley kennen.

Mira, die mit Dr. Weiss zusammengearbeitet hatte, schrieb mir vor ein paar Jahren einen Brief und lud mich ein, mit ihr eine Rückführung zu machen. Wie sie mir sagte, hatte sie das intuitive Gefühl, eine solche Sitzung würde mir guttun, und sie wollte nichts weiter, als mir diese Chance zu bieten. Ihre Einladung kam wirklich von Herzen und weckte mein Interesse, und so beschloss ich, ihr Angebot anzunehmen.

Ich rief Mira an, um einen Termin für die Rückführung zu vereinbaren, und da erzählte sie mir von einer Frau namens Anita Moorjani, die eine unglaubliche Beschreibung ihrer eigenen Nahtoderfahrung (NTE) niedergeschrieben hatte. Mira sandte mir diesen Bericht zu, und er bewegte mich so stark, dass ich Kopien davon an viele Leute weitergab und schließlich den Hay House Verlag überzeugte, ein Buch dieser wunderbaren Frau zu veröffentlichen. Anita und ich wurden enge Freunde, und ihr Buch »Heilung im Licht: Wie ich durch eine Nahtoderfahrung den Krebs besiegte und neu geboren wurde« war ein Bestseller und eine Inspirationsquelle für unzählige Menschen. Der Zündfunke, der diese Kettenreaktion in Gang setzte, war Mira Kelleys Entscheidung, mir Anitas NTE-Bericht zu schicken.

Nachdem wir uns kennengelernt hatten, führten Mira und ich ein paar Gespräche. Schließlich besuchte sie mich auf Maui, um die Rückführung mit mir zu machen. Ich hatte keinerlei Erwartungen, doch sie war noch nicht einmal eine Stunde da, als ich unter Hypnose eine Zeitreise und damit eine der aufregendsten Erfahrungen machte, die man sich überhaupt vorstellen kann. Mira nahm die ganze Sitzung auf und transkribierte jedes Wort; einiges davon floss in mein Buch »Werde, der du wirklich bist: Die spirituelle Dimension des Wünschens« ein (auch Mira geht in diesem Buch darauf ein).

Ich kann mich kaum daran erinnern, was ich in dieser Sitzung gesagt habe, aber die visuellen Bilder waren glasklar. Noch immer bin ich fasziniert von dem, was da durchkam, als ich in diesem halb hypnotischen Zustand war – ebenso wie von all den Synchronizitäten, die nach diesem Termin mit Mira auftraten. Es war einfach ein weiteres Beispiel dafür, was geschieht, wenn wir geistig offen für alles und an nichts verhaftet sind. Oder um einen meiner Lieblingssprüche von Mark Twain zu zitieren: »Nicht das, was du nicht weißt, bringt dich in Schwierigkeiten, sondern das, was du sicher zu wissen glaubst, obwohl es gar nicht wahr ist!«

Ganz sicher werden auch Sie dieses Buch und Miras Erkenntnisse genauso sehr genießen wie ich.

ICH BIN
Wayne W. Dyer

• • •

Ein Neuanfang

Ich möchte dieses Buch mit einem alten bulgarischen Ritual einleiten, das ich oft mit meiner geliebten Mutter, Liliana Paslieva, durchgeführt habe, und zwar immer dann, wenn ich vor einem Neuanfang stand:

Meine Mutter nimmt ein Gefäß mit Wasser und stellt ein paar frische Blumen hinein. Sie hält es in den Händen, schließt die Augen und lässt ihre mütterliche Liebe in das Wasser hineinfließen. Sie betet um Schutz und Führung für mich auf dieser meiner Reise.

Ich stehe mit meiner Mutter im Hausflur. Sie öffnet die Haustür, gießt das Wasser auf den Boden und sagt: »Gott geht voran, und du folgst ihm.«

Ich trete über die Schwelle und bin voll freudiger Erwartung ob des Neuanfangs. Ich trete mit einem Fuß in die Pfütze auf dem Boden und sage: »Gott geht mir voran, und ich folge ihm.«

Ich tue diesen ersten Schritt in dem Wissen, dass ich bereit bin. Vertrauensvoll wage ich den Sprung ins Unbekannte. Das Übertreten der Schwelle symbolisiert meinen Schritt hin zu einem größeren Selbst – auf physischer, emotionaler und spiritueller Ebene.

Nun trete ich auch mit dem anderen Fuß in die Wasserpfütze und sage noch einmal: »Gott geht mir voran, und ich folge ihm.« Meine Füße fühlen sich stabil und sicher an. Jetzt bin ich fest auf meinem Weg verwurzelt – dem Weg des Dienstes an der Weiterentwicklung der Menschheit, indem ich das, was mir durch meine Arbeit offenbart wurde, an andere weitergebe.

Ich begebe mich vertrauensvoll auf diese Reise und weiß, dass ich geführt werde und dabei auf jedem Schritt das bekomme, was ich für meine Reise brauche. Ich bin dankbar für all die Gaben und Chancen, die sich, wie ich bereits weiß, für mich auftun werden. Ich bin dankbar dafür, wie die Informationen, die ich in diesem Buch mit anderen Menschen teile, mein Leben bereits verändert haben. Ich weiß, dass sie sich auch auf Ihr Leben auswirken und Ihnen dabei helfen werden, ein Leben voller Wunder und Wachstum zu erschaffen.

Lassen Sie uns also gemeinsam die Schwelle überschreiten. Gehen Sie mit mir auf ein Abenteuer, die Rückführung in vergangene Leben, eine Zeitreise der Transformation und Heilung.

Gott geht uns voran, und wir folgen ihm.

• • •

Vorwort

Mein *Weg* zu Heilung und Wachstum durch Rückführung

Ich war erst 13 Jahr alt, als ich mich das erste Mal selbst in ein vergangenes Leben zurückführte. Ich hatte gerade das Buch »Heilung durch Reinkarnationstherapie: Ganzwerdung über die Erfahrung früherer Leben« von Brian Weiss gelesen und war fasziniert, wie seine Klienten schwierige Probleme lösen konnten, nachdem sie den Zusammenhang zwischen ihren aktuellen Herausforderungen und früheren Leben erkannt hatten. Ich hatte keine vorgefasste Meinung über die Reinkarnation, denn ich wuchs im kommunistischen Bulgarien auf und weder Religion noch Spiritualität waren in meiner Kindheit ein Thema. Doch die damit verbundenen Möglichkeiten faszinierten mich; also folgte ich den Anweisungen aus dem Buch und versuchte, mich selbst in ein vergangenes Leben zurückzuführen.

Bei dieser ersten Rückführung erlebte ich ein Leben als sowjetische Spionin im Zweiten Weltkrieg (die ganze Geschichte erfahren Sie in Kapitel 3). Es war eine sehr lebendige und emotionsgeladene Erfahrung, die einen stark prägenden Einfluss auf meine Jugendjahre hatte.

Mein Leben ging so weiter wie das vieler Kinder. Ich ging aufs College und studierte Jura.

Als ich erneut mit dem Thema »Rückführung« in Kontakt kam, arbeitete ich als Anwältin in New York City. Schon seit über einem Jahr litt ich unter lähmenden Schmerzen, von denen mich keiner der Ärzte, die ich konsultiert hatte, befreien konnte. Da erinnerte ich mich plötzlich an die Rückführung, die ich als Kind gemacht hatte. Aus lauter Verzweiflung kontaktierte ich einen Therapeuten vor Ort, und nach nur zwei Sitzungen erlebte ich eine Spontanheilung. Die Schmerzen waren weg und kamen niemals wieder.

Von nun an bestand meine größte Freude darin, anderen meine Geschichte und damit von den unglaublichen Möglichkeiten der Reinkarnationstherapie zu erzählen. Das Thema »Reinkarnation und Rückführung« wurde zu meiner Leidenschaft. Ich las jedes Buch darüber, das ich in die Finger bekam, ging zu Vorträgen und sprach mit meinen Freunden darüber. Rückführung funktionierte, das wusste ich, und so machte ich immer denselben Vorschlag, egal um welches Problem es sich handelte: »Lass uns doch eine Rückführungssitzung machen!« Das machte ich mit allen meinen Lieben, die sich dazu bereit erklärten, und ganz besonders oft mit meinem geliebten Partner.

Ich hatte keine entsprechende Ausbildung gemacht, aber das war egal; es fühlte sich einfach und gut an, als wüsste ich von Natur aus, wie das geht. Aber logischerweise sollte das wohl der nächste Schritt sein, also ging ich bei zwei der bekanntesten Therapeuten in diesem Bereich in die Lehre: Dr. Brian Weiss und Dolores Cannon. Schließlich machte ich meine eigene Praxis auf und therapierte am Wochenende Klienten.

Der Wendepunkt kam, als ich die Chance erhielt, mit Dr. Wayne W. Dyer eine Rückführung zu machen: Dank dieser Erfahrung gingen Türen auf, und ich konnte mich ganz darauf konzentrieren, anderen Leuten zu helfen, ihr jetziges Leben durch das Wiedererleben ihrer vergangenen Leben zu verbessern.

Bei der Arbeit mit Klienten erlebe ich immer wieder, wie sie sich vor meinen Augen verwandeln. Danach ist ihr Leben nie wieder wie zuvor, und das gibt mir ein ungeheures Gefühl der Erfüllung und Befriedigung.

Doch am interessantesten dabei ist, wie viel ich von meinen Klienten über das Leben gelernt habe. Durch ihr forschendes Suchen wurden mir meine größten spirituellen Lektionen zuteil, die ich nun in diesem Buch mit anderen Menschen teilen will. Dinge, von denen ich schon lange gehört, die ich aber noch nicht verinnerlicht hatte, verstand ich dadurch besser; ebenso habe ich Wahrheiten entdeckt, von denen ich vorher nie etwas gehört hatte. So habe ich das Gefühl, als echte Abenteurerin unbekannte Bewusstseinsdimensionen zu erforschen.

• • •

Einführung

Bevor wir ernsthaft loslegen, möchte ich ein paar Punkte klarstellen, damit Sie aus diesem Buch möglichst viel herausholen. Bitte beachten Sie beim Lesen folgende Hinweise:

Kapitel sind Lektionen

Die zehn Kapitel des Buches sind jeweils einer Lektion gewidmet, die mir in Rückführungen offenbart wurden.

Die Grundlektion lautet: *Es ist tatsächlich möglich, die Gegenwart durch das Aufarbeiten der Vergangenheit zu heilen.* Darauf gehe ich in **Kapitel 1** näher ein und erkläre auch, wie ich Klienten und Klientinnen durch eine solche Rückführung begleite. **Kapitel 2** dreht sich um meine schockierende Erkenntnis, dass aus dem Blickwinkel der Seele alle früheren, das gegenwärtige und das zukünftige Leben *gleichzeitig, im selben Augenblick des »Jetzt«* existieren. Darauf aufbauend wird in **Kapitel 3** erläutert, wie jede unserer Entscheidungen eine neue Realität erschafft. In **Kapitel 4** erkläre ich den Unterschied zwischen dem »Alltags-Selbst« und dem »Höheren Selbst« und wie Sie sich jederzeit mit Ihrem Höheren Selbst als Ihrem Führer verbinden können. In **Kapitel 5** führe ich aus, dass alles um uns herum ein Spiegel unserer selbst ist. In **Kapitel 6** gehe ich darauf ein, wie wichtig Vergebung ist. In **Kapitel 7** spielen wir mit der Zeit. **Kapitel 8** ist dem Thema »Selbstheilung« gewidmet. Die Lektion in **Kapitel 9** dreht sich darum, zu verstehen, warum Sie das Recht haben, sich selbst zu lieben, und wie das Universum Sie liebevoll und bedingungslos unterstützt. In **Kapitel 10** erzähle ich Ihnen zu guter Letzt, was ich von meinen Klienten über Karma, Schicksal und den freien Willen gelernt habe.

Ein paar hilfreiche Definitionen

In diesem Buch verwende ich Spezialausdrücke, mit denen Sie vielleicht vertraut sind oder auch nicht. Deshalb möchte ich diese Begriffe vorab definieren.

Die Quelle der Urenergie, aus der jede Schöpfung hervorgeht, hat keinen richtigen oder falschen Namen. Auch alle Namen, die uns einfallen, tauchen aus dieser Quelle auf, und somit sind alle richtig. Ich nenne sie abwechselnd *Gott, Alles-was-ist, das Eine, die Quelle, die Schöpfung, Geist* oder *Spirit*, das Unendliche* oder *das Licht.*

Mit dem Wort »Seele« bezeichne ich Ihre Essenz, Ihr Wesen, Ihren Geist bzw. die Energie Ihres Bewusstseins. Ihre Seele projiziert Aspekte ihrer selbst in die physische Realität; sie sind Ihnen als Ihr Körper und Ihr Ego, Ihr Bewusstsein und Ihr Unterbewusstsein bekannt.

Jede Seele hat ihren Ursprung in einer Überseele, die sich aus unterschiedlichen Seelen zusammensetzt. Die Überseele möchte die Schöpfung in verschiedenen Dimensionen und Umfeldern erleben; dazu »spaltet« sie ihre Energie auf – und jeder dieser »Seelensplitter« stellt ein unterschiedliches Leben dar. All diese Fragmente sind in sich selbst ganz und vollständig. Ein Mensch, dessen Seele ihren Ursprung in derselben Überseele hat, ist Ihr Gegenstück.

Eine Seelengruppe setzt sich aus mehreren Überseelen zusammen, die im Laufe ihrer Inkarnationen enge Bande und deren Mitglieder eine Vereinbarung eingegangen sind, sich gegenseitig dabei zu helfen, die Erfahrungen zu machen bzw. Lektionen zu lernen, derentwegen unser Geist sich als Mensch inkarniert hat.

---

*Anm. d. Übers.: Die Autorin hat im Original den Begriff »Spirit« sowohl in Klein- als auch in Großschreibung verwendet. Um Verwechslungen mit dem übergeordneten »Spirit« im Sinne von »Gott« oder »Urenergie« zu vermeiden, wurde in der deutschen Übersetzung für »spirit« entsprechend der Definition der Autorin als »göttliche Essenz« bevorzugt das Wort »Seele« eingesetzt.

Die Existenzebenen steigen von der untersten Ebene der individuellen Seele bis hoch zum Gottesbewusstsein; sie schwingen jeweils höher als die vorherige; dabei wird die individuelle Bewusstseinsenergie immer weniger und das Bewusstsein verschmilzt immer stärker, bis wir im Einen eingegangen sind. Die erste Ebene unterhalb der Gottesenergie und damit die erste Abspaltung ist das Engelbewusstsein; das sind die Wesen, die sich als Erste als Individuen begreifen, welche vom Einheitsbewusstsein der Quelle abgespalten sind. Diese Spaltung schreitet immer weiter voran, und damit steigt das Engelbewusstsein herab in die Realitäten mit einer niedrigeren Schwingung, bis hinab auf die Ebene der Überseele, die sich wiederum in Einzelseelen aufspaltet. Sie können sich diese Struktur wie ein Dreieck vorstellen. Die Basis steht für die physischen Inkarnationen einer Seele als Mensch, die Spitze stellt die Quelle dar. Dazwischen befindet sich die Überseele und darüber das Engelbewusstsein.

In Rückführungen helfe ich Menschen, sich mit ihrem Höheren Selbst zu verbinden, um Führung und Antworten zu erhalten. Ihr Höheres Selbst ist eine Erweiterung Ihrer Seele, die in höheren Dimensionen existiert. Es ist nicht wie der Geist bzw. Verstand auf die physische Realität ausgerichtet. Ihr Höheres Selbst weiß um die Themen, Ziele und Gesamtvision Ihres jetzigen Lebens. Es trägt in sich die Energieschwingung Ihrer Seele, sodass Sie sich mit Ihrer Schwingungsessenz und Ihrem Sinn bzw. Ihrer Lebensaufgabe verbinden und darauf ausrichten können.

In diesem Buch verwende ich die Begriffe »frühere« bzw. »vergangene Leben«, »gleichzeitige Leben«, »andere Leben« und »parallele Leben« synonym, weil aus der Perspektive der Überseele alle Leben gleichzeitig und parallel im jetzigen Moment stattfinden. Doch aus unserer (menschlichen) Sicht ist Zeit etwas Lineares, die Leben, die vor dem heutigen Tag stattfinden, sind scheinbar »vergangene« Leben. Im Rahmen dieses Buches verwende ich all diese Begriffe, um zu beschreiben, was in Wahrheit dieselbe Erfahrung ist.

Obenstehende Erklärungen sind grundlegende Definitionen. Im Laufe des Buches wird sich Ihr Verständnis vertiefen; jeder Begriff wird im Zusammenhang diskutiert. Also keine Sorge: Selbst wenn

Ihnen der eine oder andere Begriff noch nicht ganz klar ist – am Ende des Buches werden sie Ihnen vertraut und geläufig sein.

Übungen

Im Buch werden Übungen vorgestellt, die Ihnen helfen, auf Ihre mächtigen inneren Heilkräfte zuzugreifen, ob mit oder ohne Rückführung. Um in den vollen Genuss der Vorteile dieser Übungen zu kommen, sollten Sie beim Lesen ein Notizbuch und einen Stift zur Hand haben. Machen Sie sich Notizen, aber machen Sie sich auch dieses Buch zu eigen: Unterstreichen Sie Teile, von denen Sie sich angesprochen fühlen, oder markieren Sie Sätze, die Sie berühren. Machen Sie am Rand oder im Tagebuch Notizen und bringen Sie »Aha«-Momente zum Ausdruck. Teilen Sie das, was Sie hier lernen, mit anderen Menschen. So können Sie die Energie Ihres Bewusstseins ganz und gar mit der Energie dieses Buches zusammenbringen und für sich eine höhere Ebene an Bewusstheit, Transformation und persönlichem Wachstum schaffen.

Ich möchte Sie auch dazu anregen, es einmal mit einer Rückführung zu versuchen – damit Sie den Prozess von innen her verstehen und weil Sie, wie ich weiß, aus dem Wiedererleben anderer Leben enormen Nutzen ziehen können. Im Anhang finden Sie ein Skript mit Anleitungen, um sich selbst zurückzuführen; das können Sie jederzeit zu Hilfe nehmen. Falls Sie lieber eine angeleitete Rückführung per CD machen möchten, verweise ich auf die Doppel-CD oder die MP3-Dateien »Heilung durch Rückführung und Parallele Leben«, erhältlich unter www.mirakelley.de.

Mein Ziel

Das Leben ist ein Kreislauf aus Lernen und Lehren. Ich habe dieses Buch geschrieben, um zu erzählen, wie die Reinkarnationstherapie meinen Klienten geholfen hat, sich in eine Realität voller Gesundheit und Wohlbefinden zu begeben, damit Sie, die Leserinnen und Leser, das Gleiche für sich bewirken können.

Dieses Buch versucht nicht, auf die Validität von Inkarnation und Rückführungen näher einzugehen; darüber sind bereits viele wunderbare Quellen verfügbar. Die Wirksamkeit dieser Arbeit stand für mich seit meiner allerersten Rückführung außer Frage. Meine Klientinnen, Klienten und ich haben daraus enorme, lebensverändernde Vorteile gezogen, und diesen Wert und Nutzen möchte ich in den Mittelpunkt stellen. Dieses Buch dient dazu, die wundersamen emotionalen Veränderungen, die physische Gesundung und die transformative Wirkung zu beschreiben, die meine Klienten erlebt haben.

Alle Geschichten, die auf diesen Seiten erzählt werden, haben mich stark berührt. Beim Schreiben fiel mir auf, dass es um etwas Größeres ging. Das Buch fühlte sich wie ein spirituelles Projekt an, und ich war nur ein Knoten im großen Gewebe der Schöpfung, durch den die Informationen flossen. Spirit brachte alles zusammen. Ich musste lediglich präsent bei jedem Klienten sein und eine einfache Frage stellen: »Darf ich deine Geschichte weitererzählen?« (Anmerkung: Zur Wahrung der Privatsphäre habe ich mit Ausnahme von Wayne und Serena Dyer die Namen meiner Klienten und Klientinnen geändert.)

Ich hoffe, Ihnen durch das Erzählen dieser Geschichten ebenfalls aufzeigen zu können, welche Lektionen ich durch die Reinkarnationstherapie gelernt habe, denn diese Lektionen sind nicht nur für mich gedacht, sondern für uns alle; sie drehen sich um die Herausforderungen, mit denen wir alle konfrontiert sind.

Darüber hinaus hoffe ich, dass Ihnen Unterstützung, Bestätigung und neue Perspektiven und Chancen sowie neue Lebensweisen zuteil und offenbart werden. Möge dieses Buch Sie nähren, Ihr Verständnis vertiefen und Ihr Wachstum fördern. Und vor allem: Möge es Ihnen das Gefühl geben, zu Hause willkommen zu sein – Rückverbindung zum Göttlichen, das Ihnen bereits innewohnt.

• • •

Kapitel 1

Heilen der Gegenwart durch Erforschen der Vergangenheit

Alles begann ganz harmlos. Eine alte Zahnfüllung war herausgebrochen, und ich brauchte eine neue. Der Zahnarzt war mir wärmstens empfohlen worden, aber nach der Behandlung war mein Mundraum komplett aus dem Gleichgewicht. Die neue Füllung passte nicht richtig zu den anderen Zähnen, und das Kauen fühlte sich komisch an. Deshalb wurden mehrere Anpassungen vorgenommen. Durch die ganzen Nachbehandlungen hatte ich große Schmerzen und litt unter einer sogenannten kraniomandibulären Dysfunktion, einer Erkrankung des Kiefergelenks. Strukturell war mit meinem Kiefer alles in Ordnung, aber die Muskeln waren falsch ausgerichtet. Den Mund zu öffnen bereitete mir große Beschwerden, und damit war auch das Essen schwierig. Durch die stechenden Schmerzen waren Nacken und Schultern ständig steif. Sogar mit dem Reden und Schlafen hatte ich Schwierigkeiten.

Ich tat alles nur Erdenkliche, um die Situation zu verbessern. Einmal pro Woche konsultierte ich einen anderen Zahnarzt, ließ mir immer wieder die Zähne richten, um die Muskeln zu lockern und den Kiefer zu entspannen. Ich schlief mit einem Zahnschutz, besorgte mir ein anderes Kissen und dann ein anderes Bett. Dreimal die Woche machte ich Physiotherapie und stellte meine Ernährung komplett um, damit das Kauen und Essen leichter fiel. Ich stand ständig unter Schmerzmitteln und nahm Entzündungshemmer ein.

Die Liste ließe sich weiter fortführen. Die Situation stellte eine große Belastung dar – für mein Leben und mein Bankkonto.

Ein Jahr verging, die Schmerzen dagegen nicht. Eines Tages ließ mein Zahnarzt mich Platz nehmen und sagte: »Mira, wir müssen der Realität ins Auge schauen.« Es hatte keinen Sinn mehr, so weiterzumachen, und ich musste eine Entscheidung treffen. Sein Vorschlag lautete: Entweder eine Operation oder lebenslange Schmerzen aushalten. Bei einer Operation würde man mir den Kiefer brechen und mit Drähten wieder befestigen, ohne Garantie, dass die Schmerzen dadurch aufhörten. Ich sah keinen Sinn darin, etwas auseinanderzubrechen, was nicht zerbrochen war, schon gleich gar nicht angesichts der Aussage, dass nicht die Knochen und Gelenke, sondern die Muskeln das Problem waren. Aber ich hatte auch Angst, den Rest meines Lebens mit chronischen Schmerzen leben zu müssen. Beide Optionen kamen für mich nicht infrage.

Die Synchronizitäten des Lebens kommen immer von alleine zusammen. Ich hatte Anfang dieser Woche direkt nach dem Besuch beim Zahnarzt einen Physiotherapietermin vereinbart, und als die Behandlung begann, tauchten in mir Fragen auf: »Was mache ich denn jetzt? Ich habe alles Mögliche ausprobiert und gemacht – oder etwa nicht?«

In diesem Augenblick ging mir sozusagen ein Licht auf. Ich erinnerte mich an die Rückführung, die ich als Kind gemacht hatte, an das, was ich über Leute gelesen hatte, die nach einer solchen Rückführungserfahrung in frühere Leben wie durch ein Wunder geheilt waren. Ich wusste nicht mehr weiter, also suchte ich mir eine Reinkarnationstherapeutin in New York City und vereinbarte einen Termin.

Meine erste Sitzung sollte eine Stunde dauern, aber wir hatten nur etwa 15 Minuten für die eigentliche Rückführung: Ich sollte zuerst die Therapeutin kennenlernen, wir mussten uns über mein Problem austauschten, und ich sollte mich wohlfühlen, bevor sie mich zurückführte; das Geschehene sollte zudem am Ende noch einmal durchgegangen werden (meine Sitzungen mit Klienten dauern inzwischen bis zu vier Stunden). Ich fühlte mich sehr gehetzt. Wir hatten auch noch keine wirklich vertrauensvolle Beziehung zueinander aufgebaut, somit machte ich dieses Mal keine Erfahrung mit einem früheren Leben. Doch ich war verzweifelt auf der

Suche nach Hilfe, deshalb ließ ich mir einen weiteren Termin ein paar Tage später geben.

In meiner zweiten Sitzung erlebte ich für einen ganz kurzen Moment ein vergangenes Leben. Ich sah mich als großen, starken Schwarzen. Um meinen Hals lag ein sehr schwerer Metallring; Handgelenke und Fußknöchel waren mit Schellen gefesselt. Am Halsring befanden sich Ketten, sie reichten bis hinunter zu den Hand- und Fußfesseln. Der Metallring war permanent da und fühlte sich sehr unangenehm an, er rieb am Kiefer. Genau die Stelle, wo ich in diesem Leben die Kieferschmerzen hatte, war ständig wund. In diesem Leben als Sklave war ich körperlich sehr stark, aber die unmenschliche Behandlung hatte mich seelisch gebrochen. Es war ein krasser Widerspruch zwischen meinem starken Körper und dem kraftlosen Geist, der in diesem Körper wohnte. Ich fühlte mich vollkommen hilflos. Ich hasste die Sklavenhalter, deren Eigentum ich war, *nicht* – ja, ich war ihnen sogar dankbar. Sie behandelten mich zwar nicht gut, aber sie gaben mir etwas zu essen, und das empfand ich als große Freundlichkeit. Ich war total dankbar dafür.

In der Praxis der Reinkarnationstherapeutin liefen mir die Tränen übers Gesicht. Ich fühlte eine große Trauer – wegen mir und wegen dieses versklavten Mannes. Ich fühlte seinen Schmerz und seine gebrochene Seele. Wie konnte ein Mensch ein anderes Lebewesen so behandeln? Wie konnte ein Mensch einen anderen Menschen mit einem Metallring am Hals festketten? Wie konnte ich Menschen, die mich so offensichtlich misshandelten, so dankbar sein – nur weil sie mir etwas zu essen gaben? Wie konnte ich mich mit einem so starken Körper so total ohnmächtig fühlen? Warum machte ich nicht den Mund auf? Warum versuchte ich nicht, die Umstände zu ändern, zu rebellieren oder sogar wegzulaufen?

Die wichtigste Botschaft aus dieser Erfahrung bestand in dem Mangel an persönlicher Stärke, den ich gespürt hatte. Als ich aus der Trance aufwachte und auf der Couch der Therapeutin saß, fragte ich sie: »Was bedeutet es, stark zu sein?« Sie konnte mir keine Antwort geben (ich führe inzwischen meine Klienten mit Fragen zu einem besseren Verständnis, aber sie arbeitete nicht so). Ihre Reaktion auf meine Frage war: »Das müssen Sie selbst herausfinden.«

Das war die einzige Vision in meiner zweiten Sitzung mit der Reinkarnationstherapeutin, doch es war eine sehr kathartische Erfahrung. Den ganzen Tag über fragte ich mich immer wieder: »Was bedeutet es, stark zu sein?« Ich fand keine klaren Antworten, aber ich konnte meinen Emotionen und meinen Tränen freien Lauf lassen.

Wie mir im Rückblick klar wird, war diese Frage für meine berufliche Erfahrung bis zu diesem Zeitpunkt von entscheidender Bedeutung. Ich war eine junge Anwältin und galt in der Abteilung für Unternehmensrecht als eine der besten. Bei allen Beurteilungen lobten meine Vorgesetzten meine Arbeitsmoral, mein anwaltliches Können und meine Fähigkeit, Klienten und geschäftliche Angelegenheit zu managen. Dennoch kam keine Gehaltserhöhung, sodass ich das Gleiche wie meine Kollegen verdiente, und meinem großen Wunsch, in ein anderes Büro umzuziehen, kamen sie auch nicht nach, obwohl mehrere Büros frei standen. Anstatt dass ich wegen meiner Loyalität gefördert wurde, fühlte ich mich ohnmächtig, genauso wie der Sklave. Ich hatte meine Kollegen sehr gern und wollte nicht auf den Komfort und die Sicherheit verzichten, die mir die Kanzlei bot, aber ich bekam nicht das, was ich wollte. Den Mund aufmachen hatte nichts geholfen. Wenn ich so weitermachte, würde ich mir unter Umständen auch schaden, und so konnte ich nur meine Gefühle hinunterschlucken und weiterhin eine gute Arbeiterin sein.

Auf diesen emotionalen Problemen kaute ich sozusagen Tag für Tag herum, und mein Kiefer wollte die Schmerzen loswerden. Wie ich später erkannte (darauf gehe ich in diesem Buch ausführlich ein), *beginnen alle unsere physischen Beschwerden auf der emotionalen Ebene.* Jegliches körperliche Unbehagen ist ein Hinweis auf etwas, das wir innerlich verarbeiten und auflösen müssen. Wenn wir uns unseren Herausforderungen nicht bewusst stellen, werden sie im Körper in Form von gesundheitlichen Problemen widergespiegelt. Inzwischen sind die Zusammenhänge zwischen meinen Kämpfen als Sklave und meinen Kämpfen im gegenwärtigen Leben für mich offensichtlich.

Die Reinkarnationstherapeutin bat zwar nicht um Heilung für meinen Kiefer, aber die Sitzung brachte mir die Erkenntnis, dass ich stark bin und Optionen habe. Als ich am nächsten Tag aufwachte, tat mir das erste Mal seit über einem Jahr der Kiefer nicht weh.

Sehr schnell kehrte ich zu einem normalen Leben zurück. Ich setzte die Schmerztabletten ab, schlief ohne Zahnschutz, und mit der Physiotherapie war ein für alle Mal Schluss. Bei meinem nächsten Besuch beim Zahnarzt wusste er nicht, was er von meiner Gesundung halten sollte, und nannte es ein Wunder.

Und mir wurde klar, dass ich jederzeit zu einer anderen Firma wechseln konnte; ich musste das Muster der Ohnmacht, die ich als Sklave erlebt hatte, nicht wiederholen und konnte mich stattdessen beruflich als gleichberechtigt und stark betrachten. Dadurch löste sich das Problem auf emotionaler und physischer Ebene, und ich konnte weitergehen.

Bekam ich eine Antwort auf meine Frage, was es heißt, stark zu sein? Meine Erfahrung mit dem Leben als Sklave sowie die berufliche Situation ließen mich erkennen, dass wahre Macht etwas ganz anderes ist als die Macht, von der im Politikunterricht in der Schule die Rede war. Wie ich inzwischen weiß, bedeutet mächtig und stark zu sein, sich selbst treu zu sein, und hat nichts damit zu tun, andere zu beherrschen. Menschen, die andere kontrollieren und manipulieren, tun das, weil sie sich machtlos und ohnmächtig fühlen. Sie glauben, sie könnten ihre Ziele nicht erreichen, ohne sich und andere zu verletzen. Doch wahre Stärke braucht nur den sehnlichen Wunsch sowie Zulassen und Vertrauen. Wahre Stärke erfordert nur die Ausrichtung auf die herrliche Schöpferkraft der Quelle. Für einen echten Führer bedeutet Macht, von einer Position der Integrität aus zu führen, in dem Wunsch, auch andere zu ermächtigen.

Ich lernte diese einfache, aber tiefgründige Lektion durch meine körperlichen Schmerzen. Ich lernte, dass Stärke aus der Erkenntnis meiner wahren Natur erwächst, und nur ich selbst kann mich für dieses Wissen über meine machtvolle, starke Essenz öffnen.

•••

Das passierte vor sieben Jahren. Ich bin bis heute schmerzfrei. In all den Jahren habe ich meinem Zahnarzt nie erzählt, wie ich meinen Kiefer geheilt habe. Damals fühlte ich mich nicht wohl dabei, offen über meine spirituellen Ziele zu sprechen. Mir reichte es, geheilt worden zu sein; Erklärungen waren für mich nicht nötig. Als ich jedoch das Buch schrieb, traf ich mich noch einmal mit meinem Zahnarzt. Wir hatten uns eine ganze Weile nicht gesehen und brachten uns gegenseitig auf den neuesten Stand; dabei berichtete ich ihm auch von meiner neuen beruflichen Laufbahn. Er hörte interessiert zu und vertraute mir dann an, sooft er die Altstadt von Jerusalem besuche, habe er ein ganz seltsames Gefühl. Nun überlegte er laut, ob er vielleicht in einem früheren Leben dort gelebt hatte.

Das überraschte mich. War mein Zahnarzt womöglich die ganze Zeit für ein spirituelles Gespräch offen gewesen? Vielleicht hatte ich all die Jahre meine eigene Unsicherheit auf ihn projiziert? Ermutigt durch seine Offenheit, überreichte ich ihm mein CD-Set.

»Ich habe Ihnen nie erzählt, wie ich meinen Kiefer geheilt habe«, sagte ich und erzählte ihm die Geschichte. Er hörte aufmerksam zu.

»Ich bin gerade dabei, mich auf das Heilen von kraniomandibulären Dysfunktionen zu spezialisieren«, sagt er dann. Er machte eine kleine Pause, schaute mir in die Augen und fügte hinzu: »Wir sollten miteinander reden.«

Als ich die Praxis verließ, war ich natürlich begeistert über das Wunder, das die Reinkarnationstherapie in meinem Leben bewirkt hat. Und ich weiß, ich kann auch Ihnen helfen. Deshalb wollen wir jetzt erst einmal eine Grundfrage beantworten: Was ist denn überhaupt eine Rückführung?

Rückführung – die Grundlagen

Rückführung ist ein sehr sanftes und doch mächtiges Werkzeug. In unseren Sitzungen führe ich meine Klienten in einen Zustand tiefer physischer und psychischer Entspannung. Sobald der Körper entspannt ist, geht der Fokus von Natur aus nach innen, und sie können sich in tiefere Zustände versenken als im Wachzustand.

Wir sind immer mit allen Leben verbunden, die wir schon gelebt haben und noch leben werden. Sie sind Teil unseres Weges, unserer Natur und unseres Erbes. Indem wir die äußere Reise in den Hintergrund treten lassen, können wir uns ganz einfach mit den Erfahrungen verbinden, die uns erschaffen haben. Die Geschichten, Bilder und Gefühle dieser vergangenen Leben sind für meine Klienten in den Sitzungen unmittelbar präsent und fließen lebendig in ihren Geist. Ich bitte sie, mir zu erzählen, was sie wahrnehmen, und dann erzählen sie mir einfach die Geschichte.

Jede Sitzung ist etwas Individuelles, doch die Erfahrungen der Klienten und Klientinnen sind immer perfekt auf sie zugeschnitten, damit sie das bekommen, was ihren höchsten Fähigkeiten dienlich ist. Diese Leben sind nie willkürlich und zufällig ausgewählt; es sind nicht bloß lustige Geschichten, die man beim nächsten Essen mit Freunden weitererzählen kann. Das erneute Durchleben anderer Inkarnationen hilft uns, zu verstehen, wer wir sind, und mit unseren drängendsten emotionalen und physischen Herausforderungen weiterzukommen. Mithilfe dieses einfachen Prozesses werden frühere Leben noch einmal durchlebt, aber mit anderem Ausgang. Doch immer, wenn meine Klienten gehen, sind sie von ehrfürchtiger Bewunderung erfüllt. Durch meine Arbeit können sie zudem mit ihrem Höheren Selbst, ihren Geistführern oder Engeln kommunizieren, um sich bei wichtigen Entscheidungen führen zu lassen, und um Antworten auf Fragen zu erhalten, die sie schon ihr Leben lang beschäftigen.

Durch eine Reinkarnationstherapie können emotionale und physische Probleme gelöst werden; Phobien und Traumata werden dadurch besser verstanden und aufgelöst. Wir erfahren etwas über unsere Beziehungen zu anderen Menschen und über deren Rolle in früheren, gemeinsam verbrachten Leben. Wenn wir sehen, über welche Fäden wir über die Zeiten hinweg miteinander verbunden waren, verstehen wir auch, was uns in der Gegenwart miteinander verbindet, und können mehr Mitgefühl, Vergebung und Liebe einbringen.

Durch die Rückführungsgeschichten, die auf diesen Seiten erzählt werden – meine eigene, aber auch jene meiner Klientinnen und Klienten –, lernte ich, was es heißt, ein Mensch zu sein, wie die Zeit funktioniert, welche unendlichen Möglichkeiten das Universum für uns bereithält und wie wir unsere hartnäckigsten emotionalen und physischen Probleme heilen können.

Es sind keine besonderen Umstände erforderlich, um ein früheres Leben zu erfahren. Es kann ganz spontan passieren, sobald wir uns an einem Ort oder in einer Situation befinden, die uns an ein anderes Leben erinnert, aber es kann auch im Traum vorkommen. Wenn wir uns mit willentlicher Absicht durch eine Rückführung mit einem früheren Leben verbinden, können wir dank der Informationen aus diesem anderen Leben Antworten und Führung erhalten.

Dieser Prozess geht für den Geist so gut wie nahtlos vor sich; eine subtile Veränderung der Gehirnwellenaktivität ist alles, was es braucht. Bei einer Rückführung wechseln wir vom Betawellenbereich – dem normalen Wachbewusstsein – in den Alphabereich und damit in einen Entspannungszustand, und von da aus führe ich meine Klienten in einen Theta- oder Gamma-Zustand. Im Thetawellenbereich befindet sich der Geist in einem Zustand der Bewusstheit, aber auch der Schläfrigkeit, so wie vor dem Einschlafen und kurz vor dem Aufwachen. Theta ist ein Grenzbereich zwischen Bewusstsein und Unbewusstsein und, wenn mit Intention eingesetzt, ein Zustand, in dem tiefgreifendes Lernen, Heilen und Wachstum stattfinden können. Im Gamma-Zustand werden eine erhöhte Wahrnehmung und ein höheres Bewusstsein erlebt, und wir fühlen uns eins mit allem – ein Zustand der Glückseligkeit, in dem wir von innen heraus das Wesen der Existenz begreifen. Die machtvolle Rückführungsarbeit findet im Theta- und Gamma-Zustand statt.

Ich arbeite mit Hypnosetechniken, um Klienten in diesen tiefen Trancezustand zu versetzen. Viele Menschen haben Angst davor, hypnotisiert zu werden, und verstehen den Prozess falsch, weil ihr

Bild von Bühnenhypnotiseuren geprägt ist und weil man durch Hypnose angeblich Einfluss auf den Geist anderer Menschen nehmen kann – das Ego hat natürlich Angst, die Kontrolle aufzugeben. Nicht verstanden wird dabei, dass man in tiefer Trance keineswegs die Kontrolle über sich selbst aufgeben muss. Bei der Rückführung haben die Klienten die volle Kontrolle, ja es ist sogar wichtig, dass das Ego – der Geist – in der ganzen Sitzung mit dabei ist. Der Geist wird zum Teil des Prozesses; er ist der Teil, der lernt und versteht. Dank der neuen Informationen, die bei einer Rückführung gewonnen werden, kann die Persönlichkeit, auch das Ego, in einen Zustand erweiterten Seins wechseln, in dem wir das Leben schöpferisch gestalten können.

Eigentlich ist Hypnose immer Selbsthypnose. Beim Entspannen kommt der Ego-Geist zu dem Schluss, dass der Körper – die Person – sich in ihrer körperlichen Umgebung in Sicherheit befindet und es sicher ist, sich in der gelassenen und angenehmen Atmosphäre meiner Praxis und meiner Gegenwart zu entspannen, weil man mir vertrauensvoll die Führung und Fürsorge überlassen kann. Sobald das Ego sich bei seinen Erkundungen sicher fühlt, kann der Geist sich orientieren.

Hypnose ist die Fähigkeit, sich innerlich zu fokussieren. Durch körperliche Entspannung kann sich unser Fokus von den äußeren Sinneseindrücken abwenden und sich den inneren Sinneseindrücken zuwenden. Der Geist löst sich von der physischen Realität und gibt den inneren Sinnen die Freiheit, weiterzugehen und sich auf ihre Forschungsreise zu machen; sie finden auf natürliche Weise ihren Weg und durchlaufen verschiedene Bewusstseinsebenen – von den Emotionen über persönliche sowie gemeinschaftliche gesellschaftliche Überzeugungen und Konstrukte bis hoch zum Höheren Selbst. Je höher die psychisch-seelische Energie ansteigt, desto freier werden wir von unserer Persönlichkeit und der Geschichte unseres Lebens. Je höher wir schwingen, desto näher kommen wir der Verschmelzung mit dem Bewusstsein unserer Überseele.

Wie bereits gesagt, ist unsere Überseele sozusagen die »Mutter« all der Seelen, die unser gegenwärtiges sowie vergangene und zukünftige Leben »bevölkern«. Sie existiert in einer Dimension, in der alle

Zeit als *Jetzt* erfahren wird. Was wir »Vergangenheit«, »Gegenwart« und »Zukunft« nennen, passiert für die Überseele alles gleichzeitig, im selben Augenblick. Im Laufe einer Rückführung lassen wir unsere inneren Sinne in die Dimension der Überseele gelangen; wir verschmelzen unser Bewusstsein mit ihrem Bewusstsein. Und von dieser Dimension aus können wir dann wieder eintauchen und die physische Realität eines beliebigen Lebens erfahren. Deshalb identifizieren wir uns beim erneuten Erleben eines Lebens voll und ganz mit dieser Person. Wir nehmen dieses Leben aus der Position unserer Überseele wahr, die eins ist mit all den Seelen, die sie kreiert. Während einer Rückführung kennen wir uns in diesem »anderen« Leben, aber auch in »diesem« Leben, weil beide Leben auf zwei verschiedenen Energie- und Aktivitätsbahnen der Überseele gleichzeitig stattfinden. Für die Überseele finden all unsere Leben im »Jetzt« statt, und deshalb erleben wir das auch so bei einer Rückführung. Wir erleben also nicht etwas Erinnertes; das können wir zwar der Einfachheit halber so nennen, und genau das machen wir, wenn wir unsere anderen Leben als »vergangene« oder »frühere« Leben bezeichnen. Aber um wirklich zu verstehen, was bei einer Rückführung geschieht, müssen wir anerkennen, dass wir unsere Schwingungsenergie mit der Schwingungsenergie unserer Überseele verbinden – und von diesem Punkt aus mit anderen Leben verschmelzen, die sich im präsenten Moment des Jetzt entfalten.

Dieses Verständnis des Rückführungsprozesses und des Wesens der Existenz ist neu. Mithilfe der Lektionen in Kapitel 6 werden Sie diese Wahrheit und damit auch die Kraft dieser Forschungsreisen, die wir »Rückführungen in vergangene Leben« nennen, besser verstehen.

Lebenslektionen

Rückführungen sind eine äußerst effektive Möglichkeit für uns, unsere Lebenslektionen zu lernen. Wenn wir uns mit einem unserer früheren Leben verbinden, können wir die Kämpfe, Freuden,

Emotionen und Einzelheiten unserer Geschichte selbst noch einmal erleben. Seelen inkarnieren gerne gemeinsam mit anderen Seelen, zu denen sie in Vorleben Bande geknüpft haben, um sich zusammen weiterzuentwickeln. Deshalb tauchen in Rückführungen oft Menschen auf, die uns nahestehen, aber auch Leute, zu denen wir eher schwierige Beziehungen haben.

Das in einer Rückführung erlebte Leben durchzieht immer ein Thema, welches auch im aktuellen Leben eine Rolle spielt. In der Rückführung haben wir den Vorteil, eine Lektion, die für uns eher schwierig ist, aus einem anderem Blickwinkel zu betrachten, und genau das macht die große Kraft dieses Prozesses aus: Dadurch können wir ein tiefes Verständnis für den Weg, den unsere Seele geht, gewinnen. Zu sehen, wie wir die gleichen Herausforderungen in unseren anderen Leben angegangen sind, gibt uns die Möglichkeit, jetzt anders damit umzugehen. Wir befreien uns. Wir gewinnen an Stärke. So können wir auf physischer sowie auf emotionaler Ebene unsere Gegenwart heilen.

Nun wollen wir einen Blick auf die Lebenslektionen werfen, die ich von meinen Klienten gelernt habe – und auf die Möglichkeiten, die Ihnen diese Lektionen bieten, um auch Ihr Leben zu transformieren.

• • •

Wir sind immer mit allen Leben verbunden, die wir schon gelebt haben und noch leben werden.
Sie sind Teil unseres Weges, unserer Natur und unseres Erbes.

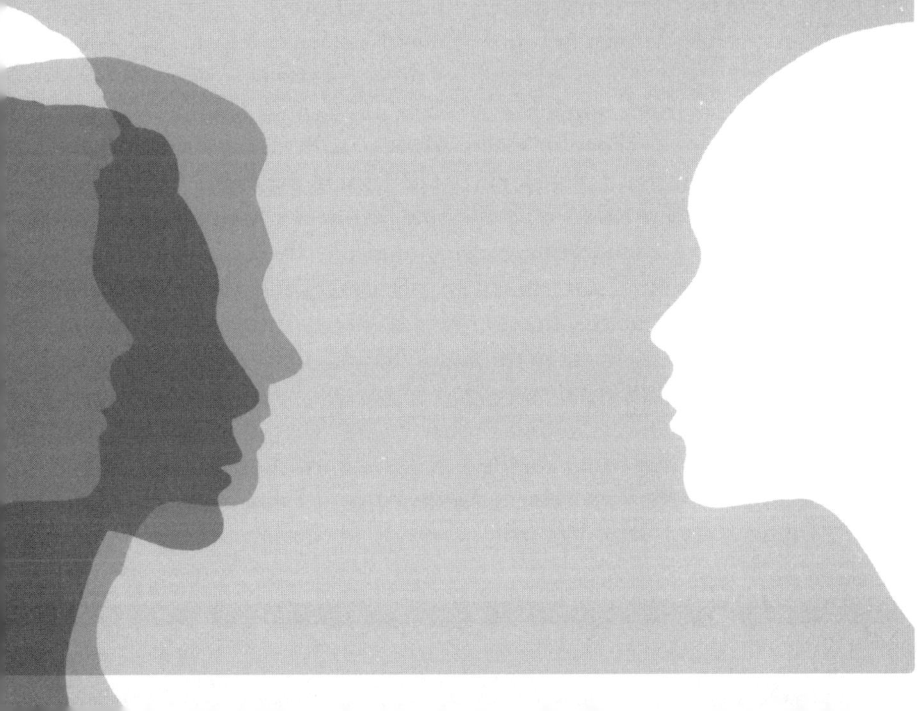

Kapitel 2

Alle *Leben* finden gleichzeitig statt

Vor einigen Jahren, als ich noch als Firmenanwältin arbeitete, schaute ich in einem Barnes & Noble-Buchladen in der Nähe des Büros vorbei. Es war gerade Mittagszeit, und ich wollte schauen, ob mir vielleicht das eine oder andere Buch in den Blick fallen würde. In einem der Regale der New-Age-Abteilung stand eines meiner Lieblingsbücher, »Die Natur der persönlichen Realität« von Jane Roberts. Ich nahm es aus dem Regal. Es fühlte sich gut in meiner Hand an. Als ich es aufschlagen wollte, tauchte in meinem Kopf ein Gedanke auf: »Steck deine Visitenkarte ins Buch!«

Ich hatte gelernt, solche intuitiven Einfälle nicht anzuzweifeln, sondern ihnen mit spielerischer Neugier zu folgen. Allerdings musste ich selbst zugeben, dass dieser Gedanke nicht viel Sinn ergab. Dennoch zog ich eine Karte aus meiner Handtasche und steckte sie zwischen die Seiten. Als ich das Buch ins Regal zurückstellte, kam mir der Gedanke: »Die Person, die dieses Buch kauft und deine Karte findet, ist ein ganz besonderer Mensch.«

Dieser Gedanke fühlte sich fremd an, als ob er von jemand anderem käme – von jemandem, der viel mehr wusste als ich. Die Worte »ein ganz besonderer Mensch« hatten etwas Mystisches an sich. Meine Seele erkannte dieses Gefühl, aber mein Kopf hatte dafür keine Erklärung.

Monate später – der Vorfall war mir komplett entfallen – erhielt ich eine E-Mail von einem Mann namens John. Wie er schrieb, hatte er das Gefühl gehabt, er müsste wieder einmal »Die Natur der persönlichen Realität« lesen. Und so besuchte er eben diesen Barnes & Noble-Buchladen, in dem ich gewesen war und der sich gegenüber von seinem Büro befand. Er zog genau das Buch aus dem Regal, das ich in den Händen gehalten hatte, und meine Visitenkarte fiel heraus.

»Na und?«, sagte er sich. Aber aus unerklärlichen Gründen behielt er die Karte. Als er abends nach Hause kam, ging er auf meine Website; ein paar Minuten später schickte er mir eine E-Mail. Wie er sagte, drängte ihn irgendetwas dazu; es war fast so etwas wie eine automatische Reaktion.

Ein Satz aus den Abertausenden von Wörtern auf meiner Website hatte ihn beeindruckt. In einem Blogbeitrag hatte ich sechs Monate vorher erwähnt, dass ich bei der Arbeit das Gefühl hatte, »Undercover-Geist« zu sein. Damals arbeitete ich noch als Firmenanwältin in einer großen Anwaltspraxis auf der Park Avenue. Ich war eine gute Anwältin, und als solche konnte ich über meine persönlichen spirituellen Interessen – und damit über meine wahre Persönlichkeit – doch nicht einfach mit meinen Kollegen sprechen! Ich befürchtete, ich könnte verurteilt, missverstanden oder ausgeschlossen werden, wenn nicht noch etwas Schlimmeres passieren würde. Dieses Gefühl des Alleinseins ging mit dem Gefühl einher, ein Undercover-Geist zu sein, der im Geheimen daran arbeitete, positive Energie, Zusammenarbeit, Ausgeglichenheit und Licht ins Büro zu bringen, wo solche Qualitäten nicht gerade Priorität hatten.

John hegte ähnliche Gefühle, und deshalb kontaktierte er mich. Er wünschte sich eine Seele, mit der er sich austauschen konnte, jemanden, der ihn verstand. Und wie ich ihn verstand!

Wie John mir erzählte, war er alleinstehend und Mitte zwanzig; er hatte sich ein paar Jahre zuvor auf einen spirituellen Weg gemacht, fühlte sich aber ohne Familie oder Freunde an seiner Seite sehr einsam. Ich berichtete ihm von meinen Erfahrungen mit Rückführungen in frühere Leben und erklärte ihm, dass das, was man in einer Rückführung lernt, immer perfekt zur aktuellen Situation passt und auf höchst unerwartete Weise Heilung bewirkt. In meiner Aufregung bot ich ihm an, mit ihm eine Rückführung zu machen, und neugierig wie er war, erklärte er sich damit einverstanden.

Ich hatte mich bereits mit so vielen Mitgliedern meiner Familie und so vielen Freunden wie möglich leidenschaftlich über das Thema »Rückführung« unterhalten und viele von ihnen auch schon zurückgeführt. Aber mit John war es etwas anderes; ich hatte ihn ja gerade erst kennengelernt.

Vor unserem Termin war ich ganz schön nervös; meine Stimme zitterte, als ich ihn anleitete, körperlich zur Ruhe zu kommen. Doch während ich ihn in die Entspannung führte, entspannte auch ich mich. Ich hatte keine Ahnung, dass ich die erste und vielleicht überraschendste Lektion lernte, die es für mich aus solchen Rückführungen in andere Leben zu lernen gab.

Was hat er da gesagt?!

Ich half John also, sich nach innen zu wenden, und bat ihn dann, mir zu erzählen, was er sah, fühlte und hörte. Er beschrieb, wie er vor einem Friseurladen auf einer gepflasterten Straße stand. Die Straßenlaternen hatten Lampenschirme. Er trug einen Anzug – braune Hosen, eine Weste und ein gestreiftes Hemd, eine braune Jacke und dazu elegante Schuhe und, wie er beschrieb, eine Art »Zeitungsjungenmütze«. Er war Anfang 30; auch in diesem Leben hieß er John (in anderen Leben, in die ich ihn zurückführte, trug er zwar andere Namen, aber ich werde ihn der Einfachheit halber John nennen).

Ich machte mit der Sitzung weiter und stellte John Fragen über sein Leben. Er erzählte mir, wie sich sein Leben entwickelte, und nannte dabei auch Namen und Daten. Er lebte als erfolgreicher Banker in Brooklyn, New York, und hatte mit seiner Frau Katherine einen Sohn und eine Tochter. Wir erlebten die Geburt seines Sohnes im Jahr 1940 und die Hochzeit seiner Tochter 1963, und wir entdeckten, dass sein Sohn bei einem Autounfall 1957 ums Leben kam. Wie John sich erinnerte, dachte er am Hochzeitstag seiner Tochter, sie hätte einen besseren Mann finden können.

Er und seine Tochter verloren im Lauf der Jahre den Kontakt zueinander, und nach dem Tod seiner Frau im Jahr 1971 wurde er sehr einsam. Jahrelang fühlte er sich vom Rest der Welt abgeschnitten; aufgrund schlechter Investitionsentscheidungen hatte er sein Vermögen verloren. 1978 beging John Suizid.

In diesem früheren Leben musste John vor allem etwas über Einsamkeit und die Konsequenzen eines Suizids lernen (darauf gehen wir in Kapitel 6 viel ausführlicher ein). Johns Seele verließ seinen Körper, und er traf auf der anderen Seite seinen Geistführer. Sie sprachen über die Notwendigkeit einer Wiedergeburt, um sich das Thema »Einsamkeit«, das er in diesem abrupt beendeten Leben nicht ertragen konnte, noch einmal anzuschauen. Er wurde sehr schnell wiedergeboren – wie er sagte, im Jahr 1950.

Was hat er da gesagt?! Die Frage hallte laut in meinem Kopf wider. Oh Gott!

Ich wurde von Panik und Unglauben überschwemmt. John lag auf der Liege vor mir, ich saß daneben auf einem Stuhl und versuchte, ihm nicht zu zeigen, wie schockiert ich war. Wir hatten gerade sein Leben als Mensch durchlebt, in dem er Anfang des 20. Jahrhundert auf die Welt gekommen war und 1978 starb – und jetzt erzählte er mir, in seinem nächsten Leben sei er im Jahr 1950 geboren worden!

Mein Verstand protestierte. *Nein, nein, nein, das ist unmöglich! So funktioniert die Zeit doch nicht. Und auch Reinkarnation funktioniert nicht so! Zeit verläuft linear. Eine Seele muss erst einmal ein Leben zu Ende bringen, bevor sie ein anderes Leben führen kann. Das ergibt doch alles keinen Sinn!*

Ich war geschockt, versuchte, nicht mehr zu atmen und im Stuhl zu verschwinden. Ich fürchtete, mein Atem würde mich verraten, er würde meine Panik spüren, und meine rasenden Gedanken würden ihn beeinflussen und die Szenen, die vor seinem geistigen Auge abliefen, unterbrechen.

Das Schweigen schien sich ewig hinzuziehen. Mein Herz hämmerte in meiner Brust. Johns Worte hallten in meinem Kopf wider, und ich dachte: Was soll ich bloß machen? Was kann ich sagen?

Warte einfach ab, sagte eine innere Stimme. *Lass ihn das Wort ergreifen.*

Ich wartete also. Meine Lungen schmerzten wegen des Luftmangels. Ich versuchte, so leise wie noch nie einzuatmen.

Zum Glück brach John das Schweigen. »Sie gibt mit mir vor ihren Freundinnen an«, sagte er. »So viele Frauen …, zu viel Parfum, zu viel Make-up. Ich weine. Ich mag das alles überhaupt nicht …«

Ich atmete tief ein und war erleichtert, dass er mit dem Erzählen fortfuhr. Wie John sagte, war er in diesem zweiten Leben ein gemischtrassiges Kind im Süden und von einer reichen weißen Familie adoptiert worden. Seine Eltern hatten eine Zeit lang versucht, selbst ein Kind zu bekommen, sich dann aber zu einer Adoption entschlossen. Johns Vater konnte nie akzeptieren, einen Sohn mit einer dunkleren Haut zu haben. Sie kamen sich nie wirklich nahe, und John hatte immer Angst vor ihm.

Eines Tages, John war vier Jahre alt, kam er mit einem blauen Auge nach Hause. Er war in der Schule von anderen Kindern zusammengeschlagen worden; sie hatten sich wegen der Adoption über ihn lustig gemacht. Seine Eltern gerieten darüber in Streit, sein Vater sagte immer wieder, sie hätten ihn nie adoptieren sollen. Das entwickelte sich zu einem fortwährenden Konfliktpunkt, und die Eltern ließen sich schließlich scheiden, als John 13 Jahre alt war.

John und seine Mutter zogen nach New York City. Er freundete sich mit anderen Jungen an, die eine noch dunklere Haut hatten als er; sie gründeten eine Doo-Wop-Gruppe und sangen an der Ecke vor dem örtlichen Süßwarenladen.

John wollte nicht studieren. Er wurde Bauarbeiter; er war einer Gruppe aus lauter weißen Bauarbeitern zugeteilt. Er mochte ein Mädchen namens Suzanne, das ihn heiraten und mit ihm eine Familie gründen wollte. Doch John fühlte sich mit nicht einmal 30 noch zu jung zum Heiraten. Er reiste nach Los Angeles und kam nie nach New York zurück.

John erlebte in diesem Leben Unglaubliches, doch nichts schien ihn emotional zu berühren. An vielem schien er gar kein Interesse zu haben. Wie mir auffiel, interessierte er sich nicht wirklich für Bürgerrechte, seine Adoption, die Streitereien seiner Eltern oder den Schulbesuch.

In Kalifornien führte John ein einfaches Leben. Er arbeitete, aß, schlief und war insgesamt recht zufrieden. Doch sein ganzes Leben lang schmerzte ihn der Gedanke, Suzanne nicht geheiratet zu haben. Als er die letzten Tage seines Lebens an sich vorüberziehen ließ, sagte er zu mir: »Ich bin wirklich alt, über neunzig Jahre. Ich lebe in einem Pflegeheim in Kalifornien, sitze die meiste Zeit einfach rum und starre aus dem Fenster. Verschwendete Zeit …«

Aus unserer heutigen Sicht erlebte John *sowohl ein vergangenes als auch ein zukünftiges Leben.* In diesem Leben war er 1950 auf die Welt gekommen, sah sich aber als 90-Jährigen in einem Pflegeheim; das musste sich also irgendwann in den 2040er-Jahren abspielen. Dass John – die Person, die er heute ist – Mitte der 1980-er Jahre geboren wurde, machte alles noch verwirrender.

Er erlebte weitere vier Leben auf dieser zeitlosen Abenteuerreise, alle innerhalb derselben 130 Jahre, irgendwann zwischen 1910 und 2040.

Johns Pläne für andere Leben

Nachdem John sich in ein zweites Leben hatte zurückführen lassen, erkannte er, dass er in diesem einfachen Leben nichts dazugelernt hatte. Die Zeit, die er in dieser Reinkarnation verbrachte, fühlte sich verschwendet an, und er beschloss, als Nächstes ein Leben zu erleben, in dem er lernte zu lieben.

In diesem dritten Leben wurde er am 3. Juli 1946 geboren (das Datum behielt ich im Kopf und wunderte mich nach wie vor, wie er diese sich überlappenden Leben leben konnte). John hatte eine große Familie, aber ganz besonders nahe stand er seiner Zwillingsschwester Jan. Sie war ein Wildfang, ein burschikoses Mädchen, er dagegen war schüchtern, emotional, sehr fleißig und wissbegierig. Jan war eines der hübschesten Mädchen an der Schule. John beschrieb sie als ein bisschen trottelig, aber wegen seiner Schwester wurde er nicht schikaniert. Die Hälfte der Jungs mochten sie, und die andere Hälfte hatte Angst vor ihr.

Als die beiden dann aufs College gingen, lebten sie zum ersten Mal getrennt voneinander. John ging ans Massachusetts Institute of Technology (MIT), Jan auf die University of California, Los Angeles (UCLA). Im zweiten Schuljahr erfuhr John, dass seine

Schwester von einem Mann aus ihrem College vergewaltigt worden war. Für John stand außer Frage, was er zu tun hatte; er gab die Schule auf und zog nach Los Angeles, um sich um Jan zu kümmern. Er war glücklich, für sie da sein zu können.

Eines Tages, kurz nach seinem Umzug nach Kalifornien im Jahr 1967, eilte er nach Hause, um Jan etwas aus der Bäckerei zu bringen; beim Überqueren der Straße wurde er von einem Auto erfasst und tödlich verletzt. Seine Schwester konnte es nicht ertragen, ihn so kurz nach dem Trauma der Vergewaltigung zu verlieren; sie schluckte eine Handvoll Tabletten, um sich selbst zu töten.

Als Johns Seele auf die Spirit-Seite gewechselt war, reinkarnierte er nicht sofort wieder, sondern wartete auf Jan. Sie erstellte einen neuen Lebensplan, um die emotionalen Probleme, die sie dazu gebracht hatten, sich umzubringen, zu integrieren. Nachdem sie dieses Leben erfolgreich zu Ende geführt hatte, waren die beiden bereit, wieder gemeinsam auf die Welt zu kommen. Diese Geschichte berührt mich immer wieder zutiefst.

In diesem vierten Leben war John ein junger Musiker in New York City. Er war alleinstehend, seine Eltern waren verstorben, er hatte keine Geschwister. Jeden Abend nach der Probe ging er mit seiner Jazz-Band in ein Lokal in der Nähe seiner Wohnung, holte sich dort etwas zu essen und erhoffte sich einen Blick auf die Kellnerin, die er so gern mochte. Von Natur aus schüchtern und nervös, sprach er eigentlich nie wirklich mit ihr, obwohl sie ihn immer anlächelte.

Eines Tages nahm John endlich seinen ganzen Mut zusammen und stellte sich ihr vor; sie hieß Lauren. Er lud sie zu einer Tasse Kaffee ein; sie willigte ein und bat ihn, um Mitternacht, wenn ihre Schicht zu Ende sei, wiederzukommen. Allerdings schlief er in der Zwischenzeit ein.

Als er um 3 Uhr morgens aufwachte, ergriff ihn Panik, und er befürchtete, sie verpasst zu haben. Er rannte zu dem Lokal, und da wartete sie immer noch auf ihn. Sie tat so, als ob sie mit ihm schimpfen würde, aber in Wirklichkeit freute sie sich total, ihn zu sehen. Ihre Beziehung machte schnell Fortschritte, und nach nicht einmal sechs Monaten waren sie verheiratet.

Lauren ging wieder auf die Schule und wurde Lehrerin. Sie und John hatten keine Kinder, aber sie machten alles zusammen und hatten wirklich viel Spaß miteinander. Die Flitterwochen verbrachten sie in Paris – eine tolle Zeit. An ihrem 25. Hochzeitstag besuchten sie die »Stadt des Lichts« noch einmal; natürlich waren sie inzwischen viel älter, aber es war genau wie damals. Lauren alberte immer herum; es war ihr egal, was andere dachten. Dadurch konnte auch John loslassen und Spaß haben.

Dann starb Lauren an Brustkrebs, und John blieb allein zurück. Ich fragte ihn, ob das schwierig für ihn war, und er antwortete: »Es war nicht so schlimm, wie man meinen könnte. Wir hatten so viele Erinnerungen, haben so viel gemeinsam gemacht.« Ein Jahr darauf starb er an einem Herzinfarkt.

John ließ die Szenen dieses Lebens hinter sich und sagte zu mir: »Ihr Name war Lauren, stimmt's? Mir war immer klar, dass da noch was war, aber ich konnte nie den Finger drauflegen. Sie war Jan.«

Wir haben vielleicht andere Namen und andere Beziehungen, aber die Liebe, die wir füreinander empfinden, führt uns immer wieder zusammen, ein Leben nach dem anderen.

Auf der Spirit-Seite angekommen, traf John eine andere Seele, die dort immer auf seine Rückkehr wartete. Dieses Mal sagte ihm die Freundesseele, er müsse lehren. John zögerte, doch dann ergriff er in seinem fünften Leben die Chance, zu lehren. Er wurde auf einem Armeestützpunkt in Texas in der Zeit des Vietnamkrieges geboren. Seine Mutter machte sich ständig Sorgen, ihr Sohn würde ohne Vater aufwachsen, und so kam es auch: Johns Vater wurde im Krieg getötet. Der Verweis auf den Vietnamkrieg als Zeitreferenz besagte, dass auch dieses fünfte Leben sich mit seinen anderen Leben zeitlich überlappte.

Nach dem Tod des Vaters zogen John und seine Mutter nach New York City. Wie John bemerkte, stand er seiner Mutter zwar nahe, sie konzentrierte sich aber mehr auf ihre Ängste als auf die Qualität ihrer Beziehung. Er war ein guter Sohn, ein amerikanischer Bilderbuch-Junge: gut in der Schule, gut im Sport, gutaussehend und beliebt. Als Erwachsener hatte er in der Finanzwelt großen Erfolg. Aber seine eigentliche Liebe galt der Kunst. Er zeichnete gern, schrieb Gedichte und Geschichten.

Johns Mutter mochte eigentlich keine einzige von Johns Freundinnen. Er sagte: »Wehe ich ging mit einem Mädchen aus ... Ich fühlte mich immer schlecht dabei. Sie machte sich ohnehin immer so viele Sorgen, und ich wollte ihr nicht noch mehr Kummer bereiten.«

Die letzten Jahre dieses Lebens verbrachte John mit einer ganz süßen Frau namens Nancy, die seine Mutter wohl oder übel akzeptieren musste. John starb mit Anfang 40 im Schlaf, und seine Mutter gründete mit seinem Geld einen Schulfonds. Nach seinem Tod musste sie sich um ihn keine Sorgen mehr machen, und deshalb, sagte John, ging es ihr besser.

Als John nach diesem Leben in die Welt des Geistes wechselte, erkannte er, dass er eigentlich niemandem etwas beigebracht hatte. Das wollte er besser machen und entschied sich, sein sechstes Leben in Japan zu verbringen, als Mädchen namens Kiyomi. Kiyomis Eltern kamen bei einem Autounfall ums Leben, sodass sie sich um ihre jüngere Schwester kümmern musste. Kiyomi wurde ziemlich erfolgreich; sie war eine bekannte Musikproduzentin und Eigentümerin einer Restaurantkette. Sie spendete immer wieder Geld, weil sie glaubte, zu viel zu haben wäre nicht gut.

John durchlebte dieses sechste Leben sehr rasch. Die Szenen spulten sich schnell in seinem Kopf ab, und deshalb nannte er bei dieser Rückführung auch keine Daten. Hinterher fragte ich ihn danach. Wie er sagte, fand dieses Leben etwa zwischen 1980 und 2010 statt.

Als Geist wurde John von seinem Geistführer begrüßt, der sagte: »Dass du dein Geld weggegeben hast, war gut, aber was hast du damit gelehrt? Niemand hat etwas davon gelernt.« Wie John erkannte, fehlte etwas, weil er das mit dem Lehren nicht wirklich gut hingekriegt hatte.

John hatte sechs Leben noch einmal erlebt, und ich wusste, jetzt sollten wir sein Höheres Selbst einladen, zu uns zu sprechen. Ich war begierig darauf, zu fragen, wie alle sechs Leben innerhalb derselben 130 Jahre stattfinden konnten!

Parallele Leben

Wenn Klienten ihre anderen Leben durchlaufen, gebe ich ihnen Anleitung und Hilfestellung, damit sie ihr Bewusstsein erweitern und sich mit den höchsten Ebenen von Liebe, Licht und Heilung verbinden können. Dann spreche ich mit ihrem Höheren Selbst über die Probleme, mit denen die Person in ihrem jetzigen Leben konfrontiert ist.

Das Höhere Selbst ist unsere nicht-physische Ausdehnung – der Teil, der das umfassendere Bild kennt und immer da ist, um uns zu einem Leben mit höchster Erfüllung zu führen. Durch Verschmelzen der mentalen Energie mit den Schwingungen des Höheren Selbst *werden* wir zu unserem Höheren Selbst.

Als ich John mit der Energie seines Höheren Selbst zusammenbrachte, wollte ich wissen, wie die sechs Leben, die er erlebt hatte, gleichzeitig stattfinden konnten. Das folgende Transkript ist eine redigierte Niederschrift dessen, was ich gehört habe.

Mira: Die Leben, die wir heute durchlebt haben, überlappten sich zeitlich. Das passt eigentlich nicht zu dem, wie wir Menschen über die Zeit denken. Wie kann John sich diese Leben vorstellen? Was soll John davon halten?

John: Eigentlich geht es um Akzeptanz. Er ist halb drin und halb draußen. Halb hält er an dem fest, was normal ist, und halb nicht. Das führt zu der Spaltung im Denken: einerseits Zeit als etwas Lineares und andererseits Zeit als Nichts.

Mira: Was ist denn dann die Zeit?

John: Zeit ist unendlich und grenzenlos.

Mira: Dient unser zeitliches Denken irgendeinem Zweck?

John: Es funktioniert auf der Erde. Die Leute hier brauchen das.

Mira: Kannst du mir erklären, was parallele Leben sind? Ich würde es gerne besser verstehen. Spaltet sich eine Seele gleichzeitig in diese verschiedenen Leben auf? Bleibt die Hauptseele, wo sie ist?

John: Ja. Ein Seelenfragment geht jeweils zu all diesen Erfahrungen.

Mira: Waren all diese Erfahrungen real?

John: Sie waren alle real, weil die Hauptseele sie alle immer noch erlebt.

So etwas hatte ich noch nie gehört, und doch fühlte es sich vertraut an, wie etwas, was ich seit Langem vergessen hatte, so als ob ich mich an eine große Wahrheit erinnerte, die im Lauf der Jahrhunderte verloren gegangen war. Wie Johns Höheres Selbst erklärte, ist Zeit ein Konzept, das für die Menschen auf der Erde funktioniert; doch jenseits der menschlichen Sphäre ist Zeit unendlich und grenzenlos. Für uns scheinen verschiedene Leben nacheinander stattzufinden, doch in Wahrheit geschehen alle Leben, die eine Überseele erlebt, gleichzeitig.

Wir sind multidimensional und so viel mehr als das, was uns unsere fünf Sinne mitteilen. Wenn wir uns auf der Abenteuerreise des Lebens anderen Seinsbereichen öffnen, werden wir uns immer mehr bewusst, was für wunderbare Geschöpfe wir sind.

Jede Inkarnation, so Johns Höheres Selbst, ist ein Fragment der Überseele. Wie schon in Kapitel 1 erklärt, ist die Überseele ein Energiebewusstsein, bestehend aus all den Seelen, die Sie jemals waren und jemals sein werden. Sie erzeugt Fragmente ihrer selbst, weil sie den Wunsch verspürt, sich durch die Erfahrung des Lebens aus vielen verschiedenen Perspektiven selbst kennenzulernen. Wenn sich die Überseele dafür entscheidet, etwas über ein bestimmtes Thema zu lernen, beispielsweise über die Liebe, dann erzeugt sie Energiesplitter ihrer selbst bzw. verschiedene Leben, die die Liebe erforschen und erleben. Keine Lektion ist komplett gelernt, solange sie einseitig ist.

Wenn wir zum Beispiel nichts über Verlassensein und Einsamkeit lernen, wissen wir auch nichts über die Liebe. Die Überseele lernt über das Thema »Liebe« genauso viel durch ein Leben voller liebevoller, nährender Beziehungen wie durch ein Leben voller gestörter Beziehungen. Nur durch das Erforschen aller Perspektiven lernt und erfährt die Überseele alles über ein Thema.

Das ist das Wesen der Überseele und auch von Allem-was-ist: zu erschaffen und seine Bewusstheit durch seine Schöpfungen zu erweitern. Jedes von der Überseele gebildete Fragment ist eine eigene Seele.

Wir sprechen von Einzelseelen zwar als Fragmenten oder Splittern der Überseele, aber jede Seele ist in sich vollständig und ganz.

Das wurde mir in einer späteren Sitzung mit meiner Klientin Lisa klar (auf sie komme ich in diesem Buch noch zurück). Auch Lisa erlebte zeitlich überschneidende Leben, und ihr Höheres Selbst erklärte, jede Seele sei zwar ein Fragment, aber nichts würde fehlen.

Jede Seele hat ein eigenes Bewusstsein und kann ihren freien Willen einsetzen, ihre Erfahrungen in unterschiedlichen Dimensionen der Existenz auswählen. Obwohl sie sich in Fragmente aufteilt, ist die Überseele ganz und vollständig. So wie jeder Tropfen im Ozean in sich die Eigenschaften des ganzen Ozeans vereinigt, ist das auch mit der Seele in Bezug auf die Überseele der Fall.

Ein solches Verständnis erklärt auch die Struktur der Existenz. Die Fragmente, aus denen sich die Überseele zusammensetzt, sind sogenannte *»Gegenstück-Seelen« (engl. »counterpart souls«) bzw. »Seelen-Gegenstücke« (»soul counterparts«),* denn sie stellen füreinander die Gegenstücke dar und tragen in sich dieselbe Signaturschwingung der Überseele. Mehrere Überseelen bilden eine Seelengruppe. Auf den nachfolgenden Existenzebenen resoniert die Überseele mit einer höheren Schwingung als auf den vorherigen, und das individuelle Wesen der Gegenstück-Seelen wird weniger. Gleichzeitig verschmilzt das Bewusstsein auf dem Weg zum Einen immer mehr.

Auf der höchsten Schwingungsebene sind Sie und ich – und alle Menschen, die auf dem Planeten leben und gelebt haben – somit Teil derselben Überseele, der einen Energie, die wir *Gott* nennen.

So betrachtet teilen Menschen eine Überseele mit Felsen, Pflanzen, Tieren und dem Wasser. Wir alle entstammen derselben tiefen Liebe. Wir alle sind Brüder und Schwestern.

Alle Inkarnationen existieren gleichzeitig

Eine Überseele erschafft ihre Seelenfragmente, um durch sie zu wachsen und sich weiterzuentwickeln, und all diese verschiedenen Seelen existieren gleichzeitig. Einfach ausgedrückt kann man sich die Seelen als die Finger einer Hand vorstellen, die alle gleichzeitig existieren und funktionieren, wobei die Hand die Überseele ist. Man kann auch das Bild eines Zugs mit seinen Waggons verwenden: Alle fahren gleichzeitig auf den Gleisen, während in den einzelnen Waggons bestimmte Passagiere sitzen sowie Aktivitäten und Unterhaltungen stattfinden, ähnlich wie bei den getrennten Leben. Gemeinsam bilden sie den Zug bzw. das Bewusstsein, das der Überseele entspricht.

Eine Überseele kann sich entscheiden, das Erforschen bestimmter Themen und höchstmögliches Wachstum über eine sehr lange Zeitspanne hinweg anzugehen; ihre Seelen leben womöglich im Laufe mehrerer Jahrhunderte. Bei einer Rückführung werden diese Leben oft in eine Reihenfolge gebracht, ohne zeitliche Überlappungen, und wir haben das Gefühl, wir würden nur »vergangene« Leben durchlaufen. Damit scheint die Abfolge dieser Leben unserem linearen Zeitverständnis zu entsprechen. Doch wie bei John hat die Überseele vielleicht mehr davon, wenn sie ihre Themen und Leben innerhalb einer kurzen Zeitspanne auf Erden erforscht und erlebt. In einer Rückführung überschneiden sich diese Leben dann womöglich, so wie das bei John und seinen parallelen Leben der Fall war. Genau diese wichtige Lektion habe ich durch Johns Rückführung gelernt: Die von der Seele geschaffenen Leben existieren alle in demselben, gleichzeitigen Moment. Aus Sicht der Überseele finden alle Inkarnationen gleichzeitig, in eben diesem Augenblick, statt! Leben sind nichts Vergangenes, Gegenwärtiges oder Zukünftiges – sie sind etwas Gleichzeitiges.

Früher meinten die Menschen, der Reinkarnationszyklus laufe folgendermaßen ab: Eine Seele wird geboren und inkarniert. Ihr Körper stirbt irgendwann, und die Seele kehrt in die Dimension zwischen den Leben zurück. Dort entscheidet sie, wie gut sie ihr Leben geführt hat, und beschließt, wiedergeboren zu werden, um an denselben oder auch anderen Lektionen zu arbeiten. Der Zyklus geht so lange weiter, bis die Seele sich selbst vervollkommnet und mit dem Gottesbewusstsein verschmilzt. Anders ausgedrückt: Für uns war Reinkarnation die lineare Abfolge von Leben einer einzelnen Seele. »Andere« Leben waren »vergangene« Leben ein und derselben Person. Zukünftige Leben wurden dabei nicht berücksichtigt, denn nach unserem Verständnis hat sich die Zukunft ja noch nicht ereignet.

Doch inzwischen ist unser Geist bzw. Verstand besser in der Lage, multidimensionales Denken in Raum und Zeit zu verarbeiten, und wir sind bereit, diese einfacheren Erklärungen, wie sie uns von so vielen Generationen unserer Vorfahren weitergegeben wurden, zu transzendieren. Außerhalb der Dimension unserer irdischen Realität läuft die Zeit nach einem anderen Muster ab. Sie ist nicht linear – sie ist einfach und immer *jetzt.* Und so ist jedes Leben *im gegenwärtigen Moment noch dabei, sich zu entfalten,* und ist doch *bereits vollendet und abgeschlossen.*

Die Sitzung mit John war für mich wahre spirituelle Weiterbildung. Das Konzept paralleler Leben ist in der Welt der Rückführungstherapie und auch insgesamt im Bereich der spirituellen Bewusstseinsbildung etwas vollkommen Neues. Während der Sitzung mit John fühlte ich mich als wahre Entdeckungsreisende, die sich in unbekannte und unerforschte Bereiche des Wissens wagte. Damals hatten meines Wissens keine anderen Rückführungstherapeuten jemals in ihrer Arbeit solche Informationen aufgedeckt, und ich hatte bis zu diesem Zeitpunkt kein einziges Buch gelesen, in dem von der Gleichzeitigkeit der Existenz die Rede war. Und falls ich doch irgendwo darauf gestoßen war, hatte ich das Konzept nicht verstanden bzw. nicht bewusst verarbeitet, es war mir sozusagen entglitten. Zudem war John mein allererster Klient außerhalb meiner Familie und meines Freundeskreises. Ich war unendlich dankbar, dass ich in Spirits Augen dafür bereit war, eine so wichtige und bedeutungsvolle Sitzung mit einem Klienten durchzuführen.

Nach der Sitzung mit ihm wollte ich der ganzen Welt von parallelen Leben erzählen, aber noch zögerte ich. Wie konnte ich es mir anmaßen, unser Verständnis der Reinkarnation zu revolutionieren? Ich war doch eine Anwältin, die börsennotierte Firmen vertrat, und kein spiritueller Guru!

Doch bei jeder sich bietenden Gelegenheit erzählte ich von meinen Erkenntnissen. Man konnte meiner Stimme die Begeisterung anhören, wenn ich von gleichzeitigen Leben sprach. Was ich mitzuteilen hatte, löste überall inspirierende Gespräche aus. Wenn ich von Johns Rückführung sprach und davon, wie unser Leben wirklich funktioniert, war ich total aufgeregt. In diesen Momenten, so fühlte ich, verband ich mich mit der Energie meines wahren Selbst, erfüllte meine Lebensaufgabe, die darin bestand, Menschen zu inspirieren und Licht in ihr Leben zu bringen.

Wie ich mit der Zeit erkannte, waren ich und die Welt bereit für diese Informationen. Und ich weiß jetzt, dass mir immer das gegeben wird, wofür ich bereit bin, und nur dann, wenn ich dafür bereit bin. Ich teilte meine Entdeckungen anderen Menschen mit, und dadurch wurde ich zu der Person, die ich heute bin – zu einer Person, die sich hinstellen und der Welt neue Ideen präsentieren kann. Spirit hatte nie Zweifel an mir und wartete nur liebevoll auf mich, bis ich mir zutraute, das Gelernte weiterzugeben.

Für mich ist eines klar: Das Universum sehnt sich nach diesem Wandel des Denkens. Überall bewegen sich Menschen auf das Licht zu. Wir machen große Fortschritte darin, subtiles metaphysisches Wissen zu assimilieren und anzuwenden. Und vor allem verlassen wir unsere Komfortzone, um das Leben auf neue und aufregende Art wiederzuentdecken. Die Gleichzeitigkeit des Lebens zu verstehen, kann uns allen bei unserer spirituellen Weiterentwicklung helfen und uns besser begreifen lassen, wie wir unsere Realität erschaffen.

Bewusste Wahrnehmung gleichzeitiger Leben

Sie fragen sich vielleicht, warum Sie sich Ihrer anderen gleichzeitig stattfindenden Leben nicht bewusst sind. Das hat mit der Fähigkeit des Gehirns zu tun, Informationen zu verarbeiten. Auf neurologischer Ebene können wir uns immer nur auf das uns bekannte gegenwärtige Leben einstimmen; so behalten wir ein kohärentes Selbstgefühl. Wie verwirrt und durcheinander wäre unser Ego, wenn es gleichzeitig Input von all seinen Gegenstück-Seelen empfangen könnte! Unser Gehirn filtert einen Großteil der Informationen aus der Umwelt heraus: Von den 400 Milliarden Informations-Bits, die das Gehirn pro Sekunde verarbeitet, gelangen gerade einmal 2000 in unser Gewahrsein.

Man stelle sich vor, was passieren würde, wenn der Input auch nur ein Vielfaches dieser 2000 Bits wäre! Wir würden von Informationen überschwemmt und überfordert, wären unfähig, sie zu verarbeiten. Womöglich würde sich uns die Frage stellen: »Bin ich ein Fabrikarbeiter in Harbin, China? Oder ein auf einem Kamel reitender Beduine? Ein Kahuna im alten Hawaii? Wer bin ich denn nun?«

Nur sehr wenige Menschen nehmen bewusst ihre anderen Existenzen wahr. Kinder können sich manchmal ganz spontan mit anderen Leben verbinden, aber selbst dann nur für eine kurze Zeitspanne, in der sie wenig Input erhalten. Einen Augenblick lang kommt bei ihnen vielleicht ein Informationsschub an, und im nächsten Moment richten sie sich schon wieder auf die Realität aus, die sie als ihre eigene kennen. Auch in Träumen verbinden wir uns manchmal mit anderen Leben, denn im Traumzustand kann das Ego in Sicherheit auf Forschungsreise gehen.

Obwohl wir uns dessen nicht bewusst sind, kommunizieren wir dennoch ständig mit unseren Gegenstück-Seelen und unserer Überseele. Unterbewusst stehen wir ständig in Verbindung und kommunizieren in unseren Träumen. Und auch wenn uns das auf der bewussten Ebene nicht klar ist, werden wir ständig von den Leben unserer Gegenstück-Seelen beeinflusst. Ihre Vorlieben, Erfahrungen, Gedanken und Schlussfolgerungen haben Auswirkungen auf uns. Aus der Art und Weise, wie sie ihre Themen erforschen, lernen auch wir, und sie lernen von uns. Wir stehen einander bei. Das zeigt sich womöglich als die unerklärliche Anziehungskraft, die ein bestimmter Musikstil, fremde Länder oder Lebensmittel auf uns haben.

Ich esse zum Beispiel furchtbar gerne Miso-Suppe, am liebsten zum Frühstück, Mittag- und auch Abendessen, und das tagtäglich; ich kann einfach nicht genug davon kriegen. Als ich dann herausfand, dass meine Überseele auch ein Leben in Japan geschaffen hatte, mit dem ich mich stark verbinde und das mit Themen zu tun hat, die auch mein Leben im Hier und Jetzt prägen, überraschte mich das nicht wirklich.

Übung: Der Einfluss Ihrer Gegenstück-Seelen

Hat man einmal verstanden, dass Gegenstück-Seelen gleichzeitige Leben führen, ist ihr Einfluss sehr leicht erkennbar. Bestimmte Gefühle, Vorstellungen, Momente der Inspiration und unterschiedliche Standpunkte erweisen sich auf einmal als Verbindungen zu Ihren anderen Leben.

In dieser Übung erforschen Sie solche Einflüsse mithilfe eines Journals (Notizbuch) und eines Stifts, die Sie zur Hand haben sollten. Zunächst suchen Sie sich einen ruhigen Platz, wo sie mindestens 20 Minuten bequem sitzen können.

Atmen Sie ein paarmal tief ein und aus und verbinden Sie sich mit Ihrem Körper. Achten Sie darauf, was Sie gerade fühlen. Gehen Ihnen jede Menge Gedanken durch den Kopf oder sind Sie emotional aufgewühlt? Dann beobachten Sie diese Gedanken oder Emotionen einfach und lassen sie los.

Sobald Sie das Gefühl haben, bereit zu sein, nehmen Sie Ihr Notizbuch zur Hand und schreiben Antworten auf die folgenden Fragen auf.

- Welche unerklärlichen Vorlieben und Abneigungen hegen Sie? Etwas, das Ihre Eltern an Ihnen interessant fanden und was bei Ihren Geschwistern und Freunden nicht auftrat?

- Verfügen Sie über bestimmte Fähigkeiten, die nicht durch Ihre Lebensgeschichte zu erklären sind?

- Fühlen Sie sich zu einer bestimmten Sprache oder Kultur hingezogen? Zu bestimmten Nahrungsmitteln? Zu einer bestimmten Art von Musik?

- Zieht Sie ein bestimmter Ort an? Und wenn Sie dann an diesem Ort sind, fühlt er sich vertraut an, als würden Sie sich dort zurechtfinden?

- Übt eine bestimmte geschichtliche Epoche auf Sie eine große Faszination aus?

- Engagieren Sie sich leidenschaftlich für eine bestimmte Sache?

- Welche Bücher haben Sie als Kind besonders gerne gelesen?

- Haben Sie als Kind Ihren Eltern von Ihren anderen Familien und anderen Leben erzählt?

- Leiden Sie unter unerklärlichen schlimmen Phobien und Ängsten?

- Träumen Sie immer wieder dasselbe?

Wenn Sie diese Fragen beantwortet haben, lassen Sie Ihrer Fantasie freien Lauf. Worauf könnten diese einzelnen Einflüsse hinweisen? Welche Leben führen die Gegenstück-Seelen Ihrer Überseele womöglich in diesem Moment? In welchen Zeitabschnitten? In welchen Ländern? Üben Sie keinerlei Kritik oder Zensur; erforschen Sie einfach, was möglich ist. Und haben Sie Spaß dabei, sich vorzustellen, wie anders Ihre anderen Leben vielleicht sind.

Zum Abschluss schreiben Sie ein paar Minuten lang auf, welche Gedanken und Emotionen in Ihnen aufsteigen bei der Überlegung, dass diese Einflüsse womöglich von den Gegenstück-Seelen Ihrer Überseele ausgeübt werden. Sind Sie aufgeregt? Oder vielleicht erleichtert? Haben Sie Angst? Sind Sie verunsichert? Egal, was Sie empfinden – benennen Sie dieses Gefühl und notieren Sie es.

Es gibt nur ein Leben

Wenn bei einer Rückführung Bilder, Gefühle und Eindrücke hochkommen, identifizieren wir uns intuitiv mit der Person, die wir in diesem parallelen Leben sind, das wir gerade erleben. Wir werden zu dieser »anderen« Version unserer selbst. Wir sehen, hören, riechen, spüren, wissen und fühlen so wie diese andere Person. Meine Klienten beantworten meine Fragen in der »Ich«-Form. Wir können unsere Gegenstück-Seelen sofort erkennen und identifizieren uns mit ihnen, weil Seelen, die derselben Überseele entspringen, mit der gleichen, ganz unverwechselbaren und eindeutigen Frequenz schwingen.

Bei der Rückführung in ein anderes Leben stellen wir uns auf die Energie und Erfahrungen dieses Wesens ein, ja wir werden im Grunde genommen zu dieser anderen Person. Wir verbinden uns mit einer anderen Ausdehnung unserer eigenen Seele, die ähnliche Schwingungen hat und ähnliche Themen erforscht. Die Erfahrung fühlt sich zutiefst persönlich an, so als ob wir auch alle Freuden und Schmerzen dieser Person erleben. Das ergibt auch durchaus Sinn, denn das Leben wird durch die Überseele erfahren und gehört zu ihr und damit zu uns. In Wirklichkeit sind wir alle eins; wenn wir also unser Bewusstsein auf eine Situation projizieren und uns auf eine bestimmte Person einstimmen, werden wir buchstäblich zu dieser Person.

Oft werden Rückführungserfahrungen von den Betroffenen so beschrieben: »In meinem vergangenen Leben war ich …« Das ist eine bequeme Abkürzung, und aus einem bestimmten Blickwinkel stimmt es auch. Wir bestehen alle aus der Energie unserer Überseele, und somit ist jedes von der Überseele geschaffene Leben auch ein Teil von uns. Wir müssen aber auch verstehen, dass unser gegenwärtiges Leben unser einziges Leben ist.

Es ist das einzige Leben, das die Überseele durch Ihre einzigartige Seele kreiert hat. In Wahrheit haben Sie keine vergangenen und auch keine zukünftigen Leben. Sie sind ein einzigartiger Ausdruck von Bewusstsein, der nur im Jetzt zum Vorschein kommt. Kein anderes Wesen wird jemals Sie sein, so wie Sie umgekehrt auch nie ein anderes Wesen sein werden. Das hört sich zunächst widersprüchlich an, aber bei genauerem Überlegen werden Sie erkennen, dass beide Perspektiven nebeneinander existieren können.

Und warum erlebt jemand während einer Rückführung ein ganz bestimmtes Leben? Meine Klienten und ich erleben das als etwas ganz Automatisches. Ich rate meinen Klienten, sich auf die Intelligenz ihres erweiterten Selbst und die organisierende Kraft des Universums zu verlassen. Ihre Seele kommuniziert ja bereits mit ihren Seelen-Gegenstücken; sie weiß, was für die betreffende Person in diesem Moment am wichtigsten und am besten ist. Deshalb erweisen sich die Leben, auf die sich der Klient bzw. die Klientin dann einstimmt, auch immer als relevant. Und das, was die Klienten daraus mitnehmen, ist immer stimmig, heilend und richtungsweisend.

Die anderen gleichzeitigen Leben Ihrer Überseele sind nicht statisch und in der Zeit festgefroren. Wir stellen uns Leben, die vor unserer gegenwärtigen Zeit stattfanden, zwar als im linear-zeitlichen Sinn vergangen vor, aber diese Leben sind keineswegs »vorbei«, sondern vielmehr sehr »lebendig« und entwickeln sich gegenwärtig weiter. Es ist also ganz natürlich und normal, wenn Ihre Gegenstücke sich mit Ihnen außerhalb Ihrer bewussten Wahrnehmung über Ideen und Erfahrungen austauschen. Ihr Bewusstsein ist in der Lage, die aus diesem Austausch entstehenden Gedanken und Gefühle zu erkennen, so ähnlich, wie wenn Sie mit einem Freund, Ihrem Bruder oder Ihrer Schwester telefonieren. Dabei erzählen Sie sich voneinander, erteilen Rat und helfen sich gegenseitig. Und wenn Sie den Telefonhörer auflegen, wird Ihnen klar, dass die Energie dieses anderen Menschen Auswirkungen auf Sie hatte. Sie fühlen sich durch dieses Gespräch ein bisschen anders, denken ein bisschen anders.

Diese Augenblicke der Erkenntnis sind eine wunderbare Möglichkeit, sich daran zu erinnern, dass Sie auf Ihrer Reise immer Unterstützung und Führung bekommen; sich in Erinnerung zu rufen, dass wir auf vielen Realitätsebenen existieren und funktionieren und in Wahrheit multidimensionale Wesen sind, schenkt viel Kraft.

Alles Bewusstsein existiert gleichzeitig. Alle von einer Überseele erschaffenen Leben existieren im selben, ewigen Augenblick. Wir können uns die Zeit als eine Art Filter vorstellen, durch den Bewusstsein auf unserem Planeten zum Ausdruck kommt. Manche Leben nehmen wir in anderen historischen Momenten oder Epochen wahr. Eine Überseele kann Leben zur Zeit Christi, während der Kreuzzüge oder der industriellen Revolution erschaffen; das hängt ganz von den Zielen ab. Deshalb nehmen Menschen während einer Rückführung diese anderen Leben in anderen Zeiten wahr als ihre eigene Inkarnation. Diese Wahl wird von der Überseele getroffen, entsprechend den Themen, die sie erforschen möchte, und abhängig davon, was ihrem Wachstum am besten dient.

Gibt es Gegenstück-Seelen auf der Erde?

Wenn eine Überseele sich dafür entscheiden kann, mehrere getrennte Leben im selben historischen Zeitrahmen zu erschaffen, leben dann womöglich derzeit ein paar Ihrer Seelen-Gegenstücke auf der Erde? Die Antwort auf diese Frage lautet: Vielleicht! Gegenstücke sind zwei oder drei Menschen, die dieselbe Seelenschwingung haben und derselben Überseele entspringen. Vielleicht kennen Sie Ihre Gegenstücke sogar – es könnten Ihr Liebster oder Ihre Liebste, Ihre Freunde oder auch Ihre Feinde sein.

Eine meiner Klientinnen sah in einer Rückführung ein Leben, in dem sie der männliche Stallmeister auf einem großen Gut war. Dieser Mann war sehr stolz auf seine Position und darauf, wie reibungslos alles lief. Eines Tages wollten die Dame des Hauses und ihr Gemahl ausreiten, also sattelte der Stallmeister die Pferde. Ihm war nicht klar, dass das Pferd, das er für die Dame des Hauses sattelte, eine Entzündung am Bein hatte und es ihm nicht gut ging. Der Stallmeister spürte, dass etwas nicht stimmte, aber er wollte seinen guten Ruf nicht aufs Spiel setzen und ließ die Dame trotzdem mit dem Pferd ausreiten. Dabei stolperte es, stürzte, und die Gutsherrin kam ums Leben. Der Stallmeister wurde deswegen hingerichtet. Während sich die Geschichte dieses Lebens entfaltete, erkannte meine Klientin, dass sie sowohl der Stallmeister als auch die Gutsherrin war, die zu Tode kam. Ihre Überseele hatte zwei Leben geschaffen, die miteinander zu tun hatten, um gleichzeitig mehrere Lektionen zu lernen: sich einzustimmen, aufmerksam zu sein und für sich selbst und andere verantwortlich zu sein – und das aus zwei Blickwinkeln.

Bei einer anderen Rückführung erfuhr ich die Geschichte vom Leben eines korrupten, gewalttätigen und insgesamt sehr unangenehmen Mannes. In dem betreffenden Leben war der Mann mit einer Frau verheiratet, die ihn trotz all seiner Fehler immer liebte. Wie sich im Lauf der Rückführung herausstellte, waren Ehemann und Ehefrau Fragmente derselben Überseele, die sich dafür entschieden hatte, in diesen beiden Leben die Familiendynamik aus den beiden gegensätzlichen Perspektiven zu erleben.

Seth, eine Wesenheit, die von der Autorin Jane Roberts gechannelt wird, teilte Jane mit, sie und ihr Mann Robert Butts seien solche Gegenstücke. In ihrem Buch »Seth und die Wirklichkeit der Psyche – Unbekannte Realität« spricht Seth davon, dass Jane und Robert Komplementär-Aspekte ihrer selbst verkörpern, aber für gemeinsame Ziele miteinander verschmelzen.

In »Dialog mit Seth« geht Susan Watkins auf die Bewusstseins-Abenteuer ein, die sie und andere Teilnehmer der ASW-Klasse (außersinnliche Wahrnehmung) unter Führung von Jane Roberts hatten. Die Teilnehmer beschäftigten sich mit der Vorstellung von Gegenstücken, die gleichzeitig lebten, und Seth nannte einigen Teilnehmern ihre Gegenstücke. Wie Susan erfuhr, waren das in ihrem Fall Jane Roberts, Zelda Graydon und Richard Bach, der Autor des Buches »Die Möwe Jonathan«. Nach wie vor untersucht Susan die Ähnlichkeiten und Unterschiede, die diese vier gemeinsam haben, um ihre gegenseitige Verbundenheit und den Beitrag ihrer Erfahrungen zur Weiterentwicklung ihrer Überseele besser zu verstehen.

Unsere Gegenstücke können in etwa so alt sein wie wir, dasselbe Geschlecht, denselben ethnischen Hintergrund, dieselbe Religion haben, aus denselben sozioökonomischen Verhältnissen kommen oder auch nicht. Ähnlichkeiten und Unterschiede zwischen Gegenstücken spiegeln wider, auf welchem Weg sich die Seele mit dem Thema ihrer Überseele beschäftigen will. Unsere Gegenstücke verfolgen vielleicht einen Ansatz, der dem unseren sehr ähnlich ist, und wir bezeichnen sie als Freunde oder Geliebte. Wir lernen solche Gegenstücke unter Umständen ganz zufällig kennen, gehen an ihnen auf der Straße vorbei, ohne sie überhaupt wahrzunehmen, oder haben vielleicht nie Kontakt mit ihnen. Womöglich hegen wir gegenüber den Persönlichkeiten und Entscheidungen unserer Gegenstücke eine Abneigung oder verurteilen sie. Manche Gegenstücke haben eventuell einen ethnischen, kulturellen oder politischen Hintergrund, den wir vehement ablehnen. Deswegen sind wir allerdings keineswegs weniger stark miteinander verbunden. In Wahrheit stehen wir alle miteinander in Verbindung. Es gibt auf der Erde keine Fremdlinge, niemand ist uns unbekannt.

Übung: Wie Sie Ihre Gegenstück-Seelen identifizieren

Inzwischen fragen Sie sich bestimmt, welche der Menschen, die in Ihrem Leben eine Rolle spielen, womöglich Gegenstücke sind. Bei der folgenden Übung sollten Sie Ihr intuitives Wissen nicht von einer romantischen Vorstellung beeinträchtigen lassen – zum Beispiel von der Vorstellung eines Gegenstücks, das Sie in einer intimen Beziehung vollständig macht. Das Märchen vom Beziehungspartner, der Ihr Gegenstück ist, mag zwar atemberaubend sein, kann Sie aber auch von der Erkenntnis abhalten, in welcher Beziehung Ihre Seele wirklich zu Ihrem Partner bzw. Ihrer Partnerin und anderen Menschen in Ihrem Umfeld steht.

In »Seth und die Wirklichkeit der Psyche – Unbekannte Realität« gibt Seth Tipps, wie man seine Gegenstücke identifizieren kann:

> »Ich habe in [Jane Roberts'] Gruppe von Komplementär-Aspekten gesprochen. Viele der Teilnehmer wurden im Bestreben, diese Theorie zu verstehen, todernst. Manche wollten, dass ich ihre Komplementär-Aspekte benenne. Ein Teilnehmer […] sagte wenig. Stattdessen

behielt er zwar den Grundgedanken im Kopf, ließ aber seiner schöpferischen Fantasie freien Lauf. Er spielte mit dem Konzept. Er machte seine Erfahrungen gewissermaßen wie ein Kind – offen, neugierig, voller Enthusiasmus, mit der Folge, dass er selbst ein paar seiner Komplementär-Aspekte entdeckte. Die meisten Menschen aber sind so schrecklich ernst, dass sie ihrer eigenen Kreativität misstrauen.«

Wenn Sie dazu bereit sind, sich mit Ihren Gegenstücken zu verbinden, sollte das spielerisch und neugierig erfolgen.

Nehmen Sie sich 20 Minuten Zeit, in denen Sie ungestört sind. Setzen Sie sich bequem hin und haben Sie Ihr Notizbuch zur Hand. Atmen Sie tief ein, halten Sie den Atem und atmen Sie dann langsam aus. Das machen Sie noch zweimal und nehmen wahr, wie sich Ihr Körper immer mehr entspannt.

Nun nehmen Sie sich vor, sich mit Ihren Seelen-Gegenstücken zu verbinden. Lassen Sie jegliche Erwartungen dahingehend los, wie das sein wird, und erwarten Sie auch keine Antwort. Achten Sie stattdessen auf die Bilder und Gedanken, die in Ihnen aufsteigen. Fühlen Sie sich von bestimmten Orten oder bestimmten Menschen angezogen?

Gehen Sie diese Übung, wie Seth vorschlägt, unbekümmert wie ein Kind an. Und denken Sie daran: Recht haben zu müssen ist unwichtig. Lassen Sie Ihrer Fantasie freien Lauf. Wenn Sie sich vorstellen sollten, wer Ihre Gegenstücke sind: Wer wäre das in Ihrer Fantasie? Vertrauen Sie darauf, dass Sie tief drinnen bereits wissen, wer es ist. Sie verfügen bereits über diese Informationen.

Lassen Sie die Frage »Wer sind meine Gegenstücke?« weiterhin frei im Geist schweben und achten Sie darauf, welche Gedanken und Bilder hochkommen.

Sobald Sie dazu bereit sind, bringen Sie Ihr Bewusstsein langsam in die Gegenwart zurück.

Schreiben Sie alle Gedanken, Gefühle, Bilder und Vorstellungen auf, die in Ihnen aufgetaucht sind. Wenn unter den möglichen Gegenstücken jemand ist, den Sie kennen, schreiben Sie auf, inwiefern Sie sich ähnlich oder unähnlich sind. Wie sah Ihrer beider Kindheit aus? Haben Sie dasselbe Geschlecht, denselben sozioökonomischen Status? Wuchsen Sie mit ähnlichen religiösen Überzeugungen auf? Haben Sie gemeinsame

Interessen oder müssen Sie dieselben Herausforderungen bewältigen? Müssen Sie, jeder auf seine Weise, ähnliche Lektionen lernen? Ist die Person, deren Bilder in Ihnen auftauchten, Ihnen fremd, dann erkennen Sie an, wie verbunden wir alle in Wirklichkeit im Einssein sind.

Zum Abschluss schicken Sie vom Herzen aus eine energetische Kugel aus Liebe zu diesen Menschen und danken ihnen dafür, dass sie an der Weiterentwicklung Ihrer Seele teilhaben.

Dank dieser Erfahrung können Sie einen weiteren Blick auf das wunderbare, facettenreiche Wesen erhaschen, das Sie sind.

Ich habe Ihnen bereits ein paar Ideen vorgestellt, die Ihr Bewusstsein erweitern können. Das Konzept, dass unsere Seele ihre Erfahrungen in Leben sammelt, die nicht »vergangen« sind, sondern gleichzeitig gelebt werden, ist völlig neuartig.

Im nächsten Kapitel gehen wir einen Schritt weiter mit unserer Bewusstseinsforschung und beleuchten die Vorstellung von parallelen Realitäten Ihrer potenziellen Selbste. Dazu berichte ich von einer meiner intensivsten und bewegendsten eigenen Rückführungserfahrungen. Wie alle Abenteuer handelt diese Geschichte von Herausforderungen, Gefahren, leidenschaftlicher Liebe und großartigen Lernmöglichkeiten.

• • •

Wir sind multidimensional
und so viel mehr als das,
was uns unsere fünf Sinne mitteilen.
Wenn wir uns auf der Abenteuerreise
des Lebens anderen Seinsbereichen
öffnen, werden wir uns
immer mehr bewusst, was für
wunderbare Geschöpfe wir sind.

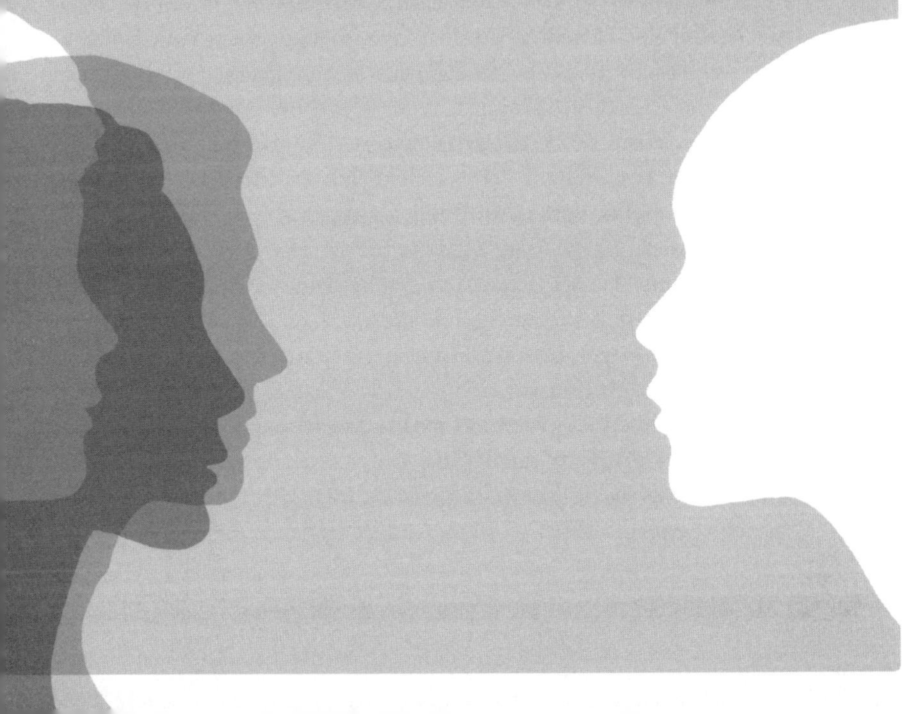

Kapitel 3

Jede *Wahl*möglichkeit kreiert eine neue *Realität*

Ich wuchs im kommunistischen Bulgarien auf. Atheismus ist ein zentraler Wert der kommunistischen Ideologie. Deshalb wurde natürlich alles versucht, um die bulgarische orthodoxe Kirche im Alltag zu verdrängen. Religion und Mystik kamen in meiner frühen Kindheit einfach nicht vor. Niemand erzählte mir von Gott, von Engeln oder meiner ewigen Seele.

Ende der 1980-er Jahre wurde Osteuropa von der Welle der demokratischen Revolution ergriffen. Ich erinnere mich lebhaft an die Nacht des 10. November 1989. Ich saß mit meinen Eltern auf dem Sofa vor dem Fernseher, wenige Stunden nachdem die Berliner Mauer gefallen war. In einer live übertragenen Versammlung des Zentralkomitees der kommunistischen Partei von Bulgarien wurde der Präsident unseres Landes, der dieses Amt 35 Jahre lang innehatte, zum Rücktritt gezwungen. Die Kameras fingen den Schock ein, der sich auf dem Gesicht des Präsidenten zeigte. Mein Vater, der rechts neben mir saß, sprang auf und schrie ungläubig auf. Auch meine Mutter, links neben mir, drückte ihre Überraschung aus. Sie schauten sich gegenseitig an, dann blickten sie erneut auf den Bildschirm. Ich verstand nicht wirklich, was los war, ich war ja gerade einmal neun Jahre alt; aber ich wusste, da ging etwas Wichtiges vor sich – etwas überaus Wichtiges.

Dieser Putsch in unserem Land zog viele soziale und wirtschaftliche Veränderungen nach sich; unter anderem fanden religiöse und metaphysische Vorstellungen Einlass. Den Menschen waren sie sehr lange verwehrt worden, und sie lechzten nach diesem Wissen. Auf einmal waren alle möglichen spirituellen Informationen verfügbar. Es war okay, an Ostern in die Kirche zu gehen, und genauso akzeptiert wurde es, wenn von Energieheilung und Poltergeistern die Rede war.

Im Alter von 13 Jahren stolperte ich das erste Mal über das, was der Sinn und die Leidenschaft meines Lebens werden sollte: Rückführung in frühere Leben. Mein Onkel Veselin Pasliev las das Buch »Heilung durch Reinkarnationstherapie: Ganzwerdung über die Erfahrung früherer Leben« von Brian Weiss, und das weckte sofort mein Interesse. Ich konnte es kaum abwarten, dass er endlich mit der Lektüre fertig war und ich mir das Buch angeln konnte. Damals erschien dieser Eifer unerklärlich, doch heute betrachte ich dieses Buch als frühen Wegweiser auf meinem Weg in diesem Leben. Das Konzept der Reinkarnation war für mich zwar etwas ganz Neues, aber ich stellte diese Möglichkeit nicht infrage. Es erschien mir ganz normal und natürlich. Oder wie Voltaire sagte: »Es ist nicht erstaunlicher, einmal geboren zu werden als zweimal; in der Natur geht es immer um Auferstehung.«

Die Geschichten und die Weisheit in Brians Buch gefielen mir sehr, ebenso wie die Möglichkeiten, die sich dadurch boten. So sehr, dass ich, als ich auf den letzten Seiten des Buches angekommen war, beschloss, sein Beispielskript auf Tonband aufzunehmen und mich selbst zurückzuführen. Dabei dachte ich: »Ich bin doch erst 13. Eigentlich ist doch alles in Ordnung mit mir. Ich habe keine Phobien und keine körperlichen Beschwerden. Warum sollte ich das überhaupt machen?« Doch die Anziehungskraft war zu groß, ich konnte ihr nicht widerstehen.

Also machte ich die Aufnahme, spulte das Band zum Anfang zurück und drückte den Abspielknopf, obwohl ich nicht wusste, was mich erwartete. Die Aufnahme führte mich durch eine schöne Entspannungsübung, und ich fühlte mich ganz ruhig und wohl. Doch in dem Moment, als ich durch die Zeit hindurch in ein anderes Leben eintrat, änderte sich alles.

Sofort befand ich mich im Körper einer Frau, die um ihr Leben rannte. Ich wurde zu dieser Frau und hatte vor lauter Angst starkes Herzklopfen. Ich atmete in kurzen Stößen, mit Unterbrechungen und voller Verzweiflung. Ich war furchtbar verängstigt. Ich rannte einen schlecht beleuchteten Gang entlang und wurde von Männern gejagt, die mich töten würden, wenn sie mich fingen. Ich hatte eine Jacke und einen Rock aus dicker grauer Wolle an, dazu schwarze Strümpfe und schwarze Schuhe mit niedrigen Absätzen. Mein dunkles Haar war hinten am Kopf zu einem ordentlichen Knoten hochgesteckt.

Meine Schritte hallten an den Ziegelmauern wider. Auf beiden Seiten waren Türen, und ich versuchte hastig, sie zu öffnen, eine nach der anderen. Alle waren verschlossen. Ganz am Ende des Ganges drückte ich schließlich eine Türklinke nieder – die Tür ging auf. Ich trat in den Raum und sah, dass er vollkommen leer war. Es gab nur ein kleines vergittertes Fenster hoch oben an der Wand, in der Nähe der Zimmerdecke. Es gab keinen Weg nach draußen; ich wusste, dass ich in der Falle saß und dass sie mich kriegen würden.

Ich wusste auch, warum ich in dieser Situation war. Es war die Zeit des Zweiten Weltkrieges, ich war Ärztin und sollte einen Nazi-General behandeln. Stattdessen hatte ich ihn vergiftet und getötet. Deshalb waren diese Männer hinter mir her – sie wollten Rache nehmen.

In der nächsten Szene sah ich von oben herunter und sah mich selbst, festgebunden auf einem elektrischen Stuhl; ich sah zu, wie ich hingerichtet wurde. Ich spürte keinerlei Schmerzen, schaute nur von oben zu.

Und dann passierte etwas wirklich Wunderbares: Ich sah, wie mein Geist aus dem Körper aufstieg und langsam nach oben schwebte. Er schien einer Spur aus weißem Licht zu folgen, an deren Ende sich eine offene Tür befand, durch die dieses wundervolle weiße Licht strömte. An der Tür stand ein vor Liebe und Licht leuchtendes Wesen und wartete auf meine Seele, um sie willkommen zu heißen. Ich spürte großen Frieden und große Liebe, hatte das Gefühl, ewig zu sein.

»Welche Lektionen musstest du lernen?«, hörte ich meine Stimme auf der Aufnahme. Ich fing an zu weinen und fühlte die Einfachheit und tiefe Wahrheit der Lektion: gut und liebevoll zu sein.

An diesem Abend wartete ich ungeduldig, bis meine Mutter von der Arbeit nach Hause kam. Ich erzählte ihr, was ich erlebt hatte. Jung wie ich war, fühlten sich für mich die 1940-er Jahre wie ganz weit weg an, und auf meine Frage hin bestätigte sie mir, dass es in der Zeit des Zweiten Weltkriegs tatsächlich elektrische Stühle gab. Mehr musste ich nicht nachforschen, um die Gültigkeit und Echtheit der Geschichte bestätigt zu bekommen. Sie fühlte sich so emotional und so real an, dass ich sie nie infrage stellte. Meine Erfahrung bedurfte keines Beweises, um glaubwürdig zu sein.

Ich machte diese Rückführung mit 13, und das ist, wie ich finde, interessant. Die Mystiker halten die Zahl 13 für die Zahl des Wandels und der Transformation, die uns auffordert, unsere grundlegenden Überzeugungen auf den Prüfstand zu stellen, und die verändern kann, wie jemand alles in seinem Leben definiert – was wiederum die Weltsicht und die gesamte Existenz eines Menschen verändern kann.

Zweifellos hatte diese erste Rückführung sehr starke Auswirkungen auf mein Leben. Das Bedürfnis, gut und liebevoll zu sein, hatte für mich höchste Bedeutung und färbte auf jeden meiner Schritte, jede meiner Entscheidungen und jedes meiner Gespräche ab. Ich erkannte dadurch sogar, wie gut der Name zu mir passt, den mir meine Eltern gegeben hatten. Mein ganzer Vorname lautet Dobrmira – ein slawischer Name, der sich aus zwei Wörtern zusammensetzt: »dobro«, das heißt »gut«, und »mir«, was »Frieden, Welt« bedeutet. Nach meiner Rückführung beschloss ich, jemand zu sein, der Gutes in die Welt bringt.

Die Geschichte geht weiter …

Die Geschichte meines Lebens während der Nazizeit ging viele Jahre später auf einem Workshop von Brian Weiss weiter. Bei einer Gruppenrückführung hatte ich im Kopf ein Bild von einer langen, von Birken gesäumten Straße. Ich sah mich selbst als junge Frau, die diese ruhige, ländliche Schotterstraße entlangging. In der Hand hielt ich einen kleinen Koffer, auf dem Kopf trug ich ein Kopftuch. Ich ging aus meinem Dorf weg, um nach St. Petersburg zu ziehen und dort Medizin zu studieren. Auf dem Friedhof legte ich einen letzten Halt ein und erwies meinen verstorbenen Vorfahren an ihren Gräbern meine Ehre. Ich war schwermütig und wusste, es könnte viele Jahre dauern, bis ich wieder nach Hause zurückkehrte – wenn überhaupt.

Während meines Studiums wurde ich vom sowjetischen Geheimdienst angeworben. In Europa braute sich Unheil zusammen, es war sogar von Krieg die Rede. Ich wurde als Spionin nach Europa geschickt. Als attraktive Frau, die wusste, wie sie ihren Charme einsetzen konnte, war es für mich sehr einfach, an Informationen heranzukommen. Ich sah eine sehr lebendige Szene, in der ich vor einem kleinen Gerät saß und verschlüsselte Nachrichten in die Sowjetunion sandte.

Es gab da einen Nachtclub, in dem viele Amerikaner verkehrten und den ich so oft wie möglich aufsuchte, in der Hoffnung, dort einen bestimmten Mann wiederzusehen, den ich kennengelernt hatte. Überraschenderweise interessierte ich mich nicht wegen der Arbeit für ihn, sondern weil wir uns ineinander verliebt hatten.

In der nächsten Szene stand ich auf einer großen Treppe vor einem großen Verwaltungsgebäude. Ich hatte den Auftrag erhalten, mich zu einem anderen Standort in Europa zu begeben, und wollte mich von diesem geliebten Mann verabschieden. Er bat mich, nicht wegzugehen, und machte mir einen Heiratsantrag. Aber sosehr ich das auch wollte, ich konnte nicht bleiben. Ich hatte bereits mein Wort gegeben und mein Leben, meine Liebe und mein Herz meinem Land verschrieben. Ich sagte ihm, nach der Rückkehr auf die Farm seiner Familie in Amerika würde er bestimmt eine nette Frau heiraten, Kinder haben und sehr glücklich sein. Aber mir brach es dabei das Herz. Ich verabschiedete mich und rannte mit Tränen in den Augen die Treppe hinunter zu dem wartenden Auto.

Später heiratete ich einen wichtigen Nazi-Offizier, was meine Arbeit sehr erleichterte und mir Schutz bot. Der Zweite Weltkrieg hatte begonnen; ich arbeitete als Ärztin und behandelte vor allem Militärangehörige der Nazis. Ich bekam den Auftrag, einen hochrangigen Nazi-General zu töten, dessen Krankheit ich behandelte. Ich sah mich vor einem Tisch mit einem Glas Wasser darauf stehen, in der Hand einen kleinen Pulverbehälter. Der General saß neben mir auf einem Stuhl. Ich schaute hoch zur Zimmerdecke und spürte eine Sekunde lang, die sich wie eine Ewigkeit anfühlte, eine große Unsicherheit bezüglich dessen, was ich im Begriff war zu tun. Ich dachte aber, ich hätte keine andere Wahl, also schüttete ich das Pulver ins Glas und verabreichte dem General das Gift anstatt seiner Medikamente.

Und hier fügte sich meine erste Rückführung als Kind ein. Erneut sah ich mich diesen Gang entlangrennen und wurde schließlich gefasst. Inzwischen war ich viel älter und viel besser in der Lage, mit den schmerzlichen Szenen der Geschichte fertigzuwerden, und so ließ mein Höheres Selbst Bilder mit Details der grauenvollen Verhöre zu, die ich erleiden musste. Verriet ich mein Netzwerk? Nein. Bis zum bitteren Ende behauptete ich, ich wäre eine Einzeltäterin. Ich wurde geschlagen, gefoltert, verhört und wieder geschlagen, gefoltert und verhört. Nur vergewaltigt wurde ich nicht, das blieb mir erspart. Immerhin war ich mit einem Nazi-Offizier verheiratet, und diese Grenze konnten sie nicht überschreiten. Schließlich wurde ich auf den elektrischen Stuhl gesetzt und hingerichtet.

Mein Geist stieg empor, und wieder erkannte ich, dass die Lektion dieses Lebens eine Lektion der Liebe war – der Notwendigkeit, jede Situation mit Liebe anzugehen und auch zuzulassen, geliebt zu werden. Ich wusste, dieses ganze Leben war so organisiert worden, dass ich, als ich auf jener Treppe stand, die Liebe hätte wählen und den Heiratsantrag des Amerikaners hätte annehmen können. Stattdessen entschied ich mich, dem Versprechen, meinem Land zu dienen, treu zu bleiben. Nachdem ich ihn verlassen hatte, hatte der Soldat das Gefühl, es gäbe für ihn nichts Lebenswertes mehr; sein Geist war gebrochen. Ich sah ihn in einem Graben sterben, nachdem ihn im Kampf gegen die Nazi-Armee ein Schuss in die Stirn traf.

Stundenlang nach dieser Rückführung war ich innerlich total aufgewühlt, verspürte großes Bedauern, weil mein Seelen-Gegenstück, die Ärztin, einem anderen Menschen Schaden zugefügt hatte. Sie wusste, es war falsch, den General zu vergiften, aber sie war in ihrer beschränkten Wahrnehmung von Pflicht und Gehorsam gefangen, von den Umständen in die Ecke getrieben, und deshalb tat sie etwas, was gegen ihre Instinkte ging. Ich wusste aber auch, dass wir ewige Wesen sind, und erinnerte mich daran, dass jedes Leben die Seele mit unschätzbaren Lektionen bereichert. Und zu wissen, dass ich integer handeln kann und will und anderen lieber keinen Schaden zufüge, ist ganz bestimmt eine sehr wertvolle Lektion.

Dennoch tat es mir total leid, dass mein Gegenstück die Liebe nicht kennenlernen durfte. Für mich war eines klar: Alles was passiert war, seitdem sie in Europa angekommen war, sollte zu diesem Augenblick auf der Treppe führen, wo sie die Möglichkeit hatte, sich für die Liebe zu entscheiden. Ich hatte das Gefühl, sie hätte ein ganzes Leben verschwendet. Sie flüchtete vor der Liebe und vor sich selbst, weil sie geschworen hatte, ihrem Land selbstlos zu dienen.

Wenn ich über diese Erfahrung nachsinne, bin ich zutiefst dankbar für die Liebe, die ich in meinem derzeitigen Leben kennengelernt habe. Meine Seele muss sich wohl entschieden haben, in meinem aktuellen Leben die Lektion der Liebe zu erfahren und zu lernen, denn nichts ist für mich sinnstiftender und erfüllender, als Situationen herbeizuführen, die voller Liebe, Licht und Inspiration sind. Und ganz besonders gerne tue ich das, indem ich anderen helfe, ihre anderen Leben zu erleben und die Menschen und Umstände ihres Lebens besser zu verstehen. Ich persönlich habe das große Glück, in diesem Leben eine liebevolle Beziehung mit einem Mann zu führen, der zwei tiefsitzende, irrationale Ängste hat: erstens die Angst, mich zu verlieren, und zweitens die Angst, direkt in die Stirn geschossen zu werden.

Erst kürzlich fragte mich mein Partner: »Hast du mich in einem deiner früheren Leben schon einmal gesehen?« Ich bejahte und erinnerte ihn an das Leben als russische Spionin. Wie ich erkannte, hatte ich ihm nie die Vision von seinem Tod erzählt – wie ich ihn in der Rückführung in einem Graben kauernd gesehen hatte. Er war hochgesprungen, um auf den Feind zu schießen, und wurde selbst von einer Kugel in die Stirn getroffen.

Er hörte sich diese Geschichte an und erzählte mir dann von einem Traum, den er immer wieder hatte, Jahre bevor wir uns kennenlernten. »Es war ein sehr lebendiger Traum, und ich erinnere mich sehr gut daran. Ich befand mich in einem Kampf und wurde erschossen. Ich lag in einem Graben. Um mich herum wurden andere getötet, einige davon lagen auf mir drauf. Feindliche Soldaten liefen herum und suchten nach Leuten, die noch am Leben waren; die wurden dann auch erschossen. Ich versuchte mich totzustellen, um nicht getötet zu werden. Aber sie fanden mich, spürten, dass ich noch lebte, und erschossen mich.«

Wir schauten einander an und fühlten uns tief verbunden. Die russische Frau, die ich in einem anderen Leben bin, hat sich eine zweite Chance gegeben, den amerikanischen Soldaten zu lieben, den sie einst gekannt hatte.

Parallele Realitäten potenzieller Selbste

Als Brian Weiss mit unserer Gruppe eine weitere Rückführung machte, schlüpfte ich ganz mühelos in diese Erfahrung und sah mich als dieselbe russische Frau, die Medizin studiert hatte und dann als Spionin angeworben worden war. Ich saß im Warteraum eines kleinen Flughafens, und wie ich wusste, war ich Flugbegleiterin. *Aber wie konnte das denn sein?*, protestierte mein Verstand. *Ich dachte, ich wüsste schon, wie dieses Leben verlaufen ist!*

Ich trug eine blaue Uniform. Meine Kolleginnen standen neben mir und unterhielten sich auf Russisch. Im Kopf hörte ich ihrer ganz alltäglichen Unterhaltung zu und verstand sie auch. Wir gingen an Bord und taten unsere Arbeit. Die Passagiere waren alle Regierungsbeamte. Ich servierte Getränke und reichte Josef Stalin ein Glas Wodka, fand ihn abstoßend. Er war ein brutal aussehender, grober Mann mit dicken Fingern. Ich ging ins Cockpit und bot auch den Piloten etwas zu trinken an. Der Kopilot hatte blonde Haare und blaue Augen. Er hieß Serioja und war mein

Verlobter. Ich liebte ihn sehr und freute mich schon total darauf, ihn zu heiraten, Kinder zu bekommen und mein Leben mit ihm zu verbringen.

Mein Verstand begriff nicht, was da ablief. *War ich nicht, als diese Frau, eine Spionin? Was ist passiert?* Die Antwort auf diese Frage kam mir sofort: Die Frau hatte das Angebot, nach Europa auf eine Mission gesandt zu werden, abgelehnt und war daraufhin als Flugbegleiterin zu Stalins Crew abkommandiert worden. Ihr Leben lang fühlte sie sich unzufrieden und fragte sich, ob sie ihrem geliebten Vaterland mit einer Mission in Europa nicht besser hätte helfen können.

Als ich aus der Rückführung in die Gegenwart zurückkam, war ich total verwirrt. Ich hatte keine Ahnung, was geschehen war. Jahrelang schenkte ich dieser Variante der Geschichte einfach keine Aufmerksamkeit und erzählte den Leuten nur vom Leben der russischen Frau, die Spionin geworden war. Die Stewardess-Geschichte saß irgendwo in meinem Hinterkopf, setzte Staub an und wartete auf den Moment, ausgepackt zu werden und ihre Geschenke zu überreichen.

Was hatte ich da erlebt? Dieselbe Person mit zwei potenziellen Leben zur selben Zeit. Als die russische Frau die Wahl hatte, auf eine Mission nach Europa zu gehen, spaltete sich ihre Realität in mindestens zwei verschiedene Wege auf: erstens ein Leben, in dem sie diese Mission annahm, und zweitens ein Leben, in dem sie das ablehnte. Offensichtlich entstanden dadurch zwei völlig verschiedene Leben – und dank dieser Aufspaltung in zwei Realitäten konnte ich bei den Rückführungen zwei völlig unterschiedliche Versionen ihres Lebens erfahren. Ich stelle mir vor, neben diesen bereits genannten existieren noch weitere parallele Realitäten, in denen ihr diese Möglichkeit gar nicht geboten wurde und ihr Leben noch mal anders verlief.

Wir alle haben mehrere »potenzielle Selbste«, hier in diesem jetzigen Moment. Potenziale, die man zukünftig erforschen könnte, sind leicht vorstellbar; aber es gibt auch Wege, die Sie in Ihrer Vergangenheit noch nicht verfolgt haben. In Ihrer Vergangenheit warten genau jetzt potenzielle Selbste auf ihren »Auftritt«. Sie wissen ja: Die Vergangenheit ist nicht vorbei und abgeschlossen; sie ist einfach ein anderer Zeitstrom und wird genau im jetzigen Moment kreiert.

Stellen Sie sich einen Entscheidungsbaum vor. Sobald es eine Wahlmöglichkeit gibt, spaltet sich unser Bewusstsein auf und erlebt alle möglichen Varianten derselben Situation. Jedes parallele Selbst kreiert weitere Erfahrungen und verzweigt sich in mehrere Möglichkeiten. Das gilt für wichtige Entscheidungen, beispielsweise für die Wahl einer bestimmten Uni oder für die Heirat des Menschen, mit dem Sie gerade liiert sind, aber auch für ganz einfache, alltägliche Entscheidungen, also Dinge wie die Tasse Kaffee am Morgen oder einen alternativen Weg zur Arbeit.

Als ich das erste Mal mit der Vorstellung von parallelen Existenzen potenzieller Selbste in Berührung kam, verstand ich das intuitiv, tief von innen heraus. Klar würde ein Schöpfer, sei es nun Gott oder eine Überseele, die Erfahrung des Lebens nicht eingleisig beschränkt machen wollen. Da würde diese Macht ihre Fähigkeiten ja gar nicht ausschöpfen, nicht ihrem kreativen Impuls nachkommen, sich ständig auszudehnen.

Ich weiß, auch Sie werden die Vorstellung, dass das Verfolgen unterschiedlicher Möglichkeiten parallele Realitäten erschafft, ganz einfach und intuitiv nachvollziehen können.

Eine wissenschaftliche Erklärung

Jetzt möchte ich Ihren rationalen, logisch denkenden Verstand ansprechen und eine wissenschaftliche Erklärung für die parallele Existenz von potenziellen Leben anbieten.

Im Jahr 1954 formulierte der geniale Hugh Everett III eine quantenphysikalische Theorie, die das Konzept von Paralleluniversen beschreibt. Sie galt damals als radikal und stieß in der etablierten wissenschaftlichen Welt bei den Physikern auf heftige Ablehnung. Heutzutage ist sie allgemein anerkannt und findet häufig in allen möglichen wissenschaftlichen und technologischen Bereichen Einsatz.

Einfach ausgedrückt besagt die Theorie der »vielen Welten«, dass alles, was möglich ist, auch tatsächlich passiert. Jedes Ereignis spaltet sich in verschiedene Realitäten auf, und auch der Beobachter bzw. die Person, die in diesem Ereignis existiert, spaltet sich dabei auf. Sobald ein Ereignis beobachtet wird, wird durch den Akt des Beobachtens das Ereignis kreiert, ebenso eine Spaltung, durch die sich alle potenziellen Varianten des Ereignisses zu parallelen Realitäten mit ihrer jeweils eigenen Version des Beobachters ausbilden.

Vor nicht allzu langer Zeit haben Wissenschaftler den Beweis erbracht, dass die Regeln, die in der Welt der Quantenpartikel gelten, auch auf Objekte menschlicher Größe zutreffen. Der Quantenphysiker Aaron O'Connell erzeugte ein für das bloße Auge sichtbares Objekt, das nachweislich sowohl schwingt als auch nicht schwingt, was bedeutet, dass das Objekt sich gleichzeitig an zwei verschiedenen Orten befindet. Solche Zustände dualer Existenz waren vorher nur mit Quantenpartikeln nachgewiesen worden.

Bei jeder Wahl bzw. Entscheidung, die Sie treffen, wird Ihre Seele schöpferisch tätig. Sie sehen sich ständig neuen Realitäten, neuen »Ichs« gegenüber, die alle Möglichkeiten erforschen. Ihre Seele ist keinen zeitlichen Beschränkungen unterworfen, und damit kann in jedem beliebigen Moment eine neue Möglichkeit entstehen – in Ihrer Vergangenheit, Gegenwart oder Zukunft.

Die Versionen Ihrer Realität, die Sie nicht bewusst wahrnehmen, also gerade nicht »beobachten«, existieren auf einer anderen Schwingungsebene. Jede enthält ihre ganz eigene Version Ihres »Ichs«, welche ihre jeweilige Welt genauso als real erfährt wie Sie Ihre persönliche Realität. Bis zum Moment der Bewusstseinsaufspaltung teilen Sie mit dem Selbst, das Ihnen bewusst ist, dieselbe persönliche Geschichte. Im Augenblick der Abspaltung haben Sie und Ihr anderes Selbst auf Basis der von Ihnen getroffenen Wahl unterschiedliche Möglichkeiten wahrgenommen.

Doch auch eine neue Vergangenheit kann jederzeit geboren werden, und Sie werden sie als etwas so Natürliches und Normales erleben, sie so nahtlos integrieren, dass es Ihnen womöglich nicht einmal auffällt. Ohne es zu merken, wechseln Sie in eine andere Realität über, wo diese Vergangenheit schon immer Teil Ihrer Geschichte war.

Kalilas Geschichte

Ich möchte Ihnen eine Geschichte erzählen, die beispielhaft zeigt, wie wir in jedem Augenblick eine neue Möglichkeit zulassen können. Wir können uns immer für etwas anderes entscheiden, um unser bestmögliches Leben zu kreieren. Kalilas Geschichte zeigt, wie die Wahl, die wir in einem einzigen Moment treffen, eine Spaltung unserer Realität erzeugt.

Kalilas Eltern waren noch sehr jung, als sie auf die Welt kam. Weil sie dachten, sie könnten sie nicht gut erziehen und betreuen, wurde Kalila auf ein Internat geschickt. Sie war eine gute Schülerin und hatte jede Menge Freunde, aber die vielen Regeln, die sie in der Schule befolgen musste, gefielen ihr gar nicht. Sie wurde Anwältin und war beruflich erfolgreich. Sie arbeitete viel, hielt sich also erneut an die Regeln. Später heiratete sie, hatte Kinder und war eigentlich ganz glücklich. Doch nach wie vor verspürte sie eine Art Bedauern, als ob sie etwas auch ein bisschen anders hätte machen können. Ich fragte sie, was das wohl hätte sein können.

Kalila: Ich wollte mich mehr zum Ausdruck bringen, ohne Beschränkungen durch Zeit und Regeln. So was wie Tanzen. Ich wollte tanzen. Ich wollte auf der Bühne sein. Aber das wurde mir erst später wirklich klar. Da war ich bereits verheiratet und hatte Kinder, musste mich an noch mehr Regeln halten, weil ich sie schließlich ernähren und zur Schule schicken musste ... Ich führte ein sehr glückliches Leben, mit einem sehr netten Mann und Kindern. Aber da war etwas in mir, so ein kleiner Funke von Ich-weiß-nicht-was, den ich gerne etwas mehr zum Ausdruck gebracht hätte. Trotzdem war ich sehr glücklich.

Bei der Arbeit mit meinen Klienten habe ich immer das Gefühl, wirklich gut geführt zu werden; instinktiv spürte ich, dass es für Kalila gut wäre, eine andere Version ihres Lebens zu erleben. Ich musste mit ihr zu dem Moment zurückgehen, als sie innerlich das Gefühl hatte, etwas anderes hätte sie noch glücklicher gemacht. Ich wollte ihr zeigen, wie sich ein Leben, in dem sie dieser kreativen Berufung vollkommen nachgegangen wäre, abgespielt hätte.

Kalila: Ich nehme Tanzunterricht und Gesangsstunden.

Mira: Bist du auch in diesem Leben Anwältin oder hast du dich gegen das Jura-Studium entschieden?

Kalila: Ich habe mich dagegen entschieden. Es gibt da eine kurze Zeitspanne, in der ich mich entschied, nicht Jura zu studieren, obwohl ich die Chance dazu hatte. Stattdessen nahm ich an der Straßengabelung den anderen Weg. Ich übe viel. Ich hatte Unterricht genommen, so wie ich es gewollt hatte. Ich trat auf der Bühne in diesen Shows auf, wo ich all das machte, was ich gelernt hatte, und brachte mich zum Ausdruck. Es fühlte sich so gut an, weil ich nicht alles durchgeplant hatte. Ich brachte mich einfach zum Ausdruck. Es fühlte sich richtig an. Ich musste mir nicht alles überlegen, wusste einfach, wie mein Körper sich zu bewegen hatte und welche Worte ich singen würde. Einfach auf die Bühne gehen und Vertrauen haben – das fühlte sich so gut an. Auch das Üben machte mir Spaß, denn dadurch konnte ich mein inneres Selbst und meine Lebensfreude zum Ausdruck bringen. Und wenn ich dann auf der Bühne stand, war es genauso. Es war toll, denn die Leute mochten meine Vorstellungen, es gefiel ihnen, dass ich einfach ich selbst war, und sie freuten sich über meine Bereitschaft, meine Gefühle im jeweiligen Moment auszudrücken.

Mira: Wunderbar. Und lernst du jemanden kennen, mit dem du eine Familie hast?

Kalila: Ja, ich lerne jemanden kennen, aber wir sind viel auf Reisen, erkunden andere Orte. Auch er ist ein sehr expressiver Mensch und weiß, wie er sich zum Ausdruck bringen kann. Und er ist ein sehr sanfter Mann. Irgendwann werden wir eine Familie haben, aber zuerst wollen wir Neues erleben, Dinge tun, die ich schon immer tun wollte.

Mira: Die Beziehung ist also gut für dich?

Kalila: Ja. Ich hatte nicht geglaubt, dass es eine solche Beziehung überhaupt geben könnte. Ich hatte keine Ahnung, was ... Es ist, als wäre dies meine erste Beziehung überhaupt. Ich wusste nicht, dass es so sein könnte.

Ich bat Kalila, sich die beiden Versionen dieses Lebens anzuschauen und mir zu sagen, ob ihre Partner ein und dieselbe Person waren oder zwei verschiedene Menschen. Wie sie sagte, waren ihre Ehemänner zwei verschiedene Personen. Der eine hatte eher eine restriktive Ader, so wie sie auch selbst mit ihrem Leben umging. Der andere war viel offener, im Fluss, ließ mehr zu, aber nur, weil sie einen anderen Weg wählte, wie sie mir sagte. Als sie sich das zugestand, konnte sie mit einem Partner zusammen sein, der in dieser Hinsicht zu ihr passte.

Dann ging es weiter.

Mira: Was lernst du aus diesen beiden Versionen desselben Lebens?

Kalila: Vor allem habe ich dadurch verstanden, dass ich etwas zulasse. Der Sinn bestand darin, durchs Leben zu gehen, zuzulassen und zuzuhören. Alle Möglichkeiten sind da und für mich verfügbar. Jeden Augenblick erleben und einfach *sein.* In der anderen Version ging es um all diese Regeln, also hielt ich mich an die Regeln, zog auch jemanden an, der das tat, was man ihm beigebracht hatte, und das gaben wir an unsere Kinder weiter. Die Lektion des Zulassens hat alles verändert. Ich veränderte etwas, weil ich auf mich gehört habe, und ließ zu, dass eine Empfehlung mich woandershin führte.

Mira: Was war in dem Moment anders, als du auf dich selbst gehört hast?

Kalila: Es war einfach ein Loslassen und Zuhören. In der anderen Version machte ich das, was ich machen sollte und was von mir erwartet wurde, aber das ganze Tun stand mir im Weg. Wenn ich aufgehört hätte zu machen und stattdessen mehr zugelassen hätte, hätte ich gehört, was als Nächstes dran gewesen wäre.

Im Moment des Zuhörens und Zulassens wurde Kalila zu einer anderen Person. Sie nahm für sich neue Möglichkeiten wahr und erweiterte ihre Überzeugungen dahingehend, was für sie möglich war. Einfach dadurch machte sie sich auf den Weg in ein neues potenzielles Leben.

Zu einer anderen Person werden

Aus der Quantenphysik wissen wir, dass jeder Augenblick ein neuer Augenblick ist, dass es keine Kontinuität zwischen Ereignissen gibt und jedes Ereignis ein separates Geschehen ist. Doch unser Verstand versteht es meisterhaft, Fluss zu erzeugen – Kausalitäten und Kontinuität zwischen Ereignissen herzustellen. Wir sind nicht in der Lage, mehrere Realitäten zu erleben, und deshalb haben wir das Gefühl, unser Leben verlaufe von Natur aus eingleisig.

Die Fähigkeit, zwischen Möglichkeiten hin und her zu wechseln – im Leben ständigen Wandel zuzulassen –, ist uns angeboren und so tief in uns verwurzelt, dass wir es meistens gar nicht merken, wie wir uns in eine andere Person verwandelt haben. Wenn wir zu einer neuen potenziellen Realität übergehen, scheinen wir einfach eine Wahl getroffen zu haben, und anscheinend waren wir schon immer die Person, die diese Entscheidung getroffen hat. Wir blicken zurück auf unsere Vergangenheit und wissen um Ereignisse, die uns anscheinend zu dem Menschen gemacht haben, der wir gerade sind. Doch in Wirklichkeit haben unsere Überzeugungen, Gedanken und Erwartungen darüber, was möglich ist, uns dahin gebracht, wo wir heute stehen. Sie richten uns auf die Realität der Möglichkeit aus, deren Schwingung zu uns passt.

Ich erinnere mich gut daran, wie ich eines Abends mit Freunden beim Essen saß und wir uns über parallele Realitäten unterhielten. Ein Jahr zuvor hatte ich mich entschieden, meine Karriere als Anwältin aufzugeben und mich meiner Liebe zur Spiritualität zu widmen. Ich beobachtete mich, wie ich am Esstisch saß; meine Identität als Reinkarnationstherapeutin fühlte sich sehr stark an, und nicht nur das: Ich hatte das Gefühl, mein früheres Leben als Anwältin hätte es nie gegeben. Ich, die Reinkarnationstherapeutin, hatte das Gefühl, als wäre ich nie Anwältin gewesen. Ich konnte sogar all die Ereignisse meiner Kindheit aufzählen, die meine neue Karriere bereits angedeutet hatten. Anscheinend musste ich unweigerlich eines Tages Reinkarnationstherapeutin werden.

Wir fließen anmutig und nahtlos von einer Möglichkeit zur nächsten. Jede gewählte Möglichkeit kreiert eine Vergangenheit, deren scheinbar logische Folge die Gegenwart ist. Und deshalb war ich anscheinend schon immer eine Reinkarnationstherapeutin, und dieses Gefühl ist so stark, dass der Gedanke, ich wäre jemals Anwältin gewesen, unwirklich erscheint.

Der Wechsel zwischen verschiedenen Möglichkeiten geht für die betreffende Person meist sehr subtil vor sich. Doch die anderen bemerken diese Veränderung immer. Wir alle kennen solche Momente: Da treffen wir einen Bekannten, und irgendetwas scheint anders zu sein. Wir wissen nicht genau was, aber wir springen sofort auf die neue Energie an.

Vor Kurzem traf ich eine Freundin, die ich monatelang nicht gesehen hatte, und sie fragte so ganz nebenbei: »Etwas ist anders an dir; ist es die Frisur?« Ja, meine Haare waren in der Zwischenzeit nachgewachsen, doch was sie eigentlich merkte war, dass ich seit unserer letzten Begegnung emotional sehr viel losgelassen und geheilt hatte. Durch diese innere Arbeit war ich auf eine höhere Ebene gewechselt, auf der ich mich weiterentwickeln konnte und wo neue potenzielle Realitäten auf mich warteten, und genau das spürte sie.

Manchmal machen wir auch große Veränderungen durch – eine neue Arbeitsstelle, das Ende einer Beziehung etc. –, und wir schreiben sie den Verzweigungen auf der Straße unseres Lebens zu; doch in Wirklichkeit handelt es sich um einen Wechsel der Realität. Solche Ereignisse treten allerdings selten auf. Viel häufiger gehen solche Realitätsverschiebungen subtil vor sich – so subtil, dass wir es vielleicht gar nicht merken.

•••

Ihre Seele sehnt sich nach neuen Wachstumsmöglichkeiten und versucht, neue Wege für den Ausdruck ihrer schöpferischen Energie zu erschaffen. Dank Ihrer zahllosen potenziellen Selbste wird dieser Wunsch zur Realität.

All Ihre derzeitigen Erfahrungen werden aus einer einstmals potenziellen Realität gezogen. Es gibt ein unerschöpfliches Feld an Möglichkeiten, aus denen Sie wählen können, um in Richtung Wachstum und Ausdehnung zu wechseln.

Wie kommt es dann, dass Sie eine ganz bestimmte Möglichkeit anstatt einer anderen wählen? Die Antwort ist einfach: Überzeugungen erschaffen die Realität.

Ihre Überzeugungen dahingehend, wer Sie sind, definieren das, was für Sie möglich bzw. nicht möglich ist. Ihre Überzeugungen dienen als Filter, der nur jene Möglichkeiten in Ihre bewusste Wahrnehmung dringen lässt, die zu Ihrem Selbstbild passen. Wie schon gesagt, verarbeitet das Gehirn 400 Milliarden Informations-Bits pro Sekunde, aber nur 2000 davon gelangen ins Bewusstsein.

Es gibt unendlich viele potenzielle Realitäten. Jede Situation kann sich auf zahllose Arten manifestieren. All diese Möglichkeiten werden in der einen oder anderen Realität erlebt. Doch Ihr Bewusstsein sucht sich aus diesem unendlichen Feld der Möglichkeiten nur die Wege aus, die mit Ihren Überzeugungen von sich selbst vereinbar sind. Wenn Sie also Ihre Vorstellung von sich selbst verändern, verändern sich auch die Erfahrungen, die Sie im Leben machen. Es wird Platz gemacht für neue Möglichkeiten.

Auch Ihr Körper folgt Ihren Überzeugungen. In seinem Buch »Intelligente Zellen – Wie Erfahrungen unsere Gene steuern« geht Dr. Bruce Lipton auf die Verbindung zwischen Zellbiologie und Quantenphysik ein und zeigt auf, dass die DNA-Expression von den positiven und negativen energetischen Botschaften unserer Gedanken gesteuert wird. Sobald wir unseren Zellen andere Botschaften schicken, passt sich die DNA entsprechend an.

Durch Rückführungen können Menschen ihre Überzeugungen verändern – ein besonders wertvoller und nützlicher Aspekt dieser Arbeit. Sobald die Überzeugungen die Persönlichkeit, die Fähigkeiten, den Körper und die Beziehungen verändern, macht die betreffende Person auch andere Erfahrungen im Leben.

Ich führte zum Beispiel eine Sitzung mit einer Frau durch, deren erwachsene Kinder den Termin für sie ausgemacht hatten. Als sie zu mir kam, teilte sie mir höflich mit, sie glaube nicht, dass ich ihr mit meiner Arbeit helfen könne, und sei nur gekommen, damit ihre Kinder Ruhe gäben. Schließlich sei sie jahrelang in Therapie gewesen, doch nichts habe sich geändert. Wie sollte da eine einzige Rückführung etwas nützen?

Vor 18 Jahren war ihre Ehe in die Brüche gegangen, und noch immer hegte sie negative Gefühle, die ihr Leben und ihre Gesundheit beeinträchtigten und sie daran hinderten, sich auf neue Beziehungen einzulassen. Und natürlich hatten wir eine sehr tiefgehende und zutiefst bewegende Sitzung.

Als ich sie zum Abschluss wieder ins normale Bewusstsein zurückholte, fragte ich sie, wie es ihr gehe. Sie öffnete die Augen und sah mich an wie ein Mensch, für den sich alles innerhalb eines Augenblicks verändert hatte. »Ich fühle mich verwandelt«, sagte sie. »Ich fühle mich wie ein neuer Mensch.«

Und damit hatte sie vollkommen recht. Sie war nicht mehr die Person, die sie vor unserem Termin gewesen war. Die Erfahrung anderer Leben hatte ihre Überzeugungen über sich selbst, über ihr

Liebesleben und ihre Gesundheit verändert. Ihre ganze Welt hatte sich verändert. Ich bestärkte sie, darauf zu vertrauen, dass dieser Wandel dauerhaft war, und sich voll und ganz wie die Person zu verhalten, die sie jetzt war.

Sich bewusst für neue Möglichkeiten entscheiden

Jedes Ereignis in unserem Leben war einst nur eine Möglichkeit und wurde aus dem unendlichen Feld der Möglichkeiten physisch manifest, weil wir uns dafür entschieden haben. Sich Möglichkeiten als Potenziale der Zukunft vorzustellen, ist einfach; viel schwieriger ist es, wenn es um Potenziale geht, die uns in der Vergangenheit offenstehen und darauf warten, zum Ausdruck zu kommen. Aber es stimmt! Vergangenheit, Gegenwart und Zukunft existieren alle gleichzeitig, und deshalb verbergen sich in der Vergangenheit Potenziale, die darauf warten, Ausdruck zu finden. Neue Situationen, Fähigkeiten und Gesundheitszustände können in der Gegenwart kreiert werden – und haben eine neue Vergangenheit zur Folge, genau in diesem Moment. Da unser Bewusstsein durch Möglichkeiten fließt und Kontinuität erzeugt, können wir nur in den seltensten Fällen wahrnehmen, wie neue Möglichkeiten in der Vergangenheit kreiert werden. Und doch gehört dieser Mechanismus der Realitätserschaffung zum Wesen der Existenz. Ich möchte Sie damit vertraut machen, damit Sie auf dieser Basis Ihr bislang bestes Leben kreieren können.

Nur im gegenwärtigen Moment können Sie Ihr Leben erschaffen. In der Gegenwart haben Sie die Macht, sowohl in die Vergangenheit als auch in die Zukunft zu reichen und den erwünschten Wandel zu vollziehen. Wird eine Ihrer Überzeugungen in der Gegenwart verändert, können Sie Ihre Zellstruktur und Ihr Energiefeld, wie sie in der Vergangenheit existiert haben, verändern. Das Loslassen emotionaler Probleme und negativer Überzeugungen im gegenwärtigen, präsenten Moment wirkt sich auf die Vergangenheit aus. Ihre alte psychische Essenz und Ihre biologische Ausstattung, wie sie zu einem bestimmten Zeitpunkt in der Vergangenheit existiert haben, werden geändert, woraufhin die betreffenden Zustände und Bedingungen in der Gegenwart losgelassen werden, aber zugleich eine neue Vergangenheit kreiert wird. Sie entscheiden sich im gegenwärtigen Moment für eine neue Vergangenheit, und in dieser neuen Vergangenheit haben Sie nie mit diesen Umständen zu tun gehabt bzw. sie nur abgeschwächt erlebt.

Sind diese Vorstellungen für Sie neu und schwer zu verdauen? Dann möchte ich sie Ihnen anhand von Ursache und Wirkung erläutern. Wenn etwas an Ihnen im gegenwärtigen Moment anders ist, kann die Ursache nur in einer Veränderung in der Vergangenheit liegen. Nur eine bestimmte Vergangenheit könnte eine bestimmte Gegenwart erschaffen. Sobald Sie die Gegenwart verändern, geht diese Veränderung automatisch mit einer neuen Vergangenheit einher – denn nur diese Vergangenheit könnte zu der neuen Gegenwart führen.

Ein gutes Beispiel ist eine neue, tiefe Überzeugung über Ihre Gesundheit und Ihr Wohlbefinden. Eine solche Überzeugung würde mit neuen Vorstellungen von Gesundheit und Vitalität einhergehen, die von Ihren Zellen in der Vergangenheit aufgenommen würden. Weil alles gleichzeitig passiert, wirkt sich jede Veränderung in der Gegenwart unweigerlich sowohl auf die Vergangenheit als auch auf die Zukunft aus, wie wenn die alten Erinnerungen in den Zellen herausgenommen und durch neue ersetzt würden. Eine neue Möglichkeit des Wohlbefindens wird in der Vergangenheit geboren und wird zu unserer Geschichte. Unsere Zellen in der Gegenwart gehen nun daran, unsere Einstellung zu Gesundheit und Wohlbefinden widerzuspiegeln. Wir reagieren auf dieses Umfeld aus Überzeugungen und entscheiden uns für eine neue Realität des Gesundseins anstatt des Krankseins.

Solche Veränderungen nehmen wir nur selten wahr, und wenn wir dann in der Gegenwart auf einmal wieder gesunden, nennen wir das gern ein »Wunder«. Doch in Wirklichkeit ist es ein Zeugnis unserer Macht, unser Leben im gegenwärtigen Moment zu erschaffen.

Das lässt sich auch auf scheinbar schlummernde Fähigkeiten anwenden. Führen Sie sich einmal all Ihre Fertigkeiten und Talente vor Augen, die nicht so gut ausgebildet sind – sie alle stehen für eine Möglichkeit, die verwirklicht werden kann. Sobald diese neuen Möglichkeiten des Ausdrucks und der Kreativität erst einmal aktiviert worden sind, können sie Ihr Leben bereichern. Um sie tatsächlich erfahren zu können, müssen Sie sich nur dafür entscheiden, diese Talente zu einem Teil Ihres Lebens und Ihrer Identität zu machen. Denken Sie im Alltag daran, lassen Sie Ihre Fantasie spielen und achten Sie darauf, wie Sie dadurch Freude erfahren. Ihre Aufmerksamkeit und Intention bringen eine Vergangenheit in die Wirklichkeit, in der diese Erfahrungen zu einem Teil Ihres Lebens werden, und daraufhin reagieren Sie anders auf Erinnerungen an die Vergangenheit. Sie erschaffen eine Zukunft, in der Sie zu der Person werden, zu deren Identität diese neue Vergangenheit gehört.

Jeder Mensch erinnert sich anders an solche neuen Momente aus seiner Vergangenheit. Für manche Leute geht das so nahtlos und mühelos vor sich, als ob ihre neuen Einstellungen schon immer dagewesen wären. Andere, bei denen es nicht ganz so harmonisch abläuft, erinnern sich an zwei verschiedene Versionen der Vergangenheit; oder es werden neue Erinnerungen an die Vergangenheit erzeugt, von denen uns bewusst ist, dass sie neu sind. Jeder von uns hat seine ureigenen Gründe, wie er sich seiner Schöpferkraft bewusst ist.

Die Vergangenheit neu programmieren

Als ich dieses Buch schrieb, wurde mir sehr klar, dass sich meine geschriebenen Worte auf die eine oder andere Weise ständig in meiner täglichen Realität widerspiegelten bzw. verwirklicht wurden. Und so war es eigentlich keine Überraschung, dass ich beim Schreiben über das Erwecken von schlafenden Talenten den Prozess auch anwenden konnte. Es ist eine Geschichte, bei der es um Wasser geht.

In meiner Kindheit machte ich Erfahrungen mit Wasser in den gelegentlichen Ferien am Meer und in einem dreimonatigen Schwimmkurs, als ich sieben Jahre alt war. Ich lernte die Schwimmtechniken, war aber nie richtig gut. Ich ging gern ins Wasser, wenn ich ab und zu einmal die Gelegenheit hatte, aber das Schwimmen zog mich nicht besonders an. Anders als im Schwimmbecken konnte ich im Meer nicht sehen, was um mich herum war, und auch davor hatte ich Angst. Beide Ängste zusammen erzeugten in mir das Gefühl, das Meer sei keine natürliche Umgebung für mich.

Als ich dann nach Maui zog, musste das alles natürlich hochkommen. Wegen meiner »gesunden« Ängste und meiner mangelnden Begeisterung für das Meer dauerte es zwei ganze Wochen, bis ich mich entschloss, einmal ins Wasser zu gehen; bei der Gelegenheit vollführte ich meinen obligatorischen Tanz – langsame Bewegungen. Ich stapfte durchs Wasser und sandte meine Bewusstheit in alle Richtungen aus, um mein Umfeld zu sondieren. Ich hatte Angst, irgendein Meeresgetier wäre in der Nähe, würde mich erschrecken oder sogar beißen. Als ich mir schließlich selbst Mut zusprach und mir versicherte, ich machte das wirklich gut und sei in Sicherheit, spürte ich etwas näherkommen. Ich konnte nichts sehen und sagte mir erneut, ich sei sicher. Einen Augenblick später tauchte eine Frau auf, die hinter mir schnorchelte, und rief begeistert: »Unter Ihnen ist eine große Schildkröte!« Voller Panik wollte ich eiligst an Land kommen, aber da ich nicht so gut schwimmen konnte, ging es nicht so schnell, sodass meine Panik noch mehr wuchs. Ein Teil von mir sagte: »Mira, es ist doch bloß eine Schildkröte. Die tut dir nichts.« Aber ich wollte einfach den Strand erreichen.

Als ich endlich dort ankam, atmete ich erleichtert auf. Und was meinen Sie wohl, was ich dann gemacht habe? Ich ging zum Wasserrand und schaute mir die Schildkröte an! Ich hatte noch nie eine gesehen, und jetzt, da ich sicher auf dem Trockenen war, packte mich die Neugierde. Ich musste über mich selbst lachen, und zwar lauthals. In diesem Moment beschloss ich, meine Einstellung zum Meer müsse sich verändern.

Ich dachte an die Schwimmkünste, die in meinem Feld der Möglichkeiten vor sich hin schlummerten, und entschied mich, mein Potenzial als Schwimmerin zur Entfaltung kommen zu lassen. Vorstellung, kombiniert mit einem intensiven Wunsch, erzeugt neue Realitäten, und so stellte ich mir vor, wie es gewesen wäre, wenn ich nach diesem Schwimmkurs damals als Kind weiterhin regelmäßig schwimmen gegangen wäre. Ich stellte mir vor, ich wäre eine Person mit einer anderen Vergangenheit – einer Vergangenheit, in der ich eine gute Schwimmerin war und häufig schwimmen ging. Ich stellte mir vor, wie anders meine Vergangenheit gewesen wäre, wenn Schwimmen dazugehört hätte. Ich stellte mir vor, wie ich mit einem Schwimmteam an Wettbewerben teilgenommen hätte. Ich stellte mir vor, ich wäre immer total gerne im Wasser gewesen.

Sooft ich ins Meer ging, sandte ich Liebe und Gedanken der friedlichen Koexistenz an alle Lebewesen. Im Kopf sprach ich zum Meer und dankte ihm für seine Liebe und ständige Fürsorge; so konnte ich mich sicher und geschützt fühlen. Und plötzlich konnte ich es gar nicht mehr abwarten, ins Wasser zu kommen. Ich stürzte mich sofort in die Wellen, anstatt langsam und mit Mühe ins Wasser zu treten. Ich kaufte mir eine Schnorchelausrüstung, um die Schönheit des Meeres sehen zu können. Ich stellte mir vor, ich sei eine gute Schwimmerin. Wenn ich Arme und Beine bewegte, stellte ich mir vor, wie gut ich in Form war. Ich begann mir im Fernsehen die Übertragung von Schwimmveranstaltungen anzusehen. Ich tat alles, um mich in der Fantasie und in meinen Gedanken als Person zu sehen, die enorm gerne schwimmen geht.

Dadurch konnte ich mich in einem neuen Licht sehen, das mir so viel Raum für Freude und Entwicklung bot, dass ich mich immer auf die Zeit im Wasser freute. Die Kraft der Wellen jagte mir keine Angst mehr ein, sondern ich betrachtete sie als Schöpferkraft, die ich mit meiner eigenen Energie und schöpferischen Essenz verschmelzen konnte. In solchen Momenten erlebte ich überschwängliche Freude und nahm meine eigene Kraft wahr. Ich machte mir keine Sorgen mehr darüber, was dort für mich unsichtbar um mich herumwuselte; ich wusste, im Wasser war ich sicher und zu Hause. Ich begann meine Schwimmvergangenheit in einem anderen Licht zu sehen und erlebte dementsprechend in der Gegenwart andere Auswirkungen. Meine neue Überzeugung, eine gute Schwimmerin zu sein, programmierte meine Vergangenheit um und schenkte mir eine Erfahrung, die meine Gegenwart bereicherte.

Denken Sie daran: Überzeugungen sind lediglich Annahmen, die wir als Wahrheiten akzeptiert haben. Sind diese Überzeugungen erst einmal aufgedeckt und werden nur als leicht zu verändernde Gedanken gesehen, dann sind Sie bereits dabei, Ihre Realität zu verändern.

Ihr Lebensweg ist nicht ein für alle Mal festgelegt. Ihre Erfahrungen spiegeln nur Ihre Überzeugungen dahingehend wider, was Sie für sich für möglich erachten. Es gibt unendlich viele mögliche Handlungsweisen, unendlich viele mögliche Realitäten, in die Sie wechseln können. Was immer Sie sich wünschen – es existiert eine potenzielle Realität, in der Sie das Gewünschte auch bekommen: Wohlstand, enge Freunde, gute Gesundheit, ein bequemes Zuhause, eine liebevolle Partnerschaft etc. Eines Ihrer potenziellen »Ichs« erlebt all diese guten Dinge; Sie müssen einfach Ihr Bewusstsein mit dieser Möglichkeit verschmelzen.

Übung: In eine bevorzugte Realität wechseln

Diese Übung soll Sie in eine parallele Realität versetzen, wo Sie ein Leben voller wünschenswerter Möglichkeiten erfahren können. Sie besteht aus zwei Teilen. Im ersten Teil sollen Sie sich ungestört Zeit nehmen und durch Eintragungen in Ihr Notizbuch auf Erkundungsreise gehen. Der zweite Teil ist eine kontinuierlich fortlaufende Übung.

1. Nehmen Sie sich 30 Minuten Zeit und setzen Sie sich mit griffbereitem Notizbuch an einen ruhigen Platz, wo Sie ungestört sind. Dann wenden Sie sich nach innen. Denken Sie an eine Situation in Ihrem Leben, die Sie verändern möchten. Wie Sie wissen, sind Überzeugungen das Leitschema zum Erschaffen Ihrer Realität. Betrachten Sie sich also die Kerngedanken, die das Fundament Ihrer derzeitigen Situation bilden. Denken Sie daran: Eine Überzeugung ist nur ein Gedanke – ein Standpunkt, den Sie für wahr halten. Fragen Sie sich,

welche Gedanken Sie angesichts dieser Situation für wahr halten. Schreiben Sie die Überzeugungen über Ihre derzeitigen Lebensumstände auf. Wie Sie sehen werden, ragen ein paar davon als Kernüberzeugungen bzw. als immer wiederkehrende und am stärksten mit Emotionen behaftete Gedanken zu diesem Thema heraus, und alle anderen Überzeugungen erklären sich anscheinend aus dieser einen oder aus zwei Kernüberzeugungen; alle anderen Gedanken, die Sie aufschreiben, gehen daraus hervor.

Nehmen wir beispielsweise einen einsamen Mann. Er ist beruflich erfolgreich, aber privat fühlt er sich total allein. Er hatte eine traumatische Kindheit, und seine engen Beziehungen waren schwierig. Zunächst geht es auf seiner Liste um Äußerlichkeiten, meinetwegen: »Freunde zu finden ist schwierig; alle sind so mit ihrem eigenen Leben beschäftigt.« Dann geht er auf seine Geschichte ein: »Ich wurde als Kind nie geliebt; als kleiner Junge war ich offen und unschuldig und wurde verletzt. Ich habe Angst, anderen Menschen zu vertrauen, und meine Erlebnisse bestätigen mir, dass es nicht sicher ist, andere an mich heranzulassen.« Emotionen tauchen auf, aber wenn er dabeibleibt, kommt er unweigerlich zum Kern der Sache: »Ich bin nicht liebenswert, sonst hätte meine Mutter mich ja geliebt. Ich fürchte mich, andere an mich heranzulassen, weil sie mich auch verlassen würden, wenn sie wüssten, wer ich wirklich bin.« Im Kern hat sein Problem rund um die Einsamkeit überhaupt nichts mit seinen Freunden oder seinen Fähigkeiten im Umgang mit anderen Menschen zu tun, sondern mit dem Gefühl, unwürdig zu sein und die Liebe nicht zu verdienen.

Wenn Sie herausgefunden haben, was Ihre Kernüberzeugung ist, fragen Sie sich, welche Überzeugungen Sie haben müssten, um eine Erfahrung zu machen, die Ihnen lieber ist. Verwandeln Sie jede einzelne Ihrer einschränkenden Überzeugungen, die Sie aufgeschrieben haben, in eine Überzeugung, die das Gewünschte unterstützt. Notieren Sie auch diese neuen, positiven Überzeugungen.

In unserem Beispiel könnte das so aussehen: »Ich bin würdig; ich habe so viele wunderbare Eigenschaften. Ich bin kein Zufallsprodukt der Fortpflanzung. Meine Existenz allein ist ein Beweis dafür, dass ich würdig bin, sonst hätte Gott mich gar nicht erschaffen. Es war nicht meine Schuld, dass meine Mutter mich nicht lieben und nähren konnte; sie hatte mit ihren eigenen Herausforderungen und Problemen zu kämpfen, die gar nichts mit mir zu tun hatten. Meine Beziehungspartner haben mich nicht verlassen, weil ich etwa nicht liebenswert bin, sondern weil die Trennung für uns richtig war; unsere Wege haben sich getrennt. Ich hielt die Leute auf Distanz, und deshalb zog ich auch Freunde an, für die das so gestimmt hat. Ich bin ein guter, loyaler und zuverlässiger Mensch, und es schadet mir nicht, anderen das auch zu zeigen. Es schadet mir nicht, offen auf andere zuzugehen und mit ihnen zu kommunizieren. Ich bin würdig, mich mit anderen eins zu fühlen; ich bin es wert, geliebt zu werden.«

2. Der nächste Teil besteht aus einer kontinuierlichen Übung, die Sie in den nächsten Tagen immer wieder praktizieren sollten. Legen Sie das Notizbuch zur Seite. Schließen Sie die Augen und atmen Sie tief ein. Bevor Sie damit beginnen, Ihre Vergangenheit, Gegenwart und Zukunft umzuprogrammieren, rufen Sie sich ins Gedächtnis, dass Sie in diesem Moment die Macht haben, sich zu verändern und für sich eine neue Realität zu erschaffen. Dann stellen Sie sich die Ereignisse vor, die Sie sich wünschen, und zwar ganz lebendig und mit all Ihren Sinnen: Wie würde es sich anfühlen, wie würde es klingen, riechen, schmecken und aussehen, wenn Sie genau das bekämen, was Sie sich wünschen? Wiederholen Sie im Kopf die neuen Überzeugungen, die Sie sich zu eigen machen. Und vor allem: Spüren Sie ganz tief und intensiv die Gefühle der Freude, Liebe, Erfüllung und Befriedigung, die Sie aus diesem neuen Leben ziehen würden.

   Der Mann in unserem Beispiel würde sich vorstellen, wie er mehr mit der Welt kommunizieren könnte und wie sich die Verbundenheit mit allen anderen Menschen anfühlen würde. Er würde sich vorstellen, viele Freunde zu haben; wie sie miteinander in Kontakt sind und Zeit miteinander verbringen. Er würde sich vorstellen, wie es wäre, sich geschätzt und geliebt zu fühlen, wie es wäre, sich dem perfekten Partner zu öffnen, und welche Beziehung sie miteinander führen würden.

Nehmen Sie sich täglich ein- oder zweimal je 5 bis 10 Minuten die Zeit, sich vorzustellen, wie diese neuen Ereignisse in Ihrem Leben stattfinden. Machen Sie diese Übung täglich für ein paar Minuten zu etwas Besonderem, das Ihnen Freude bereitet. Schon bald werden Sie in Ihrem Umfeld Anzeichen der Veränderung bemerken. Die Situation verändert sich, weil Sie sich verändert haben.

Die neue Realität verankern

Wir können uns neue Möglichkeiten nur vorstellen, weil sie bereits irgendwo als Realität existieren. Unsere willentliche Absicht und die Intensität unseres Wunsches sind der Treibstoff, der uns in diese Realität wechseln lässt. Jeder Mensch ist nur eine mögliche Version seiner selbst; es gibt noch viele andere potenzielle Versionen. Durch das Ändern unserer Überzeugungen gewinnen wir einen neuen Fokus und werden zu der gewünschten Version unserer selbst.

Achtung, etwas ganz Wichtiges dürfen Sie dabei nicht vergessen: *Was Sie sich wünschen und was Sie derzeit haben, sind zwei voneinander getrennte Realitäten!* Kämpfen Sie nicht gegen das an, was Sie haben, und versuchen Sie nicht, etwas daran zu ändern. Sie müssen nicht einmal so tun, als würden Sie Ihre jetzige Realität nicht beachten. Schließen Sie einfach Ihren Frieden damit. Betrachten Sie sie als Bestätigung Ihrer Fähigkeit, sich fehlerlos auf Realitäten auszurichten, die Ihre Überzeugungen widerspiegeln.

Das, was Sie bevorzugen oder nicht, steht nicht im Konflikt miteinander. Der nicht erwünschte Aspekt ist nur eine mögliche Realität, die Sie manifestiert haben. Jede potenzielle Realität spiegelt eine bestimmte Vorstellung oder Überzeugung wider. Sie können sie sich als statischen Schnappschuss vorstellen. In jeder einzelnen Realität ist kein Raum für den Ausdruck anderer Überzeugungen. Jede Realität ist ein einzelner Rahmen für eine einzelne Vorstellung. Wandel geschieht, weil *Sie selbst* sich verändern. Sie ändern Ihren Blickwinkel und Ihre Gedanken im Hinblick auf ein bestimmtes Thema, und dadurch wechseln Sie in eine neue Realität.

In diesen bevorzugten und nicht erwünschten Realitäten gibt es zwei verschiedene Versionen Ihrer selbst. Fragen Sie sich: »Inwiefern bin ich in der Realität, in der ich das Gewünschte habe, anders?« Stellen Sie sich diese Version Ihrer selbst im Alltag vor. Wie fühlen Sie sich? Wie treten Sie mit anderen Menschen in Beziehung? Wie erledigen Sie die täglichen Pflichten und Aufgaben? Und dann fangen Sie an, so wie diese Version Ihrer selbst zu handeln! Durch diesen abschließenden Schritt verankern Sie den Prozess der Realitätserschaffung. Indem Sie entsprechend den neuen Überzeugungen *als das Ich handeln, das Ihnen lieber wäre,* teilen Sie sich selbst und dem Universum mit, dass Sie in Ihrem Leben das Ruder in der Hand haben und über das Vertrauen, das Wissen, den Glauben, die Vision und die Macht verfügen, aus dem unendlichen Feld der Möglichkeiten das Leben herauszuholen, das Sie sich am meisten wünschen.

Wie schnell wird sich das von Ihnen gewünschte Leben manifestieren? Das Tempo der Realitätstransformation hängt davon ab, wie schnell Sie Ihre Überzeugungen ändern können. Wie die Geschichte von Anita Moorjani in Kapitel 8 zeigt, braucht es, wenn Überzeugungen auf der Stelle geändert werden, nur sehr wenig Zeit, damit die Struktur der Realität sich wandelt und an die neue Situation anpasst. Jegliche Verzögerung beruht nur auf der physischen Struktur der Welt und der neurologischen Struktur des Körpers. Ein kleines Auto braucht nicht lange, um von null auf hundert zu beschleunigen oder umgekehrt von einem hohen Tempo herunterzubremsen und zu stoppen. Ähnlich ist es im Bereich des Geistes; dort hat das Körperliche nicht eine so hohe Dichte, und Manifestation erfolgt auf der Stelle. Doch – um bei dem Bild zu bleiben – auf der Erde fahren wir sozusagen einen großen, schweren Lastwagen. Hier hat alles eine viel höhere Dichte, und deshalb kommt es zu einer Verzögerung zwischen dem Ändern einer Überzeugung und der Verwirklichung in der Materie.

Zunächst geht es darum, die Dynamik zu stoppen, die unsere früheren Gedanken erzeugt haben. Dann müssen wir unseren Neuronen Zeit gewähren, damit sie Daten aus der Umwelt auf andere Weise aufnehmen. Neue Möglichkeiten müssen in der Vergangenheit aus ihrem »Schlummer« geholt werden, bevor wir heute die damit zusammenhängenden Vorteile und Resultate erfahren können. In diesem Wissen müssen Sie nur dem Prozess vertrauen. Die Welt wird Ihre veränderten Überzeugungen widerspiegeln.

Nichts an Ihrer Persönlichkeit ist ein dauerhaftes Konstrukt. Sie verändert sich ständig. Mit jeder neu getroffenen Entscheidung erleben Sie sich als eine neue Person. Wir wechseln immerzu zwischen Paralleluniversen hin und her. Diese Universen, diese Schnappschüsse bestimmter Umstände, existieren alle im gegenwärtigen Moment. Durch Ihre Entscheidungen in jeder einzelnen Situation werden Sie zur Schwingung des einen oder anderen parallelen Lebens, welches Sie als Ihre Realität erleben.

Wir erinnern uns an Ereignisse und interpretieren sie so, dass wir damit den von uns in der Gegenwart gewünschten Effekt erzielen, und dadurch erschaffen wir die Vergangenheit. Jetzt, nachdem Sie mit dieser erweiterten Sichtweise Bekanntschaft gemacht haben, können Sie damit herumspielen. Je mehr Sie die Situationen in Ihrem Leben durch diese neue »Brille« betrachten, desto mehr wird Ihr Leben sich entfalten, wird mit ehrfürchtiger Bewunderung, Synchronizitäten und Magie angereichert. Ich weiß, dass das stimmt, denn genau so ist es mir passiert.

Ich sage gern, mein Leben ist eine ekstatische Explosion an Synchronizitäten. Ein wichtiger Teil meiner Liebe zum Leben ist die Verbindung zu meinem Höheren Selbst. Indem ich mir meines Höheren Selbst bewusst wurde und meine Kommunikation mit diesem Teil meiner selbst gestärkt habe, konnte ich ein tieferes Selbstvertrauen und Vertrauen in die Weiterentwicklung meines Lebens entfalten.

Im nächsten Kapitel erzähle ich Ihnen, wie ich Menschen anleite, sich in der Rückführung mit ihrem Höheren Selbst zu verbinden, und wie auch Sie das tun können, um mehr Führung, nährende Fürsorge, Heilung und Zuversicht zu empfangen.

• • •

Nur im gegenwärtigen Moment können Sie Ihr Leben erschaffen. In der Gegenwart haben Sie die Macht, sowohl in die Vergangenheit als auch in die Zukunft zu reichen und den erwünschten Wandel zu vollziehen. Wird eine Ihrer Überzeugungen in der Gegenwart verändert, können Sie Ihre Zellstruktur und Ihr Energiefeld, wie sie in der Vergangenheit existiert haben, verändern.

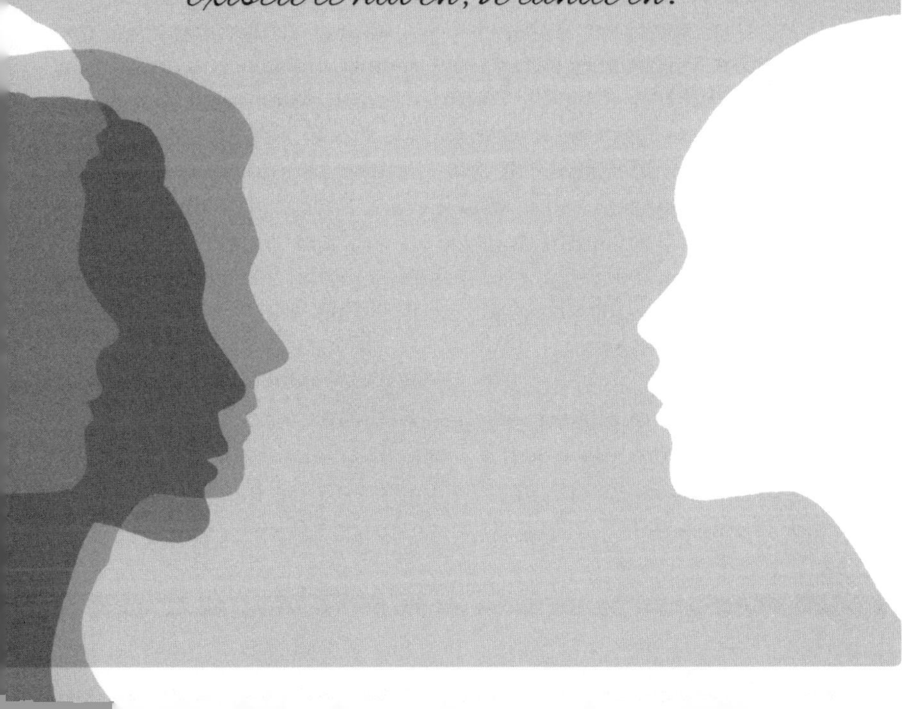

Kapitel 4

Wir können mit unserem *Höheren Selbst* sprechen

Wir alle haben ein Höheres Selbst; mit diesem Ausdruck meine ich den weisen, bedingungslos liebenden Teil unserer selbst. Das Höhere Selbst verfügt über die »Mustervorlage« mit unseren höchsten Potenzialen; es steht für die höchstmögliche Manifestation bestimmter Themen und Ziele, die unsere Seele gerne in diesem Leben erkunden möchte. Es stellt die höchstmögliche potenzielle Weiterentwicklung dar, die unsere Seele im Lauf ihres menschlichen Lebens zustande bringen möchte. Das Höhere Selbst ist ein Teil von uns, die Schwingung unseres wahren Selbst. Und es ist immer da und bereit, sich mit uns zu verbinden.

Ohne bewusste Wahrnehmung unserer Einheit mit allem und unserer Verbindung zum Göttlichen ist das Ego einsam und hat das Gefühl, es trüge die Last der ganzen Welt auf seinen Schultern, müsse alles begreifen und herausfinden. Dann versuchen wir fieberhaft und verzweifelt, eine Lösung zu finden. Weil wir von unserem Höheren Selbst, unserem Leitsystem, abgeschnitten sind, haben wir das Gefühl, verloren zu sein und im Alltag keine Entscheidungsunterstützung zu bekommen; wir fühlen uns nicht in der Lage, das größere, umfassendere Bild und den Sinn unseres Lebens zu erkennen.

Fast alle meine Klientinnen und Klienten kommen mit derselben Frage zu mir: »Was ist der Sinn meines Lebens?« Genau darin besteht die Aufgabe unseres Höheren Selbst: Es soll uns führen und leiten, damit wir dieses Potenzial verwirklichen können. Und so ist das Höhere Selbst unermüdlich damit beschäftigt, für uns entsprechende Umstände zusammenzubringen, mit uns zu kommunizieren und uns zu führen. Unser Geist bzw. Verstand kann sich entscheiden, dem Höheren Selbst zu vertrauen, sich »einzuklinken« und auf es zu hören – oder die Signale zu ignorieren. Das Höhere Selbst tut alles in seiner Macht Stehende, damit wir den Plan für dieses Leben tatsächlich in die Realität umsetzen. Warum also leisten wir Widerstand? Warum ignorieren wir es so lange, bis es uns durch Unfälle und plötzliche Veränderungen auf den Weg zurückbringt, den unsere Seele gehen möchte?

Wie ich durch meine Arbeit als Reinkarnationstherapeutin gelernt habe, sollen Ego und Höheres Selbst zusammenarbeiten – ein Grund dafür, dass Rückführungen so viel Transformation bewirken und meine Klienten von dieser Erfahrung so tief ergriffen werden, denn sie heißen in dieser Arbeit ihr ganzes Selbst und alles, was sie sind, zu Hause willkommen, fühlen sich ganz und in Verbindung, geführt und unterstützt; sie erhalten klare Anweisungen, wie sie weitermachen sollen. Sie heilen auf emotionaler und physischer Ebene, lassen zu, dass ihre Überzeugungen und geistigen Beschränkungen transformiert werden. Und vor allem spüren sie Liebe – die bedingungslose Liebe der Quelle für das Wesen, das sie sind.

Oft taucht die Frage auf, wie sich für jemanden, der eine Rückführung macht, die Präsenz des Höheren Selbst anfühlt.

John sagt dazu: »Wenn ich an unsere Sitzung zurückdenke, fiel es mir immer schwer, zu erklären, was ich gefühlt habe, wenn du zu meinem ›Höheren‹ Selbst gesprochen hast. Im Vorwort zu ›Seth, Träume und Projektionen des Bewusstseins‹ spricht Jane Roberts davon, wie es sich für sie anfühlt, wenn Seth durch sie spricht. Besser hätte man es nicht erklären können. Sie sagt: ›Die Energie ist nicht neutral, sondern verfügt über eine große emotionale und beruhigende Wucht, und auf eine seltsame Weise fühlt sie sich personifiziert an – warm und wunderbar direkt. Vielleicht umhüllt sie mich, aber ich schlafe nicht etwa ein oder verliere mich im Nichts. Ich bin ich selbst, nur einfach sehr klein. Ich scheine in eine Ferne wegzugleiten, die nichts mit Raum zu tun hat, sondern vielmehr mit dem psychologischen Fokus. Aber ich werde inmitten dieser durchdringenden Energie, die sich um mich herum und in mir zu bilden scheint, gehalten, unterstützt und beschützt.‹ Genau so – klein und in die Ferne weggleitend – fühlte ich mich während der Sitzung.«

So erlebte also John die Verbindung mit seinem Höheren Selbst, aber das ist für jeden anders. Manche Leute beschreiben diese Erfahrung so wie John oder Jane Roberts. Andere haben das Gefühl, zur Seite zu treten – wie wenn jemand anderes durch sie spricht, wenngleich sie voll bei Bewusstsein sind. Das Gesprochene wird nicht bewertet; sie sprechen einfach aus, was wie ein Impuls aus ihnen hervorkommt. Und erst, wenn sie sich nach der Sitzung die Aufnahme anhören, hören und verstehen sie, was sie ausgesprochen haben.

Andere wiederum haben überhaupt nicht das Gefühl, dass etwas Ungewöhnliches passiert. Weder öffnen sich die Himmel noch spricht Gott mit lauter Stimme zu ihnen. Sie sind einfach sie selbst. Die Antworten auf meine Frage kommen von einem Ort tiefen inneren Wissens. Sie erleben aber eine erweiterte Bewusstheit, wie hoch oben auf einem Berggipfel mit Rundumsicht – sie sehen das umfassendere Bild und verstehen, wie alles miteinander verbunden ist.

Oft bekomme ich von diesen Klienten, die sich die Aufnahme ihrer Sitzung angehört haben, E-Mails mit der Frage: »Wo kam das bloß alles her? Damals dachte ich, ich selbst hätte auf deine Fragen geantwortet, aber so weise bin ich nicht! So rede ich nicht und so denke ich nicht. Meine Stimme, die Wahl der Worte, die Intonation und die Energie – alles war anders.«

Für mich sind solche Erfahrungen mit dem Höheren Selbst etwas völlig Natürliches, denn das Höhere Selbst ist ein Teil von uns – der Teil, dessen Fokus nicht auf der physischen Realität liegt. Wie ich allen meinen Klientinnen und Klienten versichere, werden wir immer geführt und können uns vertrauensvoll darauf einlassen. Auf diese Weise werden ihnen die Informationen übermittelt. Das Höhere Selbst verbindet sich immer so mit der betreffenden Person, wie es stimmig ist, und seine Führung ist immer perfekt auf die Bedürfnisse dieses Menschen im jeweiligen Augenblick abgestimmt, um Wachstum und Wandel zu unterstützen.

Der Vorschlag des Höheren Selbst: Meditation

Wie John im Lauf der Rückführung feststellte, war er viele Male wiedergeboren worden, um ein und dieselbe Lektion zu lernen. Nachdem wir sechs verschiedene Leben erforscht hatten, war er ziemlich frustriert, weil er das, was er zu lernen hatte, anscheinend nicht ganz verstand, und ich wusste, es war der Zeitpunkt gekommen, ihn mit der Energie seines Höheren Selbst zu verbinden.

Ich wies ihn an, seine Energie auszudehnen. Als das Höhere Selbst seine Anwesenheit kundtat, fragte ich, warum John diese sechs Leben offenbart worden waren und nicht irgendwelche anderen. Die Antwort des Höheren Selbst lautete: Damit er erkennen konnte, was noch fehlte – und zwar Verständnis. Das Höhere Selbst fügte hinzu: »Dieses Mal macht er das sehr gut. Er legt seinen Fokus fast immer darauf, zu verstehen. Er versteht anderer Leute Situationen sehr gut.« Und was, so wollte ich wissen, müsste er in Bezug auf seine eigene Situation noch verstehen? Darauf hatte das Höhere Selbst eine einfache Antwort: »Sich zu entspannen. Er macht sich ständig Sorgen, denkt über dies und das nach. Eigentlich muss er nur ein bisschen meditieren.« Und die Empfehlung an John lautete, jeden Abend vor dem Schlafengehen zu meditieren.

Diese Empfehlung höre ich häufig vom Höheren Selbst, und doch ist der Vorschlag immer auf die individuellen Bedürfnisse der betreffenden Person zugeschnitten.

Bei John wurde zum Beispiel angedeutet, die Zeit vor dem Schlafengehen sei besser als eine andere Tageszeit. Doch unabhängig von individuellen Vorschlägen ist Meditation grundsätzlich sehr hilfreich, um einen allzu aktiven, voll wirrer Energie steckenden Geist freizubekommen und sich auf seine Intuition und Führung einzulassen.

Eine Klientin erzählte mir, sie müsste unbedingt meditieren lernen. Ich sagte ihr, Meditation sei nichts, was man lernt oder sich als Fähigkeit aneignet, sondern etwas, das wir bereits kennen und bereits *sind.*

In uns ist ein wunderbarer Raum voller Frieden, Ruhe, Vertrauen und Verständnis, und wir wissen von Natur aus, wie wir uns darauf einstimmen können. Schließen Sie einfach die Augen, atmen Sie tief ein und dann langsam aus. Sobald Sie das tun, verspüren Sie sofort Ruhe. Sie sind dort. Den Gedanken »Ich muss das lernen« sollten Sie unbedingt aufgeben und stattdessen denken *»Ich weiß bereits, wie es geht«.* So wird Meditation zu etwas, das Ihnen nicht mehr fremd ist, anstatt etwas, das Sie eher abschreckt; Sie haben dann vielmehr das Gefühl, nach Hause zu kommen, sich aus einem Brunnen voller Liebe und Licht sattzutrinken.

Viele Meditationstechniken stehen zur Auswahl. Ich empfehle die geführte Meditation auf meinem CD-Set »Heilung durch Rückführung und Parallele Leben«, aber es kann auch jede andere geeignete Technik genutzt werden. Verlassen Sie sich auf Ihren Instinkt. Die Magie des Meditierens hat nichts mit der Technik zu tun, sondern mit Ihnen, Ihrer Bereitschaft, sich zu öffnen, zu vertrauen und zu forschen. Und dabei entdecken Sie immer mehr, wer Sie wirklich sind.

Hilfe von der Seelengruppe

Eine Seelengruppe ist eine Gemeinschaft von Überseelen, die über verschiedene Inkarnationen hinweg enge Beziehungen miteinander knüpfen; sie sind immer füreinander da und bereit, die erforderliche Rolle zu spielen, was auch immer das sein mag, um sich gegenseitig in ihrem Wachstum zu fördern.

John hatte immer eine sehr starke Verbindung zu seinem Großvater, und ich fragte sein Höheres Selbst, warum das so war. In der Antwort erkannte John seine tiefe Verbindung zu seinen Familienmitgliedern und wie ihm alle halfen, Verständnis für seine größte Lebensaufgabe zu gewinnen:

Johns Höheres Selbst:
[Johns Großvater] ist auch Teil seiner Seelengruppe. Wir haben ihn zurück [auf die Erde] geschickt, weil für John das mit dem Verständnis so schwierig war.

Mira: Sein Großvater kam also, um ihm zu helfen?

Johns Höheres Selbst:
Als Lehrer, ja.

Mira: Wie hilft er ihm?

Johns Höheres Selbst:
Zu lernen, wie man lehrt. Zu lehren, wie man lehrt.

Mira: Wie macht der Großvater das denn?

Johns Höheres Selbst:
Er macht gar nichts. Er ist einfach er selbst.

Das war eine wichtige Lektion für John – und auch für mich. *Indem wir einfach sind, wer wir sind, bewirken wir etwas in der Welt, was auch mit noch so viel »Machen und Tun« nicht zu schaffen wäre.* Wir können uns selbst treu sein in dem Wissen, dass wir die Menschen um uns herum beeinflussen, indem wir unser Licht leuchten lassen – mit Liebe, Freundlichkeit und Verständnis. So können wir den anderen Mitgliedern unserer Seelengruppe am besten helfen: Wir können einfach wir selbst sein.

Wie Johns Höheres Selbst weiterhin sagte, standen John all seine Sorgen im Weg. Wie wir alle machte sich John zu viele Sorgen. Und wenn wir uns die ganze Zeit Sorgen machen, vergessen wir, wozu wir auf die Erde gekommen sind.

Außerdem, so Johns Höheres Selbst, war genau das auch die Lektion, die John anderen beibringen sollte: Zu werden, wer wir wirklich sind. Um das zu lehren, musste John diese Fähigkeit nicht erst selbst meistern. Sein Höheres Selbst sagte: *»Du musst andere lehren, um zu verstehen.«* Ich liebe die Weisheit, die in diesen Worten steckt. Auch für mich hat sich das als wahr erwiesen. Je mehr ich mich über eine bestimmte Vorstellung mit anderen Menschen austausche und je mehr ich darüber schreibe, desto tiefer wird mein Verständnis davon.

Indem wir bewusst lehren, um zu verstehen, können wir unser eigenes Lernen und unsere Weiterentwicklung fördern und ebenso das unserer Seelengruppe.

Sehen wir uns Veränderungen gegenüber, können wir über die damit verbundenen Lektionen meditieren. Jede Situation ist uns dienlich. Wir können versuchen zu verstehen, welche Vorteile mit unseren Herausforderungen verbunden sind, und dann diese Vorstellungen mit anderen teilen. Je mehr wir uns austauschen, desto größere Einsichten gewinnen wir. Durch das Erklären solcher Konzepte tauchen wir tiefer ein und verinnerlichen diese Vorstellungen.

Kommt es darauf an, wie wir uns mitteilen? Nein, es ist egal, ob es durch eine Geschichte, ein Lied, ein Gedicht, eine Zeichnung oder einfach eine an einen Fremden gerichtete Bemerkung ist. Es kommt darauf an, der in uns hochsprudelnden Weisheit eine Stimme zu verleihen. Wir sind alle hier, um uns ständig gegenseitig zu inspirieren und uns dadurch selbst zu beflügeln.

Genau das macht der Großvater für John. Ich fragte sein Höheres Selbst, wer sonst noch in Johns Seelengruppe war, und das Höhere Selbst nannte ein paar enge Freunde und alle direkten Familienangehörigen. Ich witzelte, diese Familie würde ja wohl gerne zusammen verreisen, und da meinte das Höhere Selbst zustimmend, sie seien tatsächlich »nicht so oft getrennt.« Wie ich aus meinen eigenen Rückführungen und der Arbeit mit meinen Klienten gelernt habe, reinkarnieren wir oft zusammen mit Menschen, die wir in anderen Leben gekannt haben. Wir erzeugen durch die gegenseitige Interaktion in einem Leben Muster und entscheiden uns dann, die Teilstücke des Musters ein bisschen zu verschieben, um aus unterschiedlichen Blickwinkeln zu lernen. Und wer könnte uns dabei besser helfen als diejenigen, mit denen wir das ursprüngliche Muster erzeugt haben?

Die Bindung an unsere Seelengruppe entscheidet auch oft darüber, wo wir leben. Ich fragte Johns Höheres Selbst, ob für John vielleicht ein Umzug infrage käme, aber die Antwort war ein Nein. »Seine Lernaufgabe ist hier fokussiert, und alle anderen sind auch hier«, war die Erklärung. »Wenn er woandershin geht, könnte er die Lektion des Verstehens nicht an die Leute weitergeben, die er das lehren muss.« Johns Seelengruppe wohnte größtenteils in bzw. um New York, und dort musste er bleiben.

Und warum waren Johns Freunde und Familie nicht so sehr an spirituellen Themen interessiert wie er? Die Antwort des Höheren Selbst überraschte mich, war aber sinnvoll. Johns Lektion in diesem Leben bestand darin, Verständnis zu lernen und zu lehren, und deshalb sei es nicht stimmig, wenn seine Freunde und seine Familie sich genauso mit metaphysischen Vorstellungen beschäftigten wie er, sonst könnte er ihnen das ja nicht beibringen und selbst von ihnen lernen.

»Sie sollen nicht ihn unterstützen, sondern er sie«, erklärte das Höhere Selbst. John musste einfach mit sich im Reinen sein, was seine Überzeugungen anging, ohne ihre Zustimmung oder Erlaubnis zu brauchen.

Diese Lektion ist für uns alle wichtig. Verzweifeln Sie nicht, wenn Ihr Partner, Ihre Kinder oder Freunde Ihre spirituelle Leidenschaft nicht teilen; vielleicht haben sie das in einem anderen Leben schon gemeistert, und dann ist es kein Wunder, wenn sie nicht alle Ihre New-Age-Bücher verschlingen wollen, um Antworten zu finden. Stehen Sie zu Ihren Überzeugungen und lassen Sie sich von ihnen unterstützen, auch wenn sie kein Interesse zeigen. Es gibt immer genug andere ähnlich gesinnte Menschen, mit denen Sie spannende Gespräche über spirituelle Grundsätze führen können. Sie können niemanden ändern. Bleiben Sie bei sich und schenken Sie den anderen Ihre bedingungslose Liebe. Und wer weiß? Womöglich gehören sie zu Ihrer Seelengruppe und sind hier, damit Sie Liebe und Verständnis lernen.

•••

Noch einmal zurück zu John. Auf die Frage, worauf er sich beim Meditieren fokussieren sollte, sagte das Höhere Selbst: »Nur auf sich selbst.« Das war eine etwas kryptische Antwort, deshalb bat ich um eine ausführlichere Erklärung. Die Antwort überraschte mich:

Johns Höheres Selbst:
Ich gebe ihm nur einen Tipp.

Mira: Und der wäre?

Johns Höheres Selbst:
Jan wird da sein. Schon ziemlich bald. Früher, als er meint. Er sollte sich nicht zu viele Sorgen machen.

Mira: Wie wird er sie erkennen?

Johns Höheres Selbst:
Er wird es einfach wissen.

Mira: Werden sie wieder ein Paar sein?

Johns Höheres Selbst:
Ja, er wird sie heiraten.

Die Zeitangabe »Schon ziemlich bald« stellte sich als Untertreibung heraus. John und Jan lernten sich gerade einmal eine Woche nach dieser Sitzung kennen. In diesem Leben trägt sie einen anderen Namen, aber der Einfachheit halber belassen wir es bei Jan.

Er schrieb mir kurz per E-Mail: »Nur zur Info: Ich habe Jan getroffen, ich bin mir hundertprozentig sicher – wir sind Arbeitskollegen …«

Ihr Arbeitsplatz war gerade einmal 20 Meter weiter. John hatte seine Arbeitsstelle in der Firma zum Zeitpunkt der Sitzung neu angetreten und musste sich mit den meisten seiner Kollegen und Kolleginnen erst noch bekannt machen. Zehn Monate später machte er ihr einen Heiratsantrag, was manche Freunde ein bisschen arg früh fanden, aber John und ich wussten es besser. John hatte in unserer Sitzung gesehen, wie ihrer beider Seelen zusammen erschaffen worden waren.

Er beschrieb das folgendermaßen: »Ich sehe diese Kugel aus weißem Licht aus dem Nichts herunterkommen. Wir stecken zusammen, nicht als zwei verschiedene Teile. Die Dinge darin haben nicht einmal eine Form. Uns verbindet auch kein Band, sondern wir sind auf andere Weise miteinander verbunden.«

John und Jan haben eine sehr spezielle Verbindung miteinander. Sie sind zusammen seit dem Augenblick, als ihre Seelen erschaffen wurden, haben sich schon immer und ewig geliebt und Leben zusammen verbracht. Auch in diesem Leben haben sie sich entschieden, wieder zusammen zu sein. Heißt das, sie führen eine perfekte Beziehung? Natürlich nicht. Wie alle anderen Paare haben sie mit Herausforderungen zu kämpfen. Aber John versteht, welche Art von Verbindung sie zueinander haben, und seine Liebe zu Jan und seine Hingabe sind höchst beeindruckend. Die beiden haben ein Jahr nach ihrem Kennenlernen geheiratet und haben inzwischen ein gemeinsames Kind: einen wunderbaren kleinen Jungen, der wiederum wahrscheinlich auf die Erde gekommen ist, um John etwas über Verständnis beizubringen. Noch steht der Paris-Besuch aus, aber wenn es so weit ist, haben John und Jan ganz bestimmt eine tolle Zeit miteinander.

Ivans Geschichte

Ich versuche zwar, bei Rückführungssitzungen mit dem Höheren Selbst des jeweiligen Klienten zu kommunizieren, aber wie ich weiß, ist das Bewusstsein, zu dem ich Zugang gewinne, etwas noch Größeres. Wir stammen vom Einen ab – von der einen Quelle jeglicher Existenz. Wir alle sind Teil des einen Informationsfeldes, und deshalb kommen Führung und Heilung aus der höchsten Ebene von Liebe und Wohlbefinden, die für die jeweilige Person stimmig ist. Das können die Seelen sein, die diesen Menschen auf der Erde führen, oder eine andere Seele, die Seelengruppe oder das Energiebewusstsein einer spirituellen Bruderschaft, das Reich der Engel oder eine andere Dimension der Existenz, mit der die Person in Verbindung ist. Und immer wird die Hilfe, egal aus welcher Quelle, mit bedingungsloser Liebe und Akzeptanz sowie in dem Bestreben gewährt, diesen Menschen auf seinem Weg ins Licht voranzubringen.

Auf der Erde herrscht eine höhere Dichte vor, und deshalb sind wir an eine relativ langsame Energiefrequenz gewöhnt. Informationen und Heilung, wie sie einem Klienten geboten werden, schwingen oft auf einer Frequenz, die mit der Energiefrequenz der jeweiligen Person nicht kompatibel ist. Damit die Klienten es trotzdem verstehen können, werden die Antworten und die Heilung über die Schwingung des Höheren Selbst sozusagen übersetzt. So wie ein Quantenphysiker ein fünfjähriges Kind anders unterrichten müsste als seine Hochschulabsolventen, packt Alles-was-ist seine Anweisungen in eine Sprache und Energie, die die Person verstehen und schwingungsmäßig verarbeiten kann.

Das passierte zum Beispiel in einer Sitzung mit einem Mann namens Ivan. Vor der Rückführung besprachen wir, welche Fragen er seinem Höheren Selbst stellen wollte. Er wollte wissen, wer sein Schutzengel sei und wie er mit ihm kommunizieren könne. Ich schrieb die Frage sorgfältig auf. Als ich mit seinem Höheren Selbst in Verbindung war, warf ich einen Blick auf meine Notizen und sah die Frage über den Schutzengel. Meine Intuition sagte mir, ich müsste darum bitten, Ivan den Engel sehen zu lassen, anstatt nur einen Namen zu nennen. Zu meiner Überraschung begann der Engel durch Ivan zu sprechen und stellte sich direkt als der Engel Damian vor.

Es war atemberaubend, wie unterschiedlich die Worte des Engels sich anhörten. Ivans Stimme veränderte sich, er sprach mit Autorität und Intensität. Die Energie, die durch Ivan durchkam, war in diesem Moment eine völlig andere, denn es war ein anderes Wesen, das da sprach. Genauso schnell war der Engel auch wieder verschwunden, und Ivans Stimme war wieder sanft und entspannt.

Ich wollte noch ein bisschen mehr über den Engel erfahren und fuhr deshalb mit dem Gespräch fort:

Mira: Beschreibe mir, was du gesehen hast, als der Engel Damian auftrat.

Ivans Höheres Selbst:
Aus dem Licht trat eine Person in einem weißen Gewand heraus, einen Heiligenschein aus Licht um den Kopf, mit Flügeln, und in der Hand hielt sie eine Art Stab.

Mira: Frage Engel Damian, wie du mit ihm kommunizieren kannst.

Ivans Höheres Selbst:
Er sagt: »Du kommunizierst schon mit mir.«

Mira: Und wie?

Ivans Höheres Selbst:
Indem ich meiner inneren Stimme folge.

Mira: Wobei soll Engel Damian dir Hilfe leisten?

Ivans Höheres Selbst:
Mich vor negativer Energie schützen.

Mira: Bitte frag ihn, ob dir auch noch andere Engel helfen, und bitte sie, sich vorzustellen.

Ivans Höheres Selbst:
Da ist noch Engel Michael ..., das ist alles.

Mira: Welche Aufgabe hat Engel Michael? Wie hilft er dir?

Ivans Höheres Selbst:
Er öffnet seine Flügel und hüllt mich in Liebe ein. Er erfüllt mein Herz und meinen Körper mit Liebe.

Mira: Jetzt möchte ich Engel Damian und Engel Michael fragen, ob sie Ivan eine Botschaft überbringen möchten.

Ivans Höheres Selbst:
»Wisse, wir sind immer bei dir. Mach dir keine Gedanken, ob du es schaffst; du wirst es immer schaffen, egal in welcher Situation. Es läuft immer so, wie es laufen soll ... « Das war's. Sie haben sich umgedreht und gehen jetzt weg.

Ich liebe diese Geschichte. Sie zeigt wunderbar auf, dass das Höhere Selbst nur eine Art Kanal ist, durch die die Liebe, das Licht und die Heilung von Allem-was-ist zu uns gelangen. Als ich Ivans Fragen stellte, sprach ich scheinbar nur mit seinem Höheren Selbst. Doch sobald ich mich an seine Engel wandte, entstiegen sie der gemeinsamen Energie und stellten sich vor. Ihre energetische Präsenz war anders; Ivans Sprache und Tonfall änderten sich, als sie durch ihn sprachen. Ivans Schutzengel waren die ganze Zeit während meines Gesprächs mit dem Höheren Selbst da und unterstützten den Prozess als Teil des Ganzen.

Spirit ist auf all seinen Bewusstseinsebenen immer da, um uns zu leiten und zu unterstützen, nicht nur während einer Rückführung, sondern in jedem Augenblick unseres Lebens. Oft sind wir so stark auf die Außenwelt und unseren denkenden Verstand fokussiert, dass wir vergessen, wie viel Unterstützung wir erhalten. Denken Sie so oft wie möglich daran, dass Sie von Liebe und Licht gehalten werden. Seien Sie sich dieses Wissens gewiss, vertrauen Sie darauf und leben Sie aus diesem Ort der Liebe heraus.

Lisas Geschichte

Lisas Bekanntschaft mit ihrem Höheren Selbst erfolgte auf sanfte, spielerische und für uns beide dennoch denkwürdige Weise.

Zu Beginn unserer ersten Sitzung ließ ich sie erst einmal entspannen, und nachdem sie sich nach innen gewendet hatte, bat ich sie, zu beschreiben, was sie vor ihrem geistigen Auge sah.

Sie erblickte sich selbst als kleines Mädchen mit einem warmen Wollpullover, aber nackten Beinen und Füßen; Schuhe trug sie nicht so gern. Sie versteckte sich auf dem Dachboden, niemand suchte nach ihr. Sie ging ein paar Treppen hinunter und sah das Paar, dem das Haus gehörte, mit seinen sechs Kindern beim Abendbrot sitzen. Sie wussten nichts von ihrer Anwesenheit. Es handelte sich um das Herrenhaus des Landguts. Ihre Familie arbeitete hier als Bedienstete. Ihre Mutter – eine Frau mit fülligen, weichen Kurven, deren Kleider immer nach Brot dufteten – war die Köchin. Das kleine Mädchen fühlte sich wirklich geliebt.

Als Lisa mir ihre liebevolle Mutter beschrieb, verspürte sie so eine Art Schwindelgefühl und sagte: »Es fühlt sich an, als hätte mich jemand hochgehoben und würde mich im Kreis herumwirbeln. Anfangs war es lustig, aber inzwischen glaube ich, ich muss mich gleich übergeben.«

Ich achte immer darauf, dass meine Klienten sich während der Rückführungen wohl und sicher fühlen, also wies ich Lisa an, sich zu entspannen, damit sich der Schwindel verflüchtigen konnte. Nach ein paar Minuten sagte Lisa, ihr Papa hätte sie herumgewirbelt und schließlich wieder abgesetzt.

Ihr Vater war Landarbeiter, ein großer Mann, der Sicherheit ausstrahlte. Auch ihre Cousins und Cousinen, Tanten und Onkel lebten auf dem Gutshof. Nachdem die Sklaverei abgeschafft worden war, waren ihre Vorfahren dort, im ländlichen Alabama, geblieben, weil sie nirgendwohin gehen konnten. Ihre Eltern arbeiteten schwer, und sie wollte helfen, wusste aber nicht wie. Die Küche war ihr verboten; auch ihrem Vater durfte sie nicht bei der Landarbeit helfen. Das kleine Mädchen rieb ihrem Papa abends gerne die Füße. Er war kitzlig, wie sie mit zärtlicher Stimme erzählte. Wenn sie ihm die Füße rieb, hatte sie das Gefühl, sich nützlich zu machen und ihm ihre Liebe zeigen zu können.

Als Lisa dann aufs College ging und ihre Eltern verließ, war sie sehr traurig darüber. Sie wurde Bürgerrechtsanwältin. Nur ungern übernahm sie eine Stelle bei einer Anwaltskanzlei in Birmingham, Alabama, und vertrat farbige Familien, Menschen, die niemand anders vertreten wollte und die ihr auch nicht viel zahlen konnten. Sie sagte: »Mir macht das keinen Spaß, aber ich mache es trotzdem. Es ist wirklich wichtig, denn ich bin selbst eine Farbige, und ich bin eine Frau und mache meine Arbeit wirklich gut. Viele Leute gönnen mir das nicht. Das gefällt mir nicht, aber ich weiß, es ist wichtig, also mache ich damit weiter.«

Sie heiratete einen Mann namens Charlie, der an einem großen Bürgerrechtsfall arbeitete. Sie wollten keine Kinder bekommen, weil ihre Arbeit sehr wichtig war.

Eines Tages gingen sie die Straße entlang. Ein Mann kam auf sie zu, zog ein Gewehr und schoss Charlie in die Brust. Charlie und seine Frau waren Hand in Hand gegangen. Als Charlie zu Boden fiel, zog er Lisa mit sich – sie fiel auf ihn, wo sie so lange verharrte, bis die Ambulanz kam. Sie weinte, küsste ihn und rief seinen Namen.

Nach seinem Tod bearbeitete Lisa Charlies Fälle; so konnte sie sich ihm nahe fühlen, wurde aber auch immer daran erinnert, wie sehr sie ihn vermisste.

Ihre Eltern waren längst tot, und der Kontakt mit ihren Cousins und Cousinen war eingeschlafen. Sie hatte niemanden und bedauerte es, keine Kinder zu haben. Sie wurde über 90 Jahre alt. An dem Morgen, als sie an einem Herzinfarkt starb, machte sie sich gerade ein Spiegelei zum Frühstück. Ihr Geist schlüpfte mühelos aus dem Körper, saß auf einem Küchenstuhl und wollte sehen, wie lange es dauerte, bis sie gefunden wurde.

Nach einer Weile kam ein kleines Mädchen aus der Nachbarschaft vorbei, dem Lisa immer vorgelesen hatte, und fand die Tote. Lisas Geist hatte wegen des Mädchens ein schlechtes Gefühl und versuchte, ihr Liebe zu schicken und ihr zu sagen, dass alles in Ordnung sei, um sie zu beruhigen. Diese Botschaft kam bei dem kleinen Mädchen an.

Welche Lektion lernte Lisas Überseele in diesem Leben? Dass Arbeit zwar sehr wichtig ist, aber nie wichtiger als die Familie sein sollte. Oberstes Ziel ist es, Menschen zu haben, die man lieben und mit denen man das Leben verbringen kann.

Nach der Sitzung erzählte Lisa, das Schwindelgefühl, das sie zu Beginn der Rückführung ergriffen hatte, sei wiedergekommen, kurz nachdem ihr Vater sie abgesetzt hatte, und hätte die ganze Sitzung lang angehalten. Mir wäre es lieber gewesen, sie hätte es mir mitgeteilt, dann hätte ich sie anweisen können, ihre Energie zu zentrieren.

Wie ich es üblicherweise tue, schickte ich auch Lisa eine Aufnahme unserer Sitzung, und kurz darauf schrieb sie mir in einer E-Mail, es gebe ein Problem mit der Aufnahme. Nach 27 Minuten sagte Lisa auf der Aufnahme: »... Da ist etwas ...« Von da an wurde nur noch das Wort »etwas« abgespult, immer und immer wieder. Sonst war nichts mehr auf der Aufnahme! Die Sitzung hatte fast vier Stunden gedauert, dreieinhalb Stunden lang lief also immer wieder »... etwas ..., etwas ..., etwas ...«!

Beim ersten Anhören der Aufzeichnung musste Lisa lachen und erinnerte sich an das Schwindelgefühl, wodurch, wie sie meinte, die Aufnahme ausgesetzt hatte. Ich dagegen war geschockt. Ich nehme alle Sitzungen direkt mit meinem Notebook und einem hochwertigen Mikrofon auf und werfe während der Sitzung immer wieder einen Blick auf den Bildschirm, um mich zu vergewissern, dass die Software fehlerfrei läuft. Ich testete das Programm und das Mikrofon noch einmal – alles ließ sich normal abspielen. Das ergab einfach keinen Sinn!

Dreizehn Tage nach unserem ersten Treffen war Lisa in New York City, und wir vereinbarten einen weiteren Termin. Dieses Mal arbeitete ich mit zwei Aufzeichnungsgeräten: meinem Notebook und einem weiteren Aufnahmegerät. Bevor Lisa kam, stellte ich mir die Schwindelenergie vor und bat sie, keine elektronischen Störungen zu verursachen, sondern mit dazu beizutragen, dass Lisa aus dieser Sitzung einen Nutzen zog. Ich war wild entschlossen, ihr eine gute Aufnahme zu liefern, die sie hinterher anhören konnte.

Sobald Lisa sich entspannt hatte, flossen wieder Bilder durch ihren Geist. Diesmal sah sie sich als Ballerina, beschrieb ihr Kostüm, das Theater und den Regisseur, der ihre Darbietung kritisierte. Schon nach wenigen Augenblicken tauchte in der Rückführung erneut das Schwindelgefühl auf.

»Ich spüre wieder diesen Schwindel in meiner Brust«, sagte sie. »Ich bekomme kaum Luft.«

Ich wies sie an, sich zu entspannen, aber der Schwindel ging nicht vorbei.

»Es ist keine negative Energie«, bemerkte Lisa. »Sie ist spielerisch, macht sich einen Spaß mit mir.«

Ich konnte die Energie zur Ruhe bringen, musste das aber mehrere Male machen, weil der Schwindel immer wieder kam. Ich bat Lisas Höheres Selbst, mir diesen Schwindel zu erklären, und bekam folgende Antwort:

Lisas Höheres Selbst:

Ich überlege, wie ich das erklären kann. Die Leute sprechen immer davon, was mit der Seele passiert, wenn sie den Körper verlässt, bzw. was überhaupt im Körper passiert, damit er lebendig oder eben nicht lebendig ist. Es ist die Seele, der Geist ... Geist ist eigentlich Energie, und das Erwecken dieser Energie führt zu diesem Drehen. Wenn man sie aufrührt und sie in Bewegung kommt, dann hat man körperlich das Gefühl, es wäre da wirklich ein Geist. Das ist ein Stück der größeren Seele von allem, das Stück, das gerade in diesem Körper ist. Das Drehen ist das Aufwachen. Diese Energie ist zwar immer wach, aber sie wird angekurbelt.

Mira: Ist dieser Drehschwindel also ein Gefühl, das sie in sich hochbringen kann, um ihre Seele und eine stärkere Verbindung zum Höheren Selbst zu spüren? Kann sie sich jederzeit darauf fokussieren?

Lisas Höheres Selbst:

Ja, aber nicht, wenn sie sieben Sachen gleichzeitig macht. Man muss sich fokussieren. Der Fokus des Menschen ist ebenso beschränkt wie das Leben, deshalb ist volle bzw. fast volle Konzentration erforderlich, zumindest am Anfang. Mit der Zeit wird es einfacher. Du musst dich voll und ganz konzentrieren. Diese Energie hat die elektromagnetischen Schwingungen auf der ersten Aufnahme gestört.

Ich fragte das Höhere Selbst, ob Lisas Körper in der Lage wäre, diese Energie dauerhaft zu halten. Die Antwort: Der menschliche Körper kann die ungeheure Energie der Seele nicht unendlich lange halten. Deshalb ist der Körper irgendwann ausgebrannt und kaputt, die Seele aber nie.

Wie versprochen war die Aufnahme dieser Sitzung nicht gestört.

So verbinden Sie sich mit Ihrem Höheren Selbst

Sie können sich jederzeit mit Ihrem Höheren Selbst verbinden, denn es ist ja ein Teil von Ihnen, steht jederzeit bereit, um Ihnen Trost zu spenden und Führung zu gewähren. Die Bitte um Hilfe verstärkt das Gefühl der Verbundenheit, gibt Ihnen das Gefühl, von Liebe und Unterstützung umhegt zu werden. Am einfachsten und wirkungsvollsten können Sie sich mit Ihrem Höheren Selbst durch ein Selbstgespräch in der dritten Person verbinden, indem Sie zum Beispiel eine solche Frage stellen:

Mira macht sich Gedanken über ihre Reise und den Termin mit ihrem neuen Klienten. Welchen Rat könntest du ihr geben?

Nun lassen Sie die Worte ohne Zensur fließen. Die Antwort hier:

> Mira macht sich Gedanken, weil sie meint, er würde sie bei ihrem Treffen mit menschlichen Augen betrachten. Ja, ganz bestimmt wird das so sein. Aber diese Person nimmt mehr wahr, als mit menschlichen Augen möglich ist. Dies ist ein Seelentreffen, und es ist bereits viel Arbeit im Traumzustand geleistet worden, damit diese Seelen zusammenkommen können. Die Seelen werden sich auf der Stelle erkennen. Sie muss sich keine Sorgen machen; sie muss einfach in seine Augen blicken und zulassen, dass sich ihrer beider Herzenergien aufeinander einstimmen. Alles wurde bereits entsprechend vorbereitet, und sie wird sich ganz schnell damit wohlfühlen.

Das ist wirklich so passiert. Damals arbeitete ich an einem Projekt, in dessen Rahmen ich nach Los Angeles fliegen und mich mit einem Klienten treffen musste, den ich bis dahin nicht kennengelernt hatte; für das Projekt mussten wir miteinander in Verbindung treten und uns gegenseitig vertrauen. Das bevorstehende Treffen bereitete mir Sorgen, doch dank der Führung, die ich durch diese Übung erhielt, beruhigte ich mich. Vor dem Termin nahm ich mehrere Male mit meinem Höheren Selbst Kontakt auf, um Unterstützung zu bekommen. Die Worte, die mir mein Höheres Selbst in meiner Vorstellung sagte, waren immer liebevoll und ermutigend. Das Treffen verlief gut, wie mir mein Höheres Selbst ja versichert hatte. Wir hatten sofort Vertrauen und fühlten uns wohl miteinander, und seitdem haben wir immer wunderbar mühelos zusammengearbeitet.

Sie können die Konversation mit Ihrem Höheren Selbst aufschreiben oder sie sich im Kopf vorstellen, und zwar sooft Sie im Lauf des Tages daran denken. Ich mache beides. Manchmal setze ich mich von meinem Instinkt geleitet hin und verbinde mich schriftlich mit meinem Höheren Selbst. Aber viel häufiger lasse ich im Lauf des Tages diese Dialoge in der dritten Person im Kopf stattfinden.

Das Schöne an diesem Spiel ist: Je öfter man es macht, desto einfacher wird es und desto klarer sind die Anweisungen. Wir werden immer geleitet, aber achten fast nie darauf. Wir sind so gut darin, die Liebe der Quelle auszufiltern und uns stattdessen auf unsere Einsamkeit zu fokussieren, dass wir uns wie unter Selbsthypnose einreden, wir seien isoliert und würden keine Unterstützung bekommen.

Übung: Im Dialog mit Ihrem Höheren Selbst

Gehen Sie spielerisch an diesen Prozess heran, je spielerischer, desto besser. Beim Gespräch mit dem Höheren Selbst gibt es kein Richtig und Falsch. Spielen Sie einfach, experimentieren Sie damit und seien Sie ruhig auch mal ein bisschen albern.

Sie können den Prozess schriftlich festhalten oder im Kopf durchlaufen. Sprechen Sie im Lauf des Tages im Kopf mit Ihrem Höheren Selbst, um schnell einmal mit ihm »Rücksprache« zu halten. Für eine ausführlichere Anleitung sollten Sie sich 10 Minuten ungestört zurückziehen, das Notizbuch griffbereit. Atmen Sie zunächst tief ein und langsam wieder aus. Nehmen Sie sich vor, sich mit Ihrem Höheren Selbst zu verbinden und von ihm Orientierungshilfe hinsichtlich der Frage zu erhalten, die Sie stellen wollen. Durchlaufen Sie die nachfolgend beschriebenen Schritte und schreiben Sie sowohl Ihre Frage als auch die Antwort auf.

1. Stellen Sie eine Frage oder stellen Sie sich eine Situation vor, in der Sie gerne Unterstützung hätten. Sprechen Sie von sich in der dritten Person.

2. Nehmen Sie Ihre Fantasie zu Hilfe und die Perspektive von jemandem ein, der Sie bedingungslos liebt, Ihnen von Herzen nur das Beste wünscht und das umfassendere Bild Ihres Seelenweges versteht. Das kann Ihr Höheres Selbst sein, ein Lichtwesen, ein Engel, ein Heiliger bzw. eine Heilige oder ein anderes Wesen, das, wie Sie wissen, Ihnen Liebe, Licht und heilende Energie schenkt. Stellen Sie sich vor, Sie selbst sind dieses Wesen.

3. Nun erteilen Sie sich Rat, analysieren die Frage bzw. Situation oder lassen sich Unterstützung aus der Perspektive dieses Wesens zukommen, welches Sie in tiefster Liebe führt und leitet.

Mit diesem Spiel ermöglichen Sie es Ihren Geistführern, Engeln und Ihrem Höheren Selbst, ihre Weisheit und Unterstützung in Ihren Bewusstseinsstrom fließen zu lassen. Manchmal werden Ihnen die Worte, die Sie sich vorstellen, bekannt vorkommen, als würden Sie einfach sich selbst reden hören. Ein andermal dagegen ist es für Sie offensichtlich, dass diese Worte nicht aus Ihrem eigenen Bewusstsein stammen, sondern dass Ihr Höheres Selbst oder ein Lichtwesen Sie immer wieder in die Richtung schubst, die zu Ihrem Besten ist.

Ich bin immer wieder erstaunt, wie machtvoll diese einfache Technik sein kann und wie gut sie funktioniert.

Jetzt wollen wir auf diesem Gefühl des Einsseins mit dem Höheren Selbst aufbauen und uns im nächsten Kapitel anschauen, wie alles ein Spiegel unserer selbst ist – weil wir das alles *sind*.

• • •

*Wir können uns selbst treu sein
in dem Wissen,
dass wir die Menschen um uns herum
beeinflussen, indem wir
unser Licht leuchten lassen –
mit Liebe, Freundlichkeit
und Verständnis.*

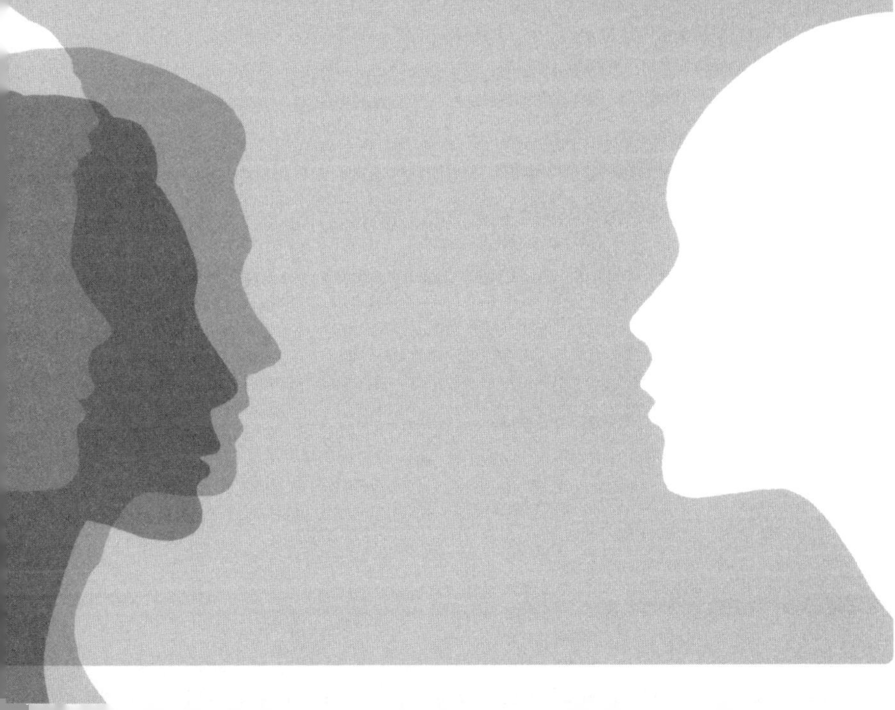

Kapitel 5

Alles ist ein *Spiegel*bild unserer selbst

Wie im letzten Kapitel beschrieben, entscheiden wir uns oft auf der Seelenebene dafür, immer wieder mit derselben Seelengruppe zu inkarnieren. Wir tauschen Erfahrungen mit Menschen aus, die wir in anderen Leben gekannt haben, machen uns gemeinsam mit ihnen auf unsere Entwicklungsreise. Deshalb steigen Seelengruppen meist auch gemeinsam auf höhere Bewusstseinsebenen auf. Das Ganze ist nur so stark wie sein schwächster Teil.

Wie Sie vielleicht noch wissen, war John in seiner ersten Rückführung ein Banker, der im Alter Suizid beging, weil er so einsam war. Nachdem er tot war, stieg er auf eine andere Ebene auf, wo seine Freunde und seine Familie auf ihn warteten – seine Seelengruppe. John stellte fest, dass seine Gruppe dafür bereit war, auf eine andere Bewusstseinsebene aufzusteigen, er aber nicht. Er musste zunächst die Probleme angehen, die er in seinem Leben als Banker aufgrund seiner Einsamkeit hatte. Er war also noch nicht so weit, und deshalb konnte auch die Seelengruppe nicht weitergehen.

Diese Hingabe, zur Weiterentwicklung anderer Menschen beizutragen, findet auf globaler ebenso wie auf der Ebene der Seelengruppe statt. Viele Seelen kehren auf die Erde zurück, um anderen zu dienen und das Bewusstsein unseres Planeten zu erhöhen, selbst wenn ihr Zyklus an Wiedergeburten auf Gaia, der Erde, eigentlich abgeschlossen ist. Natürlich kann eine Seele sich immer auf einer anderen Existenzebene weiterentwickeln, wenn ihre Zeit auf Erden zu Ende gegangen ist, aber viele Seelen entscheiden sich dafür, hierzubleiben und anderen zu dienen.

Und warum gehen wir gemeinsam weiter? Weil wir alle eins sind; jeder ist ein Teil von Allem-was-ist. Mit jeder nachfolgenden Existenzebene nimmt das individualisierte Bewusstsein ab. Je näher wir dem Einen kommen, desto mehr nimmt die Einheit zu und die abgespaltenen Teile werden weniger.

Das Universum ist holografisch strukturiert. Jeder Teil des Hologramms enthält die Informationen des Ganzen. Das Wort »Hologramm« stammt vom griechischen »holos« ab, das »ganz« bedeutet. Wie der Autor Gregg Braden erklärt, ist ein Hologramm ein Muster, das in sich ganz und vollständig, aber gleichzeitig Teil eines umfassenderen Musters ist, welches wiederum in sich selbst ganz und vollständig und gleichzeitig Teil eines noch umfassenderen Musters ist; ein solches Muster kann aus nicht-physischer Energie oder aus physischer Materie bestehen.

Wir alle sind eine Facette eines multidimensionalen Hologramms. Das heißt: In uns ist all das enthalten, was wir als etwas »da draußen« wahrnehmen. Und wir sind wiederum auch in allem und jedem »da draußen«! In Wirklichkeit gibt es nur mich. Ich bin in allem, und alles ist in mir. Jede Blume, jeder Baum, jede Wolke, jedes kichernde Baby, jeder Mensch, jede Situation …, all das sind unterschiedliche Möglichkeiten und Wege, mich selbst kennenzulernen. Der Sufi-Dichter Rumi hat das wunderbar zusammengefasst; er sagte, jeder von uns ist nicht nur ein Tropfen im Ozean, sondern wir sind auch das große, mächtige Meer, das in jedem Tropfen zu finden ist.

Viele meiner Klientinnen und Klienten erleben während einer Rückführung die Rückkehr zur Einheit. Sich wieder daran zu erinnern, dass man eins ist mit Allem-was-ist, erzeugt ein tiefes Gefühl bedingungsloser Liebe. Diese Menschen kommen aus ihrer tiefen Rückführung heraus und sagen, sie fühlen sich anders, verändert, seien zu einem neuen und besseren Menschen geworden. Wenn ich das höre, erlebe ich ein inneres Feuerwerk aus Erfüllung, Freude und Dankbarkeit. Ich gebe anderen den Raum, sich mit der göttlichen Liebe zu verbinden, aus der sie stammen, der Liebe, die sie sind, und dadurch verbinde ich mich auch mit meiner Seele und lebe den Sinn meines Lebens.

Auch wenn wir in der Natur sind und die uns umgebende Vollkommenheit bestaunen, können wir uns mit unserer Essenz rückverbinden und uns daran erinnern, dass wir eins sind mit Allem-was-ist. Der melodische Vogelgesang ist da, um uns zu nähren und unsere Schwingung zu erhöhen. Das üppige Wachstum und die Mühelosigkeit, mit der die Natur ihre natürlichen Impulse verfolgt, erinnern uns daran, dass auch wir uns ständig immer mehr offenbaren, wer wir sind. Wir wissen ohne den geringsten Zweifel, wie wertvoll und gut wir sind, weil jede unserer Zellen davon durchdrungen ist. Die Welt um uns herum lässt uns die tiefe Erkenntnis zuteilwerden, dass wir eins sind mit dem Universum.

Entscheidung für die Liebe, anstatt zu (ver)urteilen

Das Gefühl, in Harmonie mit unserer Umwelt zu sein, lässt sich nicht so leicht aufrechterhalten, wenn wir unter Menschen sind und unser alltägliches Leben führen. Wenn der Zauberstaub eines schönen Spaziergangs in der Natur verfliegt, sind wir flugs wieder in dem nur allzu vertrauten Gefühl des Getrenntseins, der Frustration, der Angst, des Andersseins und des Alleinseins. Der Kopf ist schnell dabei, alles zu analysieren, zu gruppieren und mit einem Etikett zu versehen. Wir vergleichen uns nicht nur mit Menschen und Umständen, sondern auch mit dem, was wir im Kopf abgespeichert haben – all dem »Ich sollte, könnte, würde …«.

Obwohl das Vergleichsspielchen unser Wohlbefinden stört, dient es doch auch einem sehr konstruktiven Zweck. Durch Vergleichen lernen wir, was wir lieber hätten. Diese neuen Präferenzen erzeugen neue Wünsche in uns, die uns wiederum in Erregung versetzen und dazu bringen, unser Leben und unsere Realität zu erschaffen.

Auf der Welt wird es immer Gegensätze geben. Wichtig dabei ist, zu wissen, wie wir die Verbindung zur Quelle bewahren können und nicht von negativen Emotionen und Urteilen hinweggefegt werden.

Wenn wir ein Geschehen oder eine Person beurteilen, beurteilen wir eigentlich uns selbst. Aufgrund unseres holografischen Wesens ist jedes Urteil ein Selbsturteil. Wir könnten das, was uns an anderen stört, gar nicht wahrnehmen, wenn wir schwingungsmäßig nicht das entsprechende Gegenstück in uns hätten. Das nach außen projizierte Urteil wirkt sich innerlich auf uns selbst aus. Personen und Ereignisse nicht zu mögen, die nicht zu unseren Präferenzen passen, ist ganz natürlich. Aber unser Missfallen heißt noch lange nicht, dass wir es als »falsch« etikettieren müssen.

Ich möchte Sie ermutigen, Ihren Fokus von dem wegzulenken, was Sie im Außen stört, und sich stattdessen mit dem zu beschäftigen, was innerlich für Sie eine Herausforderung ist. Die betreffende Person oder das Ereignis ist einfach ein Geschenk Ihres Höheren Selbst: Es ist darauf aus, dass Sie gegensätzliche Überzeugungen dahingehend, wie Ihre Realität aussehen sollte, integrieren und Ihre Gedanken und Emotionen auf die wahre Essenz Ihrer Seele ausrichten. Wenn Sie Urteile so angehen, können Sie in der Essenz bedingungsloser Liebe geerdet bleiben. Lösen Sie sich vom Brodeln der Negativität, und Sie verweilen im Frieden. So können Sie andere und sich selbst mit einem sehr tiefen Verständnis betrachten und wieder selbst entscheiden, ob Sie sich immer tiefer in negative Gedanken vergraben oder sich darüber erheben, weil Sie sich auf eine bessere Art und mit mehr Freude kennenlernen können.

Negativität ist nichts Vorgegebenes. Wir haben das Recht und die Fähigkeit, zu wählen, wie wir auf die Umstände reagieren wollen. Denken Sie daran: Es gibt keine Gewohnheiten, sondern nur Wahlmöglichkeiten. Sobald Sie in sich etwas wahrnehmen, was Ihnen nicht gefällt, ist es nicht mehr verborgen; Sie sind sich dessen bewusst, und somit können Sie auch eine bessere Wahl treffen. So einfach ist das.

Wenn wir das vom Herzen heraus so verstehen, entscheiden wir uns ganz natürlich für die Liebe. Denn wir sind Liebe. Alles entsteht aus der lebensspendenden Schwingung bedingungsloser Liebe. Bringen wir in unangenehme und schmerzliche Situationen unsere Liebe ein, indem wir uns entscheiden, in der Liebe zu bleiben und den anderen Beteiligten liebevolle Gedanken zu senden, können wir uns selbst am besten zum Ausdruck bringen und Allem-was-ist dienen. Sie können dazu folgende Affirmation nutzen: *»Ich bin die warme, einladende und zulassende Energie der Liebe.«* So können Sie dazu beitragen, die dichte Energie negativer Geschehnisse zu klären und das Bewusstsein des Ganzen zu erhöhen. Auch anderen fällt es dadurch leichter, den gleichen Weg einzuschlagen, denn die energetische Blaupause ist bereits vorhanden.

In dieser geistigen Verfassung entstehen sehr tiefes Mitgefühl und Verbundenheit. Sie wissen dann intuitiv, dass wir alle in jeder Situation unser Bestes geben. Durch das Verweilen in der Essenz der Liebe halten wir das Licht für alle anderen hoch und zeigen ihnen, wie sie für sich eine positive Realität kreieren und erleben können.

Haben Sie das starke Bedürfnis, etwas zu unternehmen und die Welt zu verändern? Dann agieren Sie von diesem weiseren, höheren Grund aus, der in Ihnen existiert. Handeln aus Liebe und Integrität heraus schafft positive Energie und zieht ähnlich gesinnte Visionäre an. Gemeinsam können Sie mit den von Ihnen bewirkten Veränderungen die Welt zu einem besseren Ort machen.

11. September 2001

Am Morgen des 11. September 2001 war ich zu Hause. Es war ein warmer, sonniger Tag, und nichts deutete auf das hin, was passieren würde. Damals lebte ich nur ein paar Blocks vom World Trade Center entfernt und hatte vom Fenster aus einen Blick auf die Twin Towers. Ich spürte den Einschlag am ganzen Körper und war geschockt, als die Flugzeuge in die Gebäude krachten. Später beobachtete ich voller Entsetzen, wie die Twin Towers mit ohrenbetäubendem Krach in sich zusammenstürzten. Eine bedrohliche graue Staubwolke hing in der Luft, und plötzlich sah man gar nichts mehr.

Die Zeit schien stillzustehen. Meine Realität wandelte sich in einen Moment ewiger Leere. Der Anblick des grauen Staubs, der über allem lag, das Atmen, das schwerfiel, ein Gefühl der Verwirrung, die Angst und der Überlebensinstinkt, das Heulen der Sirenen und die surrealen Bilder von Menschenmassen, die sich in Sicherheit bringen wollten – all diese Szenen laufen bis zum heutigen Tag immer wieder in meinem Kopf ab.

Die nächsten Stunden und Tage waren schwierig. Drei Wochen lang durfte ich nicht in mein Apartment zurück, und ein paar Kleidungsstücke waren alles, was mir geblieben war. Dennoch hatte ich nie zuvor im Leben so viel Schutz und Fürsorge gespürt. Mir wurde überwältigende Liebe und Unterstützung zuteil.

Wir alle wurden während der Ereignisse an jenem Tag sehr erwachsen; wir lernten, dass wir als menschliche Wesen fähig sind, zu kreieren und zu zerstören, aber auch jegliche Herausforderung zu meistern. Wir lernten die wichtige Lektion der Selbstlosigkeit, des Mitgefühls, des Glaubens und vor allem der Liebe.

Die vielen politischen und kulturellen Veränderungen in der Folge des 11. September bieten uns nach wie vor Chancen, zu lernen, dass es keine Trennung zwischen »uns« und »denen« gibt, dass wir alle einfach Menschen sind, die nach Erfüllung streben.

Am Abend des 11. September sank ich auf dem Fußboden einer Sporthalle in den Schlaf und dankte Gott. Ich denke voller Dankbarkeit im Herzen an diesen Tag zurück. Ich bin all den tapferen Seelen dankbar, die sich für uns aufopferten, damit wir unser Verständnis von Liebe, Mitgefühl und Macht vertiefen können. Ich bin den Leuten dankbar, die ihr Herz öffneten und in den darauffolgenden Tagen auf millionenfache Weise ihren Brüdern und Schwestern dienten. Ich bin unserer Quelle dankbar, weil sie uns nährte und die Kraft gab, in Licht und Liebe weiterzumachen.

Ich hege weder Furcht noch Hass aufgrund dieser Ereignisse. Ich beziehe alle Menschen in meine Liebe und mein Mitgefühl ein. Ich entscheide mich dafür, das Licht zu sein, das beflügelnd wirkt, anstatt im Sumpf der Angst und Negativität zu versinken.

Die Chance entdecken, die in schwierigen Situationen steckt

Es ist ganz wichtig, im Alltag urteilsfrei zu sein und eine Haltung der Akzeptanz einzunehmen, sei das nun im Umgang mit unserem Partner oder unserer Partnerin, mit Kindern, Kollegen oder fremden Menschen, an denen wir zufällig vorbeigehen. Und dennoch üben wir, wenn auch nur in Gedanken, oft ein bisschen Kritik oder beurteilen andere: ihren Kleidungsstil, ihre Frisur, was sie sagen, wie sie ihr Geld verdienen und ausgeben – die Liste ist endlos.

Doch wie langweilig wäre diese Welt, wenn alles nur nach Ihren Vorstellungen von »richtig« ginge! Es gäbe keine Vielfalt. Alle anderen wären Ihr Klon; es herrschte eine schreckliche Monotonie vor. Interaktion mit dem Rest der Welt wäre eigentlich sinnlos, weil alles so wäre wie Sie selbst.

Durch Anerkennung der Vielfalt in anderen lernen wir die Einheit kennen. Die Schönheit des Einsseins liegt in ihrem »Vielsein«. Wie bei einem Puzzle passen wir alle perfekt ins Bild des größeren Ganzen. Indem wir uns treu sind – und so auch mit der Welt kommunizieren –, unterstützen wir Alles-was-ist und ermöglichen dadurch auch anderen, zu sein, wer sie wirklich sind. Wenn ich merke, dass ich einen anderen Menschen beurteile und werte, sage ich einfach: »Ist ja interessant!« Diese Person spiegelt mir einfach meine anderen Wahlmöglichkeiten. Im Stillen danke ich diesem Menschen dafür, mir eine weitere Möglichkeit aufgezeigt zu haben, Alles-was-ist zu erleben. Dann gehe ich dankbar weiter und denke an das, was mich interessiert, ich fokussiere mich darauf, das Leben zu erschaffen, das ich leben möchte.

Im Leben gibt es immer etwas, das uns belastet: Die Eltern lassen sich scheiden oder verkaufen das Elternhaus; unser Bruder oder unsere Schwester heiratet jemanden, der uns nicht passt; unsere beste Freundin unterzieht sich einer Schönheitsoperation, die unserer Meinung nach überflüssig ist; oder – noch schlimmer – jemand, der uns nahesteht, bekommt eine schlimme Krankheit. Solche Vorfälle lassen extreme Gefühle hochkommen; wir verbringen schlaflose Nächte voller Sorge, die uns vom Wohlbefinden und der Einheit entfernt. Bei solchen Herausforderungen sollten Sie daran denken, dass sie einen Grund haben. Gestehen Sie sich ein, dass Sie selbst der meisterhafte Mitschöpfer Ihrer Umstände sind, lassen Sie sich auf die Situation ein – auch wenn noch nicht klar ist, warum so etwas passiert und wie es Ihre Weiterentwicklung unterstützt.

Wir ziehen schwierige Situationen an, weil wir etwas Wertvolles daraus lernen können und dadurch die Chance haben, anderen zu dienen. Solche Situationen erzeugen Angst, denn sie spiegeln wider, was wir innerlich nicht gelöst haben. Da wir alle eins sind – das Universum ist ein Hologramm –, werden wir dadurch mit uns selbst konfrontiert. Erfahrungen, mit denen wir im Leben zu tun haben, sind ein Spiegelbild unserer selbst und geben uns die Möglichkeit, noch nicht gelöste Herausforderungen anzugehen, und die Chance, uns selbst besser kennenzulernen, unsere Überzeugungen zu verstehen, sie zu verarbeiten und durch neue Vorstellungen zu ersetzen, die uns besser helfen, zu werden, wer wir sein möchten.

Wenn wir solche problematischen Situationen nicht in ihrem Kern angehen – auf der Ebene von Überzeugungen, die unser Leben definieren, also beschränken –, erschaffen wir immer wieder das Gleiche, ganz egal, wie oft wir etwas Neues zu »schneidern« versuchen.

Häufig passiert das in Liebesbeziehungen. Manche Menschen haben das Gefühl, sie würden immer wieder dieselbe Art von Partner anziehen. Unweigerlich ergeben sich in der Beziehung die gleichen Probleme. Oft sehen wir dann nur noch eine Lösung, nämlich einen neuen Partner zu finden; diesmal läuft's ja vielleicht besser.

Anstatt uns erneut einer schmerzlichen Trennung auszusetzen, können wir erkennen, dass die ersehnte große Liebe in uns selbst ist! Die Lösung liegt nicht darin, einen neuen, tollen Partner zu finden; vielmehr müssen wir an unseren Überzeugungen arbeiten und verstehen, was uns im tiefsten Innern wirklich motiviert. Wir müssen unsere eigenen Beschränkungen auflösen, uns heilen und erst danach entscheiden, ob wir in unserer derzeitigen Beziehung bleiben möchten oder nicht. Vielleicht haben sich die alten Probleme ja erledigt, oder wir erkennen, dass wir für etwas anderes bereit sind, in dem Wissen, dass wir selbst uns geändert haben.

Wird in einem Teil des Hologramms etwas verändert, spiegelt sich das im gesamten Hologramm wider. Alle Einzelteile werden davon beeinflusst. Sobald Sie also Ihre Einstellung, Ihre Gedanken und Ihre Überzeugungen verändern, spiegelt sich das in der eigentlichen Situation wider und es scheint, alles hätte sich alles wie durch ein Wunder geändert. In Wahrheit haben nur Sie sich verändert. In Situationen, die uns nicht gefallen, geht es nicht darum, alle anderen zu verändern, also unsere Version davon, was richtig ist, zu verkünden, oder zu versuchen, das anscheinend Kaputte zu reparieren. Vielmehr müssen wir anerkennen, dass die Situation uns etwas von uns selbst widerspiegelt, und uns nach innen wenden. Dort können wir uns daranmachen, die Spinnweben zu entfernen und auf die staubigen Ecken unserer Geschichten Licht fallen zu lassen. Wir können unsere Überzeugungen genauer unter die Lupe nehmen und sie willentlich und bewusst in das verwandeln, was wir im Leben lieber hätten. Je eher wir damit anfangen, desto schneller verändert sich die Situation.

Übung: Einschränkende Überzeugungen aufdecken und transformieren

Über unsere Überzeugungen Bescheid zu wissen, ist etwas ganz Entscheidendes, denn sie sind die Steine, mit denen wir unseren Weg im Leben »pflastern«, das Fundament, auf dem wir jede Erfahrung aufbauen; damit bestimmen sie sowohl, in welche Richtung sämtliche kleinen Vorfälle gehen, als auch die Gesamtheit des Meisterwerks, das letztlich dabei herauskommt: dieses Leben. Überzeugungen sind nichts anderes als Gedanken, die wir allerdings für absolut wahr halten. Manche davon sind positiv und förderlich, beispielsweise »Meine Mutter liebt mich« oder »Ich erhalte bei allem, was ich brauche, mehr als genug Unterstützung von der Quelle«. Andere dagegen sind kontraproduktiv und stellen unsichtbare Mauern dar, die uns einschränken und einengen.

Für diese Übung zum Transformieren Ihrer Überzeugungen sollten Sie sich etwa 30 Minuten ungestört Zeit nehmen, um nach innen gehen zu können. Je mehr Zeit Sie haben, desto besser. Sie können mit einem beliebigen Ritual – zum Beispiel eine Kerze anzünden oder sanfte Musik hören – Ihr Engagement und Ihre Bereitschaft für den Wandel bekräftigen und der Quelle mitteilen, dass Sie präsent und dazu bereit sind, sich kennenzulernen.

Setzen Sie sich bequem hin, Ihr Notizbuch liegt griffbereit in der Nähe. Mit einem tiefen Atemzug zentrieren Sie sich, halten den Atem einen Moment lang an und atmen dann langsam aus.

Nun überlegen Sie, welche Herausforderungen Sie gerne auflösen möchten. Sagen Sie sich: »Ich wende mich nach innen, um alle Aspekte meiner einschränkenden Überzeugungen zu diesem Thema anzuschauen. Ich erkenne, dass das einfach nur Annahmen und Vermutungen sind.« Um Ihre Überzeugungen zu dem Thema aufzudecken, fragen Sie sich: »Was denke ich über dieses Thema? Was halte ich daran für wahr? Was ist nach meiner Überzeugung wahr, sodass ich so fühle?« Dann schreiben Sie Ihre Gedanken über das Thema auf ein Blatt Papier, und zwar möglichst viel, bis Sie das Gefühl haben, Sie hätten wirklich alles gesagt.

Das haben Sie gut gemacht! Atmen Sie jetzt tief ein und spüren Sie, wie Sie Ihre Anhaftung an diese Vorstellungen beim Ausatmen loslassen.

Dann weisen Sie sich selbst folgendermaßen an: »Mein Bewusstsein verändert sich jetzt. Ich kann die einschränkenden Vorstellungen, Gedanken, Muster erkennen.«

Aus dieser erweiterten Perspektive schauen Sie sich noch einmal an, was Sie aufgeschrieben haben; lesen Sie es langsam durch, um herauszufinden, welche Überzeugungen Ihnen nicht mehr dienlich sind. Sie können diese Worte entweder unterstreichen oder sie auf ein anderes Blatt Papier schreiben.

Nun atmen Sie ein paarmal tief ein und aus und laden mit Intention und im Gefühl der Liebe und Dankbarkeit für die Weisheit, die Ihnen zuteilwerden wird, Ihr Höheres Selbst ein, sich in diesen Prozess einzubringen. Hier können Sie Ihrer Fantasie freien Lauf lassen und sich ausdenken, was Sie wollen. Gehen Sie aber nicht davon aus, dass die Wolken mit einem Blitz aufreißen und die Stimme Gottes zu Ihnen spricht. Das könnte passieren, ist aber nicht wirklich nötig. Alle Antworten existieren bereits in Ihnen.

Nun stellen Sie sich vor, wie Ihr inneres Selbst mit Ihnen kommunizieren würde: Würden Sie auf seinem Schoß sitzen? Oder würde es Sie an den Händen halten oder den Arm um Ihre Schultern legen? Wie hört sich seine Stimme an? Wie sieht es aus? Wie ist es angezogen?

Dann stellen Sie sich vor, wie Ihr Höheres Selbst Ihnen Empfehlungen dahingehend gibt, welche neuen Überzeugungen Sie übernehmen und welche alten Sie aufgeben sollten. Schreiben Sie es auf. Was würde Ihr Höheres Selbst für Sie wollen? Wenn Sie diese neuen Seinsweisen notiert haben, lesen Sie sie sich laut vor. Solche Aussagen in Ihrer eigenen Stimme zu hören, hat große Kraft.

Zum Abschluss sagen Sie sich voller Überzeugung und Vertrauen: »Ich transformiere meine Überzeugungen vollkommen mühelos. Ich bin die Person, die diese neuen Gedanken und Überzeugungen hegt. Mein Leben ist das Produkt dieser neuen Überzeugungen, und egal, wohin ich mich wende, ich sehe die Resultate, die sich aus diesen Gedanken ergeben.«

Nun müssen Sie zu guter Letzt auf diesen inneren Wandel vertrauen. Denken Sie daran: Vertrauen ist das Schleusentor, durch welches der Fluss Ihrer gottgegebenen Fähigkeit, Ihr Leben zu kreieren, gelenkt wird. Sie erschaffen das, worauf Sie vertrauen. Sprechen Sie sich diese neuen Gedanken mit Intention innerlich vor; dadurch stärken Sie Ihr Vertrauen. Diese Gedanken fühlen sich gut an. Sie sind optimistisch und haben ein Gefühl der Weite und Ausdehnung. Solche freudvollen Gefühle bestätigen Ihnen, dass Sie sich durch die Energie dieser ausgewählten Gedanken, die durch Sie fließt, schwingungsmäßig auf Ihr Höheres Selbst, auf Ihre wahre Essenz ausrichten.

Und vor allem: Handeln Sie gemäß Ihren neuen Überzeugungen, als hätten Sie sie schon immer gehabt. Handeln Sie als die Person, die das von Ihnen gewünschte Leben bereits führt.

Indem Sie sich selbst sagen, dass es für Sie ganz einfach ist, Ihre Überzeugungen zu verändern, übernehmen Sie die ultimative Überzeugung, dass Sie die Verantwortung für und Kontrolle über Ihre Realität haben.

Sie sind der- bzw. diejenige, die eine Wahl trifft. Das Transformieren Ihrer Überzeugungen ist kein komplizierter Prozess, sondern erfordert nur diese einfachen Schritte. Wenn Sie der Meinung sind, Transformation müsse ein langer und harter Prozess sein, werden Sie es sicherlich so erleben. Doch ich versichere Ihnen, so muss es nicht sein. Sobald Sie etwas aus einer neuen Perspektive betrachtet haben, hat sich Ihr Bewusstsein erweitert. Warum zurückgehen? Sie sind in eine neue parallele Realität eingetreten und buchstäblich zu einer neuen Person geworden. Verlassen Sie sich darauf und agieren Sie entsprechend. Nur eine einzige Person muss Ihnen den Wandel erlauben: Sie selbst. Sie *sind* Ihre neuen Überzeugungen, und aus diesem Wissen heraus treffen Sie Ihre Entscheidungen.

Denken Sie daran: Das Universum ist ein Hologramm. Sobald Sie entschieden haben, dass Sie sich geändert haben, wird alles um Sie herum mit Freuden diese Wahl bekräftigen.

Judys Geschichte

Manchmal erleben wir, wie bestimmte Umstände den Menschen Angst und Furcht einjagen. Wir sollten dabei anerkennen, dass wir diese Situationen angezogen haben, damit sie für etwas nützlich sind. Gerne bezeugen wir anderen unsere Sympathie oder haben Schuldgefühle, weil wir mehr haben als sie; das ist im sozialen Umgang eine akzeptable Reaktion. Doch dadurch wird die Negativität der jeweiligen Situation nur verstärkt. Wir sollten uns lieber in unserer Verbindung zum Unendlichen erden, denn so können wir bestmögliche Hilfe und Unterstützung leisten.

Wir müssen uns nicht daranmachen, andere zu retten, oder uns verantwortlich fühlen; auch Schuldgefühle, weil wir uns besser auf Fülle und Unterstützung eingestimmt haben, sind überflüssig. Stattdessen können wir wahres Mitgefühl hegen. Mitfühlend sein bedeutet, fähig zu sein, Schönheit, Größe und Potenzial zu erkennen, wo alle anderen nur Mangel und Beschränkungen sehen. Wir können hinter den Masken von Versagen, Krankheit und Nicht-genug-Sein die darunterliegende wahre Stärke sehen.

Alle unsere Entscheidungen – ja, auch die Entscheidung, Krankheit und Zwietracht zu erleben – werden aus einer Position der Stärke heraus getroffen, denn wir sind ewig. Nichts könnte uns jemals brechen oder auslöschen. In diesem Wissen können wir darauf vertrauen, dass alles, egal wie beengend und bedrückend etwas ist, den Betroffenen nützt.

Auf der Seelenebene sind wir uns alle unserer eigenen Stärke voll bewusst. Wir wissen, dass Herausforderungen Chancen des Wachstums sind. Ebenso wie wir uns in Negativität versinken lassen, können wir auch Erleuchtung, Aufstieg und Ausdehnung erfahren.

Judys Geschichte ist ein Beispiel für diese tiefe Wahrheit: Sie war eine junge Frau mit einer beeindruckenden – und stressigen – Karriere bei den Strafverfolgungsbehörden, als bei ihr ein Hirnaneurysma diagnostiziert wurde. Ein Blutgefäß im Gehirn hatte sich drastisch erweitert, und die Gefäßwände waren sehr dünn. Als Judy davon erfuhr, wusste sie nicht, ob sie weinen, sich sorgen oder einfach akzeptieren sollte, dass ihr nächster Atemzug ihr letzter sein konnte. Innerhalb weniger Wochen – für sie und ihre Familie eine gefühlte Ewigkeit – wurde sie vom besten Neurochirurgen im Land operiert. Die Operation war insofern erfolgreich, als das Aneurysma entfernt wurde. Doch wie es das Schicksal wollte, erlitt sie während der OP einen Schlaganfall. Als sie aus der Narkose aufwachte, war sie vollständig gelähmt.

Inzwischen sind ein paar Jahre vergangen. Die Lähmung tritt nur noch linksseitig auf. Dank ihrer Ausdauer und psychisch-geistigen Stärke kann Judy wieder laufen, trägt aber immer noch eine Schiene am linken Bein, und die Mobilität des linken Arms ist eingeschränkt.

Während unserer gemeinsamen Rückführungssitzung sah Judy sich als junge Frau, die um 1800 auf einer Farm in der Nähe einer Kleinstadt in Montana lebte. Sie beschrieb ihr einfaches Leben in allen Einzelheiten: ihre Kinder, ihren Ehemann, den Garten, die nahe gelegene Stadt und wie alles ganz trocken und staubbedeckt war. Ich fragte ihr Höheres Selbst, warum sie sich gerade dieses Leben und kein anderes für die Rückführung ausgesucht hatte.

Die Antwort war einfach, doch für Judy sehr wichtig: Ihr Höheres Selbst wollte ihr zeigen, wie stark sie ist. Ich sagte ihr, sie habe die körperlichen Herausforderungen in ihrem derzeitigen Leben ausgewählt, um spirituell wachsen zu können. Ihr Aneurysma und ihr Schlaganfall hatten nichts mit Karma aus vergangenen Leben zu tun und waren auch keine Gottesstrafe für ihre Sünden. Sie waren vertrauensvoll von einem Stern erschaffen worden, der danach strebte, noch heller zu scheinen. Wie ihr Höheres Selbst ihr versicherte, ist sie emotional, psychisch und physisch ein sehr starker Mensch, alles sei genau richtig und sie werde bedingungslos geliebt.

Aufgrund ihrer Krankheitsgeschichte und ihres spirituellen Engagements ist Judy so gewachsen, dass ihr Höheres Selbst sie dazu ermutigte, auch andere zu inspirieren und zu beflügeln. Und natürlich war die Sitzung für Judy zutiefst heilsam. Ich fühlte mich geehrt, eine so tapfere und schöne Seele miterleben zu dürfen.

Wir alle sind Schwingungen

Wenn wir liebevoll und mitfühlend sind, wissen wir, dass im großen Plan der Dinge alles und jeder richtig und vollkommen ist. Unsere Schwingung wird zur Schwingung der Einheit und der bedingungslosen Liebe. Unser Eintauchen in den Strom des Wohlbefindens und der Verbundenheit wirkt sich nicht nur auf die Menschen um uns herum aus, sondern auf die Gesamtheit von Allem-was-ist.

Wir kommunizieren auch ohne Worte ständig miteinander. Den Großteil an Informationen tauschen wir über unser Energiefeld aus. Wie eine an der University of California in Los Angeles durchgeführte Studie aufzeigte, laufen 93 Prozent unserer Kommunikation nonverbal ab. Und das leuchtet natürlich ein. Sind wir mit einer Person zusammen, die warmherzig und freundlich ist, fühlen wir uns willkommen. Innerhalb weniger Augenblicke richtet sich unsere Energie auf die ihre aus und uns geht das Herz auf. Wenn wir dagegen mit einer kritischen, zynischen und negativen Person zusammen sind, haben wir das Gefühl, in deren dichte, niedrige Schwingung hineingezogen zu werden, und wir wollen einfach nur weglaufen. Eine positive Haltung hat eine vereinigende Wirkung und hebt das Energieniveau der anderen; wir werden zu besseren Versionen unserer selbst, einfach weil wir in Gegenwart eines Menschen sind, der Positivität ausstrahlt.

Wir können jede Situation konstruktiv, unterstützend und erfüllend gestalten. Indem wir das anderen vorleben, helfen wir ihnen, zu erkennen, dass sie auch lieber von einer höheren Resonanzebene aus agieren und von dort aus ihre Kraft bewusst einsetzen, um Umstände zu schaffen, die sie unterstützen.

Wie Sie wohl bereits wissen, muss Wandel von innen kommen. Keine Veränderung Ihrer Persönlichkeit oder Ihres Lebens kann von außen aufgezwungen werden. Genörgel ist höchst selten dafür geeignet, einem anderen Menschen Wandlungsmöglichkeiten zu offenbaren oder eine gute Beziehung aufrechtzuerhalten. Obwohl vielleicht das gewünschte Ergebnis erzielt wird, wird ein hoher Preis dafür gezahlt, denn das Selbstbild der anderen Person wird dadurch womöglich beschädigt. Wenn wir uns dagegen liebevoll und mitfühlend mit dem anderen verbinden, können wir zu echter Transformation anregen. Es ist dabei ganz egal, ob die betreffende Person für diesen Sprung bereit ist. Solange Sie ohne zu verurteilen oder etwas erzwingen zu wollen in der Liebe verwurzelt bleiben, werden Sie das Leben dieses Menschen bereichern. Es eilt ja nicht; schließlich haben wir die ganze Ewigkeit, um dort anzukommen, wohin wir gehen.

•••

Wir sind alle eins und deshalb immer im Strom des Wissens eingetaucht, einem gemeinsamen, uns alle verbindenden Bewusstseinsfeld. Dieses Informationsgewebe wird ständig von allen individualisierten Ausdrucksformen des Gottesbewusstseins kreiert und erfahren. Eins mit diesem Ganzen, können auch Sie die Wahl treffen, von dieser unermesslichen Weite unterstützt und genährt zu werden.

Der Physiker Alain Aspect führte eine Reihe von Experimenten durch, um den wissenschaftlichen Nachweis für etwas zu erbringen, was wir intuitiv schon seit Jahrhunderten wissen. Er machte eine der wichtigsten Entdeckungen des 20. Jahrhunderts. Im Jahr 1982 konnte er experimentell nachweisen, dass die sogenannte Bell'sche Ungleichung unter bestimmten Umständen verletzt werden kann und Partikel unmittelbar miteinander »kommunizieren« können, unabhängig davon, wie weit sie voneinander entfernt sind, und völlig ohne jede Berücksichtigung von Raum und Zeit! Damit wurde das seit Langem anerkannte physikalische Lokalitätsprinzip widerlegt, welches besagt, dass ein Objekt nur von seiner unmittelbaren Umgebung direkt beeinflusst wird. Aspects Entdeckung unterstützte die quantenphysikalischen Theorien der Nichtlokalität und der Quantenverschränkung.

Auch die Gültigkeit von Albert Einsteins spezieller Relativitätstheorie wurde dadurch erschüttert, gemäß der sich weder Materie noch Energie schneller als das Licht bewegen können. Die betreffenden Experimente zeigten nicht auf, dass Energie sich schneller bewegen könnte, sondern bewiesen vielmehr, dass Geschwindigkeit und Zeit als einschränkende Faktoren schlichtweg irrelevant sind. Objekte sind unmittelbar miteinander verbunden, unabhängig von dem Raum und der Zeit, die sie voneinander trennen.

»Und wie kommunizieren diese Partikel miteinander?«, lautete nun die nächste Frage, die die wissenschaftliche Gemeinschaft in Aufregung versetzte. David Bohm, ein anderer Physiker, bot folgende Erklärung an: Partikel reagieren aufeinander, nicht indem sie sich auf irgendeine mysteriöse Art und Weise Signale senden, sondern weil sie Ausdehnungen desselben fundamentalen Etwas sind. Auf einer tieferen Ebene, so sagt er, sind alle scheinbar getrennten Objekte miteinander verbunden. Auf einer fundamentalen Ebene sind Menschen und Wale und Bäume und Glühwürmchen alle Schwingungen im selben Quantenfeld – einem unendlich großen, unerschöpflichen Energiereservoir. Als Schwingungen kommunizieren wir ständig mit diesem Feld und all seinen lebendigen und nicht lebendigen Ausprägungen. Das Feld verbindet alles mit allem anderen, wie ein riesiges Netz oder Gewebe. Gleichzeitig entstammt alles aus dem Feld und wird von der Interaktion zwischen Partikeln im Feld angetrieben. Wenn man die Physiker so reden hört, liegt es nahe, dieses Feld als *Gott* zu beschreiben, als das Eine, das sich selbst als Alles-was-ist kennt.

Unsere natürliche Intuition zulassen

Auch Sie und ich stehen mit diesem riesigen Netz in Verbindung und sind somit unendlich intuitiv. Jawohl, Sie sind intuitiv! Medialität ist nichts Außergewöhnliches oder Seltsames, das nur ein paar wenigen Menschen zuteilwird. Wir alle sind intuitive Wesen, ob wir es nun wissen oder nicht. Es ist in unserer Blaupause enthalten, es ist unsere Natur und unser Erbe.

Diese natürliche Verbindung haben wir sehr erfolgreich in eine Zwangsjacke gesteckt und mit allen möglichen einschränkenden Überzeugungen, Ängsten und Geschichten blockiert. Doch diejenigen, die eine höhere intuitive Bewusstheit zulassen möchten, können bestimmte Schritte unternehmen.

Zunächst sollten Sie andere Leben erforschen, in denen Sie vielleicht wegen Ihres Wissens um das Unsichtbare verletzt oder getötet wurden. Mehrere meiner Klienten sahen in Rückführungen, wie sie in früheren Leben wegen ihrer medialen Fähigkeiten verfolgt wurden. Sie ließen die Angst los, aus der Masse herauszuragen und den Mund aufzutun, und traten mit ihrem wahren intuitiven Potenzial in Kontakt; sie haben dem Göttlichen wieder die Tür geöffnet.

Auch ich selbst habe eine solche Rückführung erlebt; dadurch löste sich meine schreckliche Angst, Schaden davonzutragen, weil ich so bin, wie ich bin.

Ich erlebte ein Leben, in dem ich als weiße Frau mit einer Medizinfrau aus einem indianischen Stamm Kräuterkunde betrieb. Ich war in einen Mann dieses Stammes verliebt und wies deshalb einen weißen Verehrer, der mich heiraten wollte, zurück. In seiner Wut und Verletztheit wollte er sich rächen und stellte mich als Hexe hin; das bedeutete mein Ende.

Durch das Lösen dieser Blockade konnte ich meine intuitive Seite zulassen.

Und hier noch die Geschichte von Bianca, einer schönen Italienerin. Zu Beginn der Sitzung erzählte sie voller Schrecken, wie ihr die Haare ausfielen. Im Lauf der Rückführung erlebte sie ein Leben, in dem sie und eine Freundin in die Zukunft sehen und andere Menschen heilen konnten. Aber das wurde in ihrer Gemeinde nicht geschätzt; sie wurden auf dem Scheiterhaufen verbrannt. Bevor man sie anzündete, wurden ihnen die Haare abgeschnitten. An diesem Punkt der Rückführung angelangt, quälte sich Bianca damit, dass ihr dadurch ihre Kräfte weggenommen wurden. Die letzten Augenblicke dieses Lebens waren grauenhaft, und für Bianca war die Sitzung eine sehr emotionale Erfahrung. Später erklärte ihr Höheres Selbst, das menschliche Haar stehe auf physischer Ebene für die Antennen, über die wir uns mit Allem-was-ist verbinden.

Vor der Sitzung hatte Bianca erzählt, sie sei sich ihrer Heilkräfte bewusst, aber irgendetwas würde sie davon abhalten. Nachdem sie in der Rückführung dieses Leben gesehen hatte, erkannte sie ihre unbewusste Angst, erneut getötet zu werden. Der Haarverlust diente dem Selbstschutz, denn dadurch wurde sie von ihrer Fähigkeit abgeschnitten, sich mit dem Göttlichen zu verbinden. Gemeinsam arbeiteten wir daran, diese Überzeugungen aufzulösen und sie dahin zu führen, in ihrer Verbindung zu Gott Sicherheit zu finden.

Um unsere intuitiven Kräfte zu entwickeln, müssen wir zunächst also alle Ängste loslassen, die sich in vergangenen Erfahrungen der Seele angesammelt haben. Der zweite Schritt besteht darin, Ängste und negative Überzeugungen hinsichtlich unserer medialen Fähigkeiten zu erkennen und aufzugeben. Praktizieren Sie dazu noch einmal die in diesem Kapitel bereits vorgestellte Übung »Einschränkende Überzeugungen aufdecken und transformieren«. Sie half mir, emotionale Geschichten aus meiner Kindheit sowie die Überzeugungen aufzulösen, die mich von dem Vertrauen abgehalten haben, dass das Göttliche frei in mir fließt. Zusammengenommen können solche reinigenden Auflösungen aus früheren und dem gegenwärtigen Leben sehr effektiv helfen, sich von dem Bedürfnis zu befreien, im Getrenntsein Schutz und Sicherheit zu suchen.

Jedes Molekül Ihres Körpers steht mit allem, was existiert, in Verbindung. Sie stammen aus demselben Energiefeld wie die gesamte Schöpfung und sind deshalb auf ewig unauflöslich mit allem verbunden. Dadurch wissen Sie alles und fühlen Sie alles. Sprechen Sie sich die Affirmation vor, dass Sie verbunden sind und in sich ein Wissen tragen, das Sie unterstützt und leitet. Vertrauen Sie Ihrem Instinkt. Seien Sie spontan: Spielen Sie damit, nähren Sie es, genießen Sie es und lassen Sie sich davon erheitern. So bringen Sie Ihr Wissen, das Energiefeld von Allem-was-ist, frei zum Ausdruck, lassen es durch sich hindurchfließen und Formen annehmen, die Ihnen nützlich sind.

Wir alle sind Teil des sich immerzu ausdehnenden, ständig verändernden Bewusstseinsfeldes. Sie sind eins mit Allem-was-ist, und Alles-was-ist kennt Sie als wertvollen, geschätzten und geliebten Teil seiner selbst. Deshalb strebt Alles-was-ist danach, Ihnen dienlich zu sein und Sie dabei zu unterstützen, zu werden, wer Sie eigentlich sind.

Die Einheit, die du bist

Während Sie lernen, Ihr Gefühl der Einheit mit Allem-was-ist zu verschmelzen, können Sie sich auch auf die Einheit fokussieren, die Sie sind. Sie sind der wunderbare Tanz zwischen Körper, Geist und Seele. Ihr Geist bzw. Verstand ist logisch und ist Ihnen auf sehr praktische Weise nützlich; er ermöglicht es Ihnen, sich mit der Körperlichkeit Ihrer Existenz zurechtzufinden. Ihr Körper ist das Vehikel, durch das das Göttliche sein Spiel in der Welt spielt, Materie in Form gebracht und erfahren wird. Und Ihre Seele haucht Ihnen Leben ein, bringt Sinnhaftigkeit, Liebe und Führung in die Entfaltung der drei. Obgleich sie scheinbar voneinander getrennt sind, sind alle drei Aspekte Teil der Einheit, die Sie sind.

Manche Menschen marschieren durchs Leben unter der Flagge des »Immer mehr«. Sie sind unersättlich auf der Suche nach immer mehr Macht, Anerkennung und Eigentum. Sie verlassen sich ausschließlich auf ihren Kopf bzw. Verstand – auf ihre Fähigkeit, durch schiere Willenskraft etwas zu erreichen. Die spirituell-seelische Komponente wird abgetan; man kann sie schließlich nicht auf der Vorstandsetage anhand von Grafiken und Diagrammen messen, analysieren und veranschaulichen. Gott ist das höchste Mysterium, und solche Leute haben mit Mysterien nichts am Hut.

Aber wir spirituellen Menschen sind auch keine Heiligen. Sobald wir unsere herrliche Essenz entdeckt haben, vergessen wir oft schnell, dass wir ebenfalls in einer physischen Welt existieren und unser Dasein in dieser Welt unsere Entscheidung ist und einen Sinn und Zweck hat. Wir haben fast alle unser von der linken Gehirnhälfte geprägtes Leben aufgegeben und schaukeln uns voller Überschwang und ohne Kontrolle Richtung rechte Gehirnhälfte, ins Nirwana. Wir leben aus der Seele heraus und nehmen den Verstand nicht mehr so wichtig.

Die Quelle hat den Menschen aber mit einem denkenden Geist ausgestattet, damit Spirit noch mehr Lern- und Entwicklungschancen geboten werden können. Wir müssen lernen, alle Gaben, die uns geschenkt wurden, zu nutzen.

Unabhängig davon, ob wir nun eher kopflastig oder »seelenlastig« sind, haben wir höchstwahrscheinlich alle im Lauf unserer Erdenreise zum einen oder anderen Zeitpunkt unseren Körper verletzt, misshandelt oder vernachlässigt. Wie anders wäre unsere Welt, wenn uns beigebracht würde, dass unser Körper ein heiliges Gefäß ist! Unsere Beziehung zum Essen, zu Alkohol, Drogen und Medikamenten wäre eine ganz andere. Wir wüssten darum, wie viel Schönheit und Glück uns unsere Sexualität verheißt. Stattdessen lehnen wir unseren Körper ab und halten ihn für etwas Selbstverständliches.

Wir müssen uns daran erinnern, dass der Körper das Gefäß ist, über den der Auftrag unserer Seele zum Ausdruck gebracht wird.

Als Lisa, die wir in Kapitel 4 kennengelernt haben, zu mir kam, betrieb sie Missbrauch mit ihrem Körper und fühlte sich von ihm abgeschnitten. Im Gespräch mit ihrem Höheren Selbst fragte ich, welche Herausforderungen sie zu bewältigen hätte. Dabei wurde über den menschlichen Körper Folgendes ausgesagt:

> Es gibt da diese Vorstellung, die spirituelle Seele sei größer als der Körper ..., doch in diesem Leben ist die Seele nur so stark wie der Körper. Sie lieben sich und brauchen sich gegenseitig. Ihre [Lisas] Spiritualität hat ihre Grenzen, solange sie ihrem Körper nicht dieselbe Liebe und Energie angedeihen lässt. Sie muss alles tun, was in ihrem Körper positive Energie fließen lässt ..., alles, womit sie üben kann, Körper, Geist und Seele wieder miteinander zu verbinden. Yoga ist gut dafür, Meditation auch. Beim Joggen sollte darauf geachtet werden, wie es sich anfühlt, die Lunge mit Luft zu füllen und wieder zu leeren, und nicht, wie viele Runden noch zu schaffen sind. Es geht darum, sich zu verbinden und zu genießen, wie der Körper funktioniert, nicht darum, ihn mit Mühe zu kontrollieren oder ihm etwas abzuverlangen. Das alles tun wir, wenn wir nicht verbunden sind und versuchen, uns wieder mit Energie zu füllen, aber es funktioniert nicht. Dadurch entsteht nur immer mehr Negativität.

Haben auch Sie die Neigung, Ihren Körper zu vernachlässigen? Dann schlage ich Ihnen ein Bild vor, über das Sie nachsinnen können: Wir denken oft, der Körper sei das Gefäß, das die Seele enthält; in Wirklichkeit dient aber die spirituelle Seele als Gefäß für den Körper. Die Seele erschafft den Körper und den Geist bzw. Verstand; der Körper existiert in der Seele.

Betrachten Sie Ihren Körper einmal mit den Augen der Seele. Wie ein Vater oder eine Mutter liebt der Schöpfer seine Schöpfungen immer bedingungslos. Ihre Seele liebt Ihren Körper. Stellen Sie sich vor, wie Ihre Seele Ihren Körper liebevoll in ihrer Energie hält, und Ihr Verstand wird sich auf diese neue Denkweise einstellen.

Mit diesem Bild im Kopf können Sie die Beziehung zu Ihrem Körper positiver gestalten.

Sie haben sich dazu entschlossen, in eine aufregende Zeit der Menschheitsgeschichte hineingeboren zu werden – Sie sind hier, um bei der Entwicklung der Einheit mitzumachen. Seit Jahrhunderten ist unsere Einheit mit Allem-was-ist in Vergessenheit geraten, wir haben die göttliche Dreiheit aus Körper, Geist und Seele geleugnet. Die Überwindung dieser Spaltung beginnt in Ihnen.

Reichen Sie nach oben und nach innen. Seien Sie geistig offen für die Hilfe der Intuition; seien Sie immer bereit, das Unsichtbare um Hilfe zu bitten. Lassen Sie Ihre Seele nicht auf dem Bücherregal sitzen, nachdem Sie ein inspirierendes Buch gelesen haben. Leben Sie Ihre spirituelle Seite, bringen Sie Ihre Seele in all Ihre physischen Aktivitäten ein. Treiben Sie Sport in dem Wissen, dass Sie Ihren Körper stärken, damit er mit den höheren Schwingungen des Bewusstseins umgehen kann, die Sie mit Ihrer Seele erreichen. Erleben Sie das Liebesspiel als etwas, das auf erregende Weise für das Verschmelzen und Einswerden mit Allem-was-ist steht. Essen Sie Nahrungsmittel, die lebendiges Bewusstsein in sich tragen und mit Ihrem aufgestiegenen Selbst in Resonanz sind. Achten Sie darauf, was Sie essen. Trinken Sie möglichst oft Wasser statt etwas anderes, weil es Sie reinigt und erdet für Ihre Zwiesprache mit Gaia.

Bringen Sie Körper, Geist und Seele in Harmonie und Balance und lassen Sie die drei eine neue Abmachung treffen. In der Meditation können Sie allen dreien einzeln einen Vorschlag machen: Das Leben wäre viel einfacher und angenehmer, wenn die drei miteinander zusammenarbeiten und sich gegenseitig unterstützen würden, anstatt durch Schmerzen im Körper oder Ego-Dramen um Ihre Aufmerksamkeit zu wetteifern. Sagen Sie Ihrem wunderbaren Geist, dass Sie ihn wirklich schätzen und immer ein Ohr für seine Bedenken haben; dass er seine Aufgabe, Sie zu schützen und sich um Ihre Sicherheit zu kümmern, ganz hervorragend erfüllt. Versichern Sie ihm, dass er nicht allein ist und die Last, Ihr Leben auf die Reihe zu bekommen, nicht alleine tragen muss, sondern den treuesten und liebevollsten Verbündeten hat: Ihre Seele. Danken Sie Ihrem Körper für seinen unermüdlichen Dienst an Ihnen und sein Wissen darum, wie er sich selbst heilen und Ihr Wohlbefinden aufrechterhalten kann. Lassen Sie Ihren Geist dem Körper das Versprechen geben, liebevolle Entscheidungen zu treffen, und Geist und Körper der Seele versichern, dass sie ihr vertrauen, ihr Licht scheinen und sie den Weg weisen lassen.

Und wer führt die Verhandlungen? Ihre Seele. Denn die Seele sieht das umfassendere Bild und erschafft Leben durch die anderen beiden. Mit diesem neuen Vertrag zwischen den drei heiligen Teilen Ihres Selbst steigen Sie auf in die Einheit.

Alberts Geschichte

Albert hatte bei seinem Rückführungstermin ein ganz bestimmtes Ziel vor Augen: Er wollte den Grund für seinen Prostatakrebs verstehen. Seit sieben Jahren hatte er sich Bestrahlungen und zahllosen Tests unterzogen, immer wieder schlechte Nachrichten hören müssen und war vor allem einer großen Angst ausgesetzt.

Die Sitzung war für ihn höchst profund und transformativ. Albert erhielt Informationen über die energetischen und emotionalen Fehlausrichtungen, die zu dem Krebs geführt hatten, und erfuhr eine sehr starke emotionale Heilung. Das allein wäre schon ausreichend gewesen, um die Sitzung als Erfolg zu verbuchen, aber es kam noch etwas hinzu, das seine Erfahrung umso bemerkenswerter machte.

Im Lauf der Sitzung erlebte Albert das Gefühl des Einsseins mit der Quelle. Zu Beginn seiner Rückführung beschrieb er sich als Mann in einer hell erleuchteten Kammer einer Pyramide:

> Ich habe das Gefühl, es ist ein religiöser, heiliger Ort. Ich bin klein und demütig. Mitten im Raum steht ein Podest aus weißem Stein, das nach oben führt; es sieht aus wie eine rechteckige Säule und ist sehr groß. Das Podest stellt das Herzstück dieses Gebäudes dar und führt nach oben ins Dach, das sich anscheinend dem Himmel öffnet. Der Raum ist voller Energie, die sich warm anfühlt, wie Sonnenlicht an einem Sommertag.

Ich stehe jetzt ganz oben auf der rechteckigen Säule ... Ich gehe in die Mitte der Plattform und schaue nach oben, wohl auf den Gipfel der Pyramide. Ich strecke die Arme nach oben. Es fühlt sich ... – diese Ausdehnung meiner selbst! Ich strecke die Arme aus und nach oben, stehe breitbeinig dort. Ich bin voller Energie. Ich fühle mich gut, wie wenn ich mich ausdehnen möchte ...
Mein Geist ist jetzt draußen im Raum. Er hat mich hinaus in den Raum geführt, aber ich glaube nicht, dass mein Körper auch mit da draußen ist. Ich befinde mich jetzt in der Dunkelheit des Raums. Ich sehe Sterne. Es ist unglaublich. Ich spüre diese ungeheure Energie, diese Verbindung, eine ungeheure Verbundenheit. Ich bin in der Mitte von allem. Ich bin mit allem verbunden, und es ist ganz wunderbar! Es fühlt sich unendlich weit an. Hier zu sein, fühlt sich auf unerklärliche Weise richtig an.
Diese Verbindung ist ein mächtiges emotionales Gefühl und fühlt sich gleichzeitig logisch an, ist wunderbar und emotional auf positive Art überwältigend, und mein logischer Verstand ist beruhigt, weil es sich richtig anfühlt. Ich habe das Gefühl, ich möchte mich in alles ausdehnen, und gleichzeitig möchte ich alles in mich hineinsaugen. Es ist wundervoll! So als ob ich ein integraler Bestandteil des Universums bin, aber nicht »etwas« darin ... Ich habe das Gefühl, das Universum ist ein Teil von mir, als ob ich mit den Fingern wackeln könnte, und die Sterne um mich herum würden auch hin und her wackeln. Alles ist gänzlich miteinander verbunden.

Albert spürte sein »individuelles Selbst« ebenso wie die größere Energie von Allem-was-ist. Aber schon bald wollte er sich noch stärker in das Einssein ausdehnen, und wie er feststellen musste, hatte er Angst davor. Sosehr er auch die Energie um sich herum spüren wollte, wollte er doch seine Identität nicht aufgeben. Aber er machte weiter:

Da ist eine fast blendende Helligkeit ..., weiß, strahlend ..., eine milchige, weiße Helligkeit ist um mich herum. Sie ist strahlend, frisch, sauber und rein. Wow! Sie ist so hell und strahlend, es ist unglaublich! Oh, mein Gott! Oh Gott ...! Oh ...! Oh, mein Gott! Oh!

Ich bin Teil einer unglaublichen Energie, einer milchigen, weißen Helligkeit. Sie vibriert sehr subtil, aber sehr kraftvoll. Ich kann mich nicht mehr daraus zurückhalten, ich vermische mich damit. Die Energie ist größer als ich. Sie ist sauber – so sauber, so rein! Es gibt nichts anderes, nur diese Weiße. Fast kann ich mich darin wahrnehmen, aber nicht wie zuvor. Ich bin nur ein unklarer Umriss dieses Körpers, der ist aber kaum da. Die Schwingung ist fast zu viel und kaum zu bewältigen; sie ist ein bisschen unangenehm, aber das Gefühl ist wunderbar. Das ist Glückseligkeit. Das widerspricht sich, aber diese Glückseligkeit ist langweilig, weil nichts passiert. Es ist erregendes, wunderbares Nichts. Es ist ein schönes Gefühl, in diesem Licht zu sein, weil es so sauber ist, ohne irgendeine Unreinheit ..., da ist nichts! Ich sehe nichts! Es gibt nichts, was dieses Licht trüben könnte. Es ist vollkommen und es ist rein. Diese Reinheit ist so beruhigend und erfrischend, so gut. Nichts passiert. Es fühlt sich wunderbar an.

Jetzt bin ich etwas außerhalb davon, zwar noch dabei, aber ich spüre mich selbst deutlicher. Vorher dachte ich, diese Energie sei Gott, meinte aber auch, das sei eine Schlussfolgerung meines Verstandes. Jetzt aber fühle ich, dass das Gott ist. Und ich stehe sozusagen vor Gott. Deshalb bin ich ein bisschen da rausgetreten. Um sie als Gott wahrzunehmen. Ich musste herauskommen. Vorher war ich drin, war eins damit. Ich fühlte mich von nichts unterschieden. Jetzt bin ich ein bisschen raus und nehme es als diese Andersheit wahr, die so viel größer ist als ich. Ich habe das Gefühl, sie ist gänzlich gütig und liebevoll. Ich fühle mich nach wie vor gut, aber das ist nicht mit dem Gefühl zu vergleichen, in dieser Energie zu sein. Der Kontrast ist unglaublich. Draußen zu sein, fühlt sich immer noch wunderbar an, aber so kläglich, verglichen mit dem Gefühl, drin zu sein.

Albert erlebte ganz direkt das Einssein von allem. Nach kurzer Zeit sagte er, er habe sich ein wenig »davon gelöst«, und plötzlich erkannte er, wie einsam es sich anfühlt, »außerhalb davon« zu sein – getrennt zu sein. Ich fragte ihn, warum wir diese Einheit, wenn sie doch so wunderbar ist, verlassen, und Albert antwortete:

Als ich drin war, war sie mir nicht bewusst. Ich musste mich erst herausnehmen, um sie wahrzunehmen. Mir war klar, dass ich mich gut fühlte, aber es fühlte sich an wie Nichts. Es war wunderschön, aber nur ein einziger Seinszustand, ein wunderschöner Seinszustand, aber nichtdimensional. Eine perfekte Langeweile ... Als ich heraustrat, erhielt ich durch das Nichtvorhandensein den Eindruck von Schönheit. Ich musste erkennen, wie es sich anfühlt, um mit dieser Energie eins zu sein, und dann erkennen, wie es sich anfühlt, sie nicht zu haben, um wirklich zu verstehen und zu schätzen, was es ist. Denn eigentlich ist da nichts, wenn man drin ist. Erst wenn man heraustritt, beginnt man zu verstehen, wie überwältigend, ehrfurchtgebietend, vollkommen und voller Güte sie ist.

Oh, mein Gott! Von außen betrachtet ist sie überhaupt nicht langweilig, sondern wunderschön. Auch drinnen war sie wunderschön, aber auf andere Weise. Von innen konnte ich das nicht wahrnehmen. Ich konnte es spüren, und es fühlte sich gut an. Aber ich konnte es nicht wahrnehmen, weil es Alles-was-ist ist, nichts als strahlendes, weißes Licht und eine Schwingung.

Wenn ich heraustrete, möchte ich wieder drin sein, aber außerhalb davon spüre ich besser, was es ist, als wenn ich drin bin. Ich denke, das macht Sinn. Wenn man in einem Gebäude ist, versteht man nichts davon, bis man heraustritt. Dieses Bild kommt gerade in mir hoch. Wenn du im Licht bist, weißt du das nicht. Du weißt nicht, was das ist. Dann trittst du heraus und wirst von Ehrfurcht ergriffen. Und dann möchtest du zurück.

Nachdem diese Erfahrung des Einsseins abgeschlossen war, bat ich Albert, mit der Energie seines Höheren Selbst und der höchsten Ebene an Liebe, Weisheit und Heilung zu verschmelzen, die ihm zugänglich war. Sobald die Verbindung stand, fragte ich nach Alberts Prostatakrebs und erfuhr, dass dieses gegenwärtige Leben Alberts einzige Inkarnation auf der Erde war und er hier inkarnierte, um auf energetischer Ebene der Menschheit zu helfen, ihr Bewusstsein zu erweitern. Und jetzt, wo seiner Seele die Beschränkungen und Grenzen eines menschlichen Körpers auferlegt waren, vermisste sie das Gefühl des Einsseins sehr.

Als junger Mann stellte er fest, dass durch Alkohol diese physische Grenze scheinbar eingerissen wurde, was ihm ein kurzzeitiges Hochgefühl verschaffte. Unbewusst meinte er, je mehr er trinke, desto mehr könnte sich seine Seele bzw. sein Geist ausdehnen. Auch durch Sex konnte er ein ähnliches Gefühl der Ausdehnung erfahren, wie er etwa zur selben Zeit herausfand, und schon bald war er von Sex und Alkohol besessen. Den Alkohol hatte er schon vor Jahren aufgegeben, aber die Sex-Obsession hatte ihn auch während seiner Ehe noch im Griff. Er schämte sich dafür und versuchte unterbewusst, seinen Sextrieb abzutöten. Er entwickelte eine Erektionsstörung; später erkrankte er an Prostatakrebs.

Während der Rückführung wurden die emotionalen und mentalen Schichten des Traumas, deren Ursache die Unterdrückung seines Sexualtriebs war, aufgelöst und entfernt – aus seinem Körper, seinem Energiefeld und seinem Bewusstsein. Albert erhielt von seinem Höheren Selbst den Rat, sich täglich mit dem Gefühl des Verbundenseins zu verbinden, das er in der Rückführung erlebt hatte. Denn dort, so erklärte sein Höheres Selbst, werde er die Nahrung finden, die ihm wirklich fehlte.

Übung: Einssein-Meditation

Die Vorstellung, alles sei Energie und miteinander verbunden, ist Ihnen vielleicht vertraut und Sie glauben das auch. Aber haben Sie je Erfahrungen damit gemacht? Etwas im Kopf intellektuell zu verstehen oder ein tiefes inneres Wissen aufgrund direkter Erfahrung zu haben, sind zwei ganz verschiedene Dinge. Möchten Sie gerne diese Erfahrung machen? Dann praktizieren Sie doch die folgende Meditation, um sich mit Allem-was-ist zu verbinden.

Nehmen Sie sich 20 Minuten Zeit, in der Sie nicht gestört werden. Setzen oder legen Sie sich bequem hin, Ihr Notizbuch griffbereit in der Nähe, damit Sie Ihre Erfahrungen, Einsichten oder Visionen aufschreiben können. Nehmen Sie sich willentlich vor, sich auf eine freie Forschungsreise zu begeben in dem Wissen, dass Sie sicher sind.

Zunächst entspannen Sie sich körperlich. Atmen Sie ein paarmal langsam ein und aus und denken Sie daran: Sie kennen den Weg nach innen. Lassen Sie Ihrer Fantasie freien Lauf und fügen Sie so viele Einzelheit hinzu, wie Sie möchten.

Schließen Sie die Augen und stellen Sie sich die hell erleuchtete Kammer in einer Pyramide vor (wie sie Albert in seiner Rückführung beschrieben hat). Stellen Sie sich vor, wie das rechteckige Podest nach oben in die Luft führt, als ein Portal, durch das hindurch Sie Raum und Zeit transzendieren. Bekunden Sie Ihre Intention, sich in dieser Erfahrung mit Allem-was-ist zu verbinden.

Sie finden die Treppe, die auf das Podest hinaufführt, und klettern mühelos hoch. Oben angelangt, blicken Sie nach oben und sehen, was über Ihnen ist. Gehen Sie in die Mitte, stellen Sie sich breitbeinig hin, damit Sie einen kraftvollen Stand haben, und strecken Sie die Arme nach oben aus. Lassen Sie Ihr Bewusstsein weit werden und immer höher reichen.

Sollten Bilder und Gefühle im Kopf auftauchen, genießen Sie sie, ohne ein bestimmtes Ergebnis anzustreben; lassen Sie sie einfach hochkommen und sich von ihrer Magie durchdringen.

Falls Sie nicht ganz sicher sind, was Sie eigentlich sehen und erleben sollten, lassen Sie sich von Ihrer Fantasie führen. Fragen Sie sich, wie sich Einssein anfühlen würde. Malen Sie sich so viele Einzelheiten wie möglich aus. Tun Sie den Prozess nicht ab, nur weil Sie ihn sich vorstellen. Durch die Gleichzeitigkeit der Zeit existiert alles Vorstellbare bereits. Unsere Vorstellungskraft ist eine spielerische Möglichkeit, mit dem in Verbindung zu treten, was bereits existiert, und es in unsere Realität zu bringen. Kreieren Sie einfach weiter voller Freude Bilder im Kopf, und bevor Sie sich versehen, werden Sie ein tiefes Gefühl der Verbundenheit von allem verspüren.

Sobald Sie so weit sind, kehren Sie ins Wachbewusstsein zurück und richten Ihre Aufmerksamkeit langsam wieder auf den gegenwärtigen Moment. Werden Sie sich Ihres Körpers und Ihrer Umgebung bewusst. Falls Ihnen danach ist, schreiben Sie Ihre Erfahrung in Ihr Notizbuch.

Durch die Verbindung mit Allem-was-ist fühlt sich Ihr Geist bedingungslos geliebt, unterstützt und als Teil von allem. Wenn Sie diese Erfahrung erst einmal gemacht haben, wird Ihnen auch klar, was Albert meinte, als er sagte: »Alles ist gänzlich miteinander verbunden.«

In diesem Kapitel ging es um die unterschiedlichen Aspekte der Vorstellung von Einssein – des Prinzips, das besagt, dass alles ein Spiegelbild Ihrer selbst ist. Es ging dabei um Hologramme und Quantenphysik sowie um die Erkenntnis, dass Vielfalt Einheit schafft. Wir haben Möglichkeiten kennengelernt, angesichts von Menschen und Situationen, die in uns negative Reaktionen auslösen, unseren Seelenfrieden zu bewahren. Daraufhin beschäftigten wir uns damit, wie wir einschränkende Überzeugungen aufdecken und transformieren können.

Im nächsten Kapitel setzen wir unsere Bewusstseins-Erforschung fort und schauen uns an, welche Rolle Vergebung dabei spielt, mit der Einheit verschmelzen und in ihr aufgehen zu können.

• • •

Da wir alle eins sind –
das Universum ist ein Hologramm –,
werden wir dadurch
mit uns selbst konfrontiert.
Erfahrungen, mit denen wir im Leben
zu tun haben, sind ein Spiegelbild
unserer selbst und geben uns die
Möglichkeit, noch nicht gelöste
Herausforderungen anzugehen, und die
Chance, uns selbst besser
kennenzulernen …

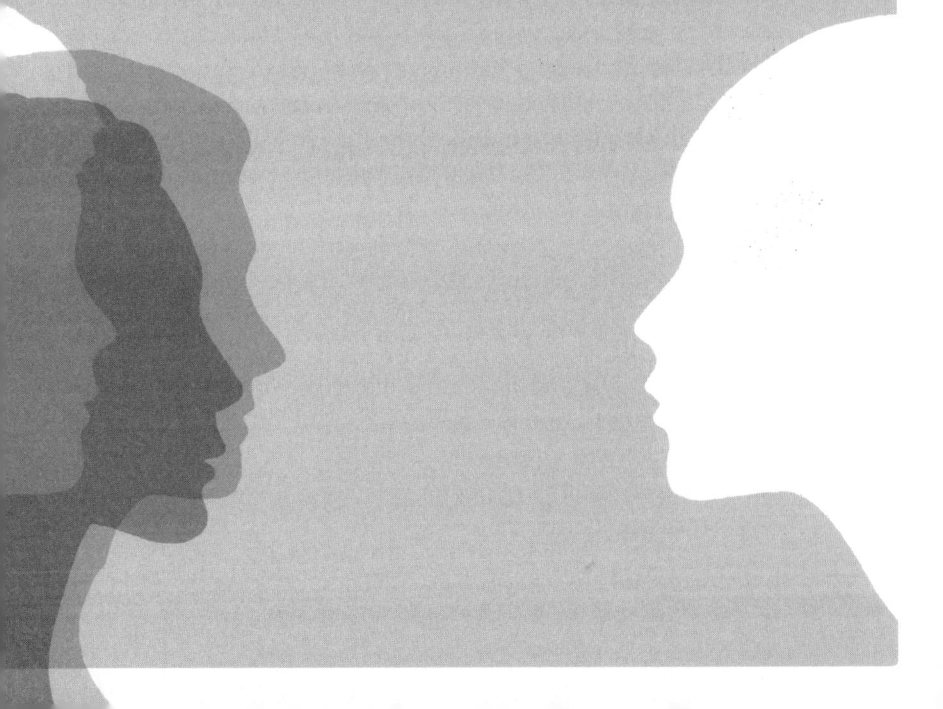

Kapitel 6

Vergeben Sie sich und anderen

Meine wundervolle Schwester Ellie, die ich sehr liebe, lebt in Chicago und ist Mitglied einer gemeinnützigen Organisation, die sich selbstlos für andere Menschen einsetzt. Auch ich wollte einen Beitrag leisten und spendete im Rahmen einer Auktion eine Rückführungssitzung. Wie Ellie mir danach berichtete, wurde großes Interesse an meinem Angebot bekundet, und die Gewinnerin wollte sich direkt bei mir melden. Ich wusste: Die Gewinnerin, wer immer es sei, würde sich mit mir genau dann in Verbindung setzen, wenn die Zeit dafür reif war.

Monate zogen ins Land. Ellie war mit ihrem zweiten Kind schwanger, die Geburt stand kurz bevor. Deshalb reiste ich nach Chicago, um bei meiner Familie zu sein und die freudige Geburt meiner Nichte mitzuerleben. An dem Tag, als ich in Chicago ankam, erhielt ich eine E-Mail von Lisa (von der in diesem Buch schon die Rede war). Sie hatte die Auktion gewonnen und wollte jetzt einen Termin mit mir vereinbaren.

Das Timing war perfekt! Ich war gerade vor Ort in Chicago, war zeitlich nicht verplant, sodass wir uns persönlich kennenlernen konnten.

Lisa, eine sehr hübsche Frau Anfang dreißig mit blonden Haaren und blauen Augen, war eine perfekte Kombination aus aufgeweckter Intelligenz und spiritueller Offenheit. Sie war im Mittleren Westen aufgewachsen und hatte eine der besonders angesehenen amerikanischen Universitäten besucht. Zu Beginn ihrer beruflichen Laufbahn war sie im Marketing tätig, aber das hatte sie nicht wirklich befriedigt, und so wurde sie Lehrerin.

Als Teenager fühlte sich Lisa in ihrem Körper, der immer weiblichere Formen annahm, sehr unwohl, wie in einer nassen Jeanshose, die man nur ausziehen will. Als sie 16 war, ging ihre Familie einmal zum Abendessen in ein Fondue-Lokal. An diesem Abend aßen alle zu viel, und zu Hause versuchten sie sich zu übergeben, um sich wieder besser zu fühlen. An diesem Abend lernte Lisa, wie sie ihren Körper, den sie so hasste, unter Kontrolle halten konnte, und das war der Anfang ihrer unglaublich problembeladenen Beziehung zum Essen.

Seit 15 Jahren waren Mahlzeiten für Lisa mit großer Angst besetzt. Sie hatte eine Therapie gemacht und alles Mögliche ausprobiert, um mit dem Problem klarzukommen, doch bis auf eine kurze Zeit hatte sie sich nie wirklich gesund und ganz gefühlt. Lisa und ihr Ehemann hatten versucht, eine Familie zu gründen, aber Lisa hatte mehrere Fehlgeburten. Das wunderte mich nicht; wie soll ein Körper, dem so viel Hass entgegengebracht wird, etwas erschaffen, das so sehr erwünscht ist? Lisas körperliche Probleme waren wie ein unheilverkündender Schatten, den sie nicht loswerden konnte. Ich wusste, dass ihr unsere Sitzung Antworten schenken und Heilung ermöglichen konnte, und riet ihr, die Rückführung vertrauensvoll und offen anzugehen.

In der Sitzung verband sich Lisa mit mehreren Gegenstücken. Wie bereits beschrieben, erlebte sie sich als Bürgerrechtsanwältin und hatte gelernt, wie wichtig es war, eine Familie und Freunde zu haben, die man lieben und denen man sich mitteilen konnte. Aber sie sah auch ein anderes, starkes Leben als männlicher Bankangestellter zu Beginn des 20. Jahrhunderts, und das war eine Geschichte, die warnend aufzeigt, was fehlende Vergebung anrichten kann.

Der Banker lebte in London und hatte alles, was man sich nur wünschen konnte – Geld, eine Familie, einen angesehenen Job –, aber er war voller Wut. Lisa sah sein Leben bis zu seinem Tod in den 1930-er Jahren an sich vorüberziehen und erzählte, wie es seinem Körper wegen dieser ganzen Wut immer schlechter ging – er verfiel von innen heraus. Er konnte anderen Menschen nicht vergeben, ebenso wenig wie sich selbst. Er hielt einfach an seiner Negativität fest.

Offensichtlich birgt eine solch negative geistige Haltung die Gefahr, dass es dem Körper immer schlechter geht und Krankheiten entstehen. Wie der Banker sagte: »Das Atmen bereitet Schwierigkeiten, weil es so hohl ist. [Die Wut] saß so lang darin fest, dass sie einfach alles ausgeräumt hat. Sie tut auch meinen Organen weh. Das ist eine sehr körperliche Zerstörung. Alles scheint innerlich geschrumpft und verschrumpelt zu sein.«

Meiner Meinung nach verband Lisa sich mit diesem Leben, um sich bewusst zu machen, was ihr Hass auf ihren Körper anrichten konnte. Aber es bestand noch ein weiteres Risiko, zwar subtiler, aber genauso schädigend: Sie lief Gefahr, sich wegen ihrer Essstörung und ihres Selbstbildes von der Familie zu entfernen. Da sie sich nicht liebte, schuf sie eine Barriere, mit der sie sich von der Liebe ihrer Familie und der Erfahrung dieser Liebe abgrenzte.

Auf meine Frage, was sie aus dem Leben ihres Banker-Gegenlebens für sich mitnähme, antwortete sie: »Was hängen bleibt ist, mit welcher Macht, Intensität und mit wie viel Gift uns Wut überrollen kann. Wenn wir nicht aufpassen, wächst sie immer weiter, vor allem wenn im Bewusstsein der betreffenden Person Platz für Negatives ist. Wo es keine Liebe, Verbundenheit und Beziehungen gibt, wuchert die Wut wie Unkraut. Bei der Wut müssen wir sehr aufpassen, bei der Liebe dagegen müssen wir uns keinerlei Sorgen machen, ja es ist sogar wichtig, möglichst viel davon weiterzugeben, vor allem dort, wo es an Liebe mangelt.«

Das sind wahrhaft weise Worte! Darüber sollten wir alle meditieren und diese Weisheit in unserem Leben umsetzen. Doch wie ziehen wir das Unkraut der Wut mitsamt den Wurzeln heraus? Wie können wir unsere Liebe immer freier und stärker fließen lassen? Die Antwort, die ich gefunden habe, lautet: durch Verzeihen.

Wut, Groll und die Schuldzuweisungen, die wir in uns tragen, beeinflussen uns stärker als die Menschen, auf die wir wütend sind. Mit Hass, Bitterkeit und rachsüchtigen Gedanken verletzen wir uns selbst. Solche Gedanken und Energien schwächen uns, führen im Körper zu Krankheiten und hindern uns daran, voll und ganz im gegenwärtigen Moment zu sein, uns kraftvoll zu fühlen und das Leben zu erschaffen, das wir uns wünschen. Verzeihen heißt, diese Gedanken loszulassen. Durch den Schritt weg von Schuldzuweisungen hin zur Liebe befreien wir uns. Liebevolle Gedanken auszusenden, ist das Heilsamste überhaupt. Wie wir in diesem Kapitel noch sehen werden, ist *Verzeihen eines der wichtigsten Hilfsmittel für spirituelle Entwicklung.* Verzeihen macht den Weg frei von allem, was nicht auf den Pfad gehört, der hinauf zur Einheit mit der Quelle führt.

Lisas Rückführung zeigt uns, wie wichtig es ist, uns selbst und anderen zu verzeihen, und lehrt uns noch etwas anderes: dass es nie zu spät zum Verzeihen ist.

Die Arbeit mit den Gegenstücken

Zeit wird von uns als linear wahrgenommen, und deshalb betrachten wir die Leben unserer Gegenstücke als abgeschlossen. Aber wir haben ja bereits ausführlich darüber gesprochen, dass alle Leben, die unsere Überseele erschaffen hat, immer weitergehen – egal, ob sie im selben Jahr oder im selben Jahrzehnt ablaufen oder viele Jahrhunderte auseinanderliegen.

Alle Leben existieren gleichzeitig im jetzigen Moment, in dem Sie gerade diesen Satz lesen. Leben gehen immer weiter, und deshalb ist die Geschichte eines Lebens nie »abgeschlossen«. Jeder Augenblick eines jeden Lebens lässt Raum für Interpretation, neue Möglichkeiten, neue Entscheidungen und neue Resultate.

Wenn meine Klienten das Leben eines Gegenstücks bereisen und es mir beschreiben, erleben sie lediglich einen der möglichen Abläufe der Geschichte, eine der Wahrscheinlichkeiten dieses Lebens. Dieses Konzept mag für den einen oder anderen schwer verständlich sein. Falls auch Sie sich damit schwertun, denken Sie nicht allzu lange darüber nach; im Moment sollten Sie nur wissen, dass Sie die Macht haben, Ihren Gegenstücken Liebe, heilende Gedanken, Weisheit und andere Sichtweisen zu senden. Sie und Ihre Gegenstücke haben dieselbe Seelenfrequenz, denn Sie sind von derselben Überseele erschaffen worden. Deshalb können Sie auch von Natur aus auf der Stelle mit ihnen in Verbindung treten.

Wenn Sie beispielsweise bei einer Rückführung ein traumatisches anderes Leben erfahren haben, ist das nur ein mögliches Ergebnis dieses Lebens. Sie können Ihrem Gegenstück mitteilen, dass es andere Möglichkeiten und Wege gibt. Senden Sie ihm Liebe und Licht. Senden Sie ihm Frieden.

Bei Lisas Rückführung fragte ich den Banker, wie sein Leben hätte anders verlaufen können. Er antwortete: »Mir kam der Gedanke, es könnte anders sein, wenn ich einfach einen Schalter umlegen könnte. Meinem Gefühl nach ist das möglich, aber ich weiß nicht, wie das gehen soll.«

Ein paar Tage später schickte ich Lisa eine E-Mail und bat sie, ihrem Gegenstück beim Meditieren Gefühle der Liebe und Hoffnung zu senden und so für ihn den Schalter umzulegen. Und es dauerte gar nicht lange, da meldete sie sich bei mir: »Durch deinen Vorschlag, ihm positive, heilende Energie zu senden, wurde bei mir ein Schalter umgelegt«, erzählte sie. Meine Bemerkung erinnerte sie anscheinend daran, dass in einer scheinbar abgeschlossenen Lebensgeschichte immer neues Potenzial auftauchen kann.

Für uns haben Möglichkeiten, die sich manifestieren können, immer mit der Zukunft zu tun. Doch wenn Zeit gleichzeitig abläuft und sich das Leben eines Seelen-Gegenstücks in der Gegenwart entfaltet, könnte eine andere Entscheidung in diesem Leben zu einem anderen Ergebnis führen – und das Leben würde anders ausgehen als in der Version, die Lisa bewusst geworden war.

»Mir war gar nicht der Gedanke gekommen, er würde Hilfe benötigen«, sagte sie. »Ich dachte linear und meinte, seine Kämpfe seien zu Ende und würden nicht mehr stattfinden. Es ist schon lustig, wie schnell wir wieder in unseren alten Betriebsmodus wechseln, also die Haltung ›Es geht nur um mich in meinem Körper, und das ist alles, worum ich mich zu kümmern habe‹.«

Lisa beschloss, ihrem Banker-Gegenstück unterstützende, anspornende Gedanken zu senden.

Auch Sie können das jederzeit machen, zum Beispiel, wenn Sie still meditieren oder sooft Sie an dieses Leben denken.

Tala, um die es in der nächsten Geschichte geht, hat genau das getan.

Talas Geschichte

Manchmal entsteht das dringende Bedürfnis, einem Gegenstück zu helfen, ganz spontan. Meiner Klientin Tala war die Vorstellung von Seelen-Gegenstücken, die sich gegenseitig unterstützen, noch nie in den Sinn gekommen, aber als ihr Gegenstück emotional in Aufruhr geriet, ließ sie sich von ihrer angeborenen inneren Weisheit leiten.

Tala erlebte ein Leben als Farmer namens Bob, dessen geliebte Frau im Sterben lag. Er betete zu Gott, er möge sie erretten, aber sie starb. Bob fühlte sich von Gott im Stich gelassen und war verbittert; irgendwie fühlte er sich auch für den Tod seiner Frau verantwortlich. Als sie das hörte, begann Tala, ihr Gegenstück direkt anzusprechen, erzählte ihm vom Loslassen, von Liebe und Verzeihen.

Tala: Farmer Bob, du hast nichts falsch gemacht. Du hast deine Frau so sehr geliebt. Du hast nichts falsch gemacht. Du musst dir verzeihen. Du musst dir unbedingt verzeihen! Bitte, tu das für mich! Für dich! Farmer Bob, du kannst dir verzeihen. Ihre Zeit war abgelaufen. Aber du, Farmer Bob, kannst leben. Sie lebt in dir weiter. Für immer. Sie ist immer bei dir. Auch sie liebt dich sehr. Und jetzt spürst du es. Du spürst es, Farmer Bob. Ich sehe, wie du lächelst! Jetzt ist es in Ordnung.

Als Tala aus der Trance kam, fragte ich sie, was sie dazu veranlasst hatte, Farmer Bobs Heilung zu unterstützen. Sie sagte nur: »Wenn er heilt, dann bin ich auch geheilt.«

Wir alle haben an Tagen größter Dunkelheit schon Augenblicke voller Hoffnung und Licht erlebt. Und wer weiß? Vielleicht wurde das von einem Gegenstück bewirkt, das in uns den Schalter umgelegt hat – uns drängte, zu verzeihen, und uns mit seiner Liebe und heilenden Kraft unterstützte. Helfen auch Sie Ihren Gegenstücken! Senden Sie ihnen Liebe und Güte. Ermutigen Sie sie, sich selbst und allen anderen zu verzeihen. Wer weiß, welche neuen Möglichkeiten sich durch Ihre Energie auftun?!

Wie wichtig es ist, sich selbst zu verzeihen

Wir wissen alle, wie wichtig es ist, anderen, die uns Unrecht getan haben, zu verzeihen. Für die meisten Menschen ist Vergebung eine Herausforderung, aber wenn wir es schaffen, fühlen wir uns leichter und befreiter, machen unseren Frieden damit und können im Leben voranschreiten, anstatt weiterhin Opfer von Menschen und Umständen zu sein.

Und warum ist Verzeihen so schwer? Zunächst einmal, weil wir meinen, es müsste schwierig sein. Das ist ein kulturelles Glaubensmuster: »Wir wissen doch alle, wie schwer es ist zu verzeihen, warum also sollte es mir anders damit gehen?« Wir entscheiden uns, an unserem verletzten Ego festzuhalten, den traurigen Geschichten, die wir erzählen, denn alle anderen machen es ja auch so, und wir denken, so sei es richtig. Es bringt uns überhaupt nichts, aber wir machen einfach so weiter.

Dabei ist Lösung ganz einfach. Sagen Sie sich: »Es ist einfach, zu verzeihen!« Das ist ein gutes Glaubensmuster, halten Sie es also als Ihre Wahrheit fest. Sie entstammen einem Ort des Einsseins, einem Ort, an dem es für Sie keinen Grund gibt, von irgendjemandem getrennt zu sein. Ihr Wesen ist von Natur aus auf Vergebung ausgerichtet, denn Sie müssen keinen Teil Ihrer selbst bestrafen.

Der zweite Grund für die Schwierigkeit mit dem Verzeihen ist unser Fokus auf dem ersten Schritt des Prozesses – nämlich dem anderen zu verzeihen. Uns wurde nie gesagt, wie wichtig es ist, auch *uns selbst* zu verzeihen. Vergebung ist eine Medaille mit zwei Seiten und niemals vollständig und abgeschlossen, solange wir nur anderen Menschen verzeihen.

Nach dem Leben als Banker erlebte Lisa ein Leben als Kelly, eine schöne, »mädchenhafte« 16-Jährige in den 1950-er Jahren. Sie hatte einen Freund namens Jim. Ihr Leben endete tragisch und viel zu früh. Lisa sah Kelly eines Abends auf dem Rücksitz von Jims Auto. Eigentlich war ein Besuch im Autokino geplant, aber dann fuhren sie stattdessen in den Wald und wollten zum ersten Mal Sex haben. Doch zu spät überlegte Kelly es sich anders und geriet in Panik. Jim wollte sie beruhigen, aber sie dachte, er wolle sie dazu zwingen. Bei seinem Versuch, sie zu beruhigen, brach er ihr versehentlich das Genick und tötete sie.

Voller Panik bat Jim Kellys Bruder um Hilfe. Gemeinsam begruben sie Kellys Leiche und logen ihren Eltern etwas vor. Kellys Überreste wurden nie gefunden.

Lisa sah sich als Kelly, wie sie als körperloser Geist in der Küche stand und ein Gespräch zwischen ihrem Bruder und ihren Eltern anhörte. Sie konnte nicht glauben, welche Lügen ihr Bruder über ihren Tod verbreitete – und ihre Eltern schienen ihm zu glauben. Als sie genug gehört hatte, stürmte sie aus dem Haus.

Doch als sie die Schwelle des Hauses überschritt, passierte etwas Interessantes: In diesem Augenblick entschied sich Kellys Geist, Jim, ihrem Bruder und ihren Eltern zu verzeihen. Lisa fühlte sich auf der Stelle viel leichter.

Als ich danach mit Lisas Höherem Selbst sprach, bat ich, mir mehr darüber mitzuteilen, was in diesem Moment des Verzeihens passiert war:

Lisas Höheres Selbst:
Auf spiritueller Ebene geschieht Verzeihen sofort.

Mira: Warum sofort? Wodurch geschieht es sofort?

Lisas Höheres Selbst:
Spirit hat nicht die Absicht, sich selbst zu bestrafen. Denn wir alle sind Teil voneinander.

Als ich das hörte, erfüllte mich große Freude. Ich hatte wirklich das Gefühl, ein Engelschor würde eine himmlische Melodie in meinem Kopf singen! Spirit hat nicht die Absicht, sich selbst zu bestrafen. Denn wir alle sind Teil voneinander. Deshalb ist Vergebung im »Leben nach dem Tod« bzw. im sogenannten »Jenseits« etwas, das sofort passiert.

Mir gingen eine Million Gedanken durch den Kopf. Unter anderem war ich dankbar für dieses tiefgreifende Verständnis, das mir zuteilwurde. Und ich verspürte den Wunsch, anderen zu sagen, dass es wirklich wichtig ist, uns nicht mehr gegenseitig zu verletzen und uns stattdessen zu verzeihen.

Lisas Höheres Selbst:

Wenn du etwas verzeihst, ist es wirklich vorbei. Etwas wirklich zu verzeihen, ist etwas sehr Schwieriges für den rationalen Verstand des Menschen. Du sagst zwar, du verzeihst jemandem, aber der Mensch neigt anscheinend dazu, doch einen Teil davon zurückzubehalten, damit wir etwas daraus lernen, mehr auf der Hut sind, so nach dem Motto: »Ja, ja, ich verzeihe dir, aber du wirst schon sehen, was du davon hast.« Das ist etwas sehr Menschliches. Doch wenn wir wirklich verzeihen, ist es vorbei. Du verzeihst diesem Menschen und lässt etwas los, was du nicht mehr mit dir herumzutragen brauchst.

In der Theorie ist dieses Wissen ganz einfach zu verstehen, aber es in die Praxis umzusetzen, ist außerordentlich schwierig. Deshalb beten viele Menschen wohl auch um die Stärke, auf spiritueller Ebene zu verzeihen – denn auf spiritueller Ebene ist es einfacher. Das bedeutet nicht, zu vergessen, dass da mal etwas passiert ist. Du bewertest es einfach nicht mehr. Ja, da ist etwas passiert, und das ist Teil deiner Vergangenheit. Aber du verzeihst der Person, und deshalb wird es nicht mehr als »gut« oder »schlecht« bewertet. Es ist vergeben. Etwas passiert, und es ist vorbei.

Mira: Es wird also neutralisiert?

Lisas Höheres Selbst:

Genau. Und dabei wird ungeheuer viel Verbundenheit praktiziert. Noch einmal: Es geht nicht um den einen gegen den anderen; das führt zur Abspaltung. Verzeihen ist eigentlich ein reines Praktizieren der Verbundenheit.

Diese Worte von Lisas Höherem Selbst dienen als ein wichtiger Schlüssel, um zu verstehen, warum Verzeihen so viel Macht hat. Durch Verzeihen können wir die Bitterkeit, Wut und Schuldzuweisungen loslassen, die uns voneinander getrennt halten, und uns stattdessen miteinander verbinden. Haben wir im Kopf erst einmal verstanden, warum vollständiges Verzeihen so wichtig ist, können wir leichter und ohne Vorbehalte loslassen. Verzeihen ist wahrhaftig der Weg zur Einheit.

Wie Lisa erzählte, spürte sie, dass Kelly beim Verlassen der Szene energetisch – seelisch – auf eine »andere Ebene« wechselte. Ich bat ihr Höheres Selbst um weitere Informationen:

Lisas Höheres Selbst:

Wenn wir von einem Leben zum nächsten, ja von einem Augenblick zum nächsten gehen, nimmt unsere Seele Emotionen mit. Reiner Geist, Spirit, ist die Verbindung zu dieser größeren Liebe und sonst nichts. Dieses andere [emotionale] Zeug ist Schwere, ist die Übelkeit im Bauch, die Leere, Einsamkeit, das Gefühl, keine Verbindung zu haben. Je mehr von dieser Energie wir loslassen können, desto höher schwingt sich Spirit, immer näher [hin zur Einheit], und aus menschlicher Sicht sieht das schlecht aus. Wir wollen diese Person, die wir sind, nicht loslassen. Doch indem wir alles [diese negativen Emotionen] loslassen, werden wir glücklicher, sind erfüllter, mehr mit allem verbunden. Durch Verzeihen lässt du diese negativen Energien vollständig los.

Hätte Kelly dieses Leben verlassen und dabei weiterhin energetisch darauf bestanden, zu ihrem Recht zu kommen bzw. zu hassen und das Gefühl zu haben, das sei ungerecht, hätten diese Energien in einem anderen Leben ausgeglichen werden müssen.

Ich habe das Bild eines Behälters mit überwiegend weißen Murmeln vor mir, mit ein paar schwarzen Murmeln, die für dieses negative Zeug stehen. Zu Beginn des Lebens ist nicht ganz klar, woher die schwarzen Murmeln kommen oder warum du sie behalten willst, aber sie sind nun mal da. Doch mit der Zeit und mit der Übung, durch so etwas wie diese Sitzung, kannst du etwas damit anfangen, verstehen, woher sie kommen, und sie loslassen.

Mira: Wenn Lisa verzeihen kann, sinkt dann die Wahrscheinlichkeit, dass sie sich in einem zukünftigen Leben mit diesen Seelen erneut verbinden muss, um das Thema des Verzeihens zu bearbeiten?

Lisas Höheres Selbst:
Ja. Ganz so einfach ist es allerdings nicht. Ich komme noch einmal auf das Bild mit den weißen Murmeln zurück. Wie viele schwarze Murmeln hast du in dieses Leben mitgebracht? Wie viele waren es, als du gegangen bist? Wenn du in diesem Leben viel Positives bewirkt hast, ist es einfacher, noch verbleibende Negativität loszulassen, zu verzeihen. Denn letztendlich kannst du nichts vortäuschen. Wenn du gehst, ist das ein Augenblick größter Ehrlichkeit. Die Energie dieses Lebens kann über nichts Lügen erzählen. Sie kann sich nicht selbst austricksen.

Lisas Höheres Selbst betonte, wie wichtig es für Lisa war, sich selbst zu verzeihen. Ein Teil von ihr gab ihrem Körper die Schuld daran, wie sie als Kelly zu Tode gekommen war. Wäre sie nicht so attraktiv und begehrenswert gewesen, hätte Jim sie womöglich nicht umgebracht. Deshalb musste sie sich und ihrem Körper aus diesem Leben als Kelly verzeihen, ebenso wie für all die vielen Kleinigkeiten, die sie in sich in diesem Leben gespeichert und festgehalten hatte. Wie das Höhere Selbst sagte, »häufte« Lisa die Negativität gegen sich auf, und diese gespeicherte Negativität erzeugte in Lisa emotionale und energetische Schwere.

Das Höhere Selbst sprach dabei einen sehr wichtigen Punkt an. Die Lektion des Verzeihens besteht aus zwei gleich wichtigen Aspekten: zum einen anderen zu vergeben, die uns unserer Wahrnehmung nach verletzt haben, und zum anderen uns selbst zu vergeben. Zusammengenommen können wir dadurch jegliche Anhaftungen komplett loslassen und wieder zur Liebe und Einheit zurückkehren. Wie das Höhere Selbst betonte, konnte Lisa anderen Menschen sehr gut vergeben, denn sie hegte keinen Groll. Aber es riet ihr auch, sich selbst zu verzeihen. Auf dem Weg hin zur Heilung ist es ebenfalls sehr wichtig, jegliche Selbstanklage loszulassen. Die Übung »Der Prozess des Vergebens« gegen Ende dieses Kapitels zeigt, wie das geht.

Ich bat das Höhere Selbst, mir mehr darüber zu sagen, warum Lisa sich selbst verzeihen musste:

Lisas Höheres Selbst:

> Wenn eine Seele das individuelle Leben verlässt, nimmt sie einen Teil der emotionalen Energie dieses Lebens mit sich. Kelly konnte zwar Jim, ihrem Bruder und ihren Eltern verzeihen, aber nur weil sie sich selbst für das Geschehene verantwortlich machte. Die Abmachung war so etwas wie »Ich verzeihe ihnen und nehme die Schuld auf mich«. Das war gar nicht notwendig, aber es passierte in diesem Moment so. Sie hatte das Gefühl, ihr Körper sei schuld daran gewesen. So konnte ihre Seele die Situation verstehen und sie allen anderen so schnell verzeihen. Diese Gefühle wurden mit in dieses Leben herübergenommen.

In unserer gemeinsamen Arbeit durchtrennte Lisa die energetische Verbindung zu Kellys Erfahrung. Sie konnte sich selbst verzeihen und war dadurch in der Lage, ihre Beziehung zu ihrem Körper zu erforschen. Nachdem Lisa erst einmal erkannt hatte, dass sie wegen Kellys Tod Angst vor einem begehrenswerten Körper hatte, war sie bereit, sich auf eine andere Wahl einzulassen und mit ihrem Körper, ihrem Geist und ihrer Seele eine andere Abmachung zu treffen. Diese neue Art des Seins ermöglichte es ihr, in eine Realität zu wechseln, in der sie ihrem Körper Freude und Wertschätzung entgegenbringt.

Suizid und Vergebung

Das Thema »Suizid« kommt häufig zur Sprache, sowohl in meinen Rückführungssitzungen als auch im Gespräch mit Leuten, wenn sie von meiner Tätigkeit erfahren. Im Hinblick auf Vergebung müssen wir über die spirituellen Konsequenzen der Selbsttötung sprechen.

Ich persönlich habe nie daran gedacht, Suizid zu begehen. Zum Glück kenne ich nur Geschichten von Leuten, die *versucht* haben, sich umzubringen; ich selbst kenne niemanden, der es durchgeführt hat. Doch wie Statistiken belegen, ziehen viele Menschen den Ausweg des Suizids in Betracht: Gemäß dem National Survey on Drug Use and Health (Nationale Erhebung über Drogenmissbrauch und Gesundheit) des Jahres 2008 dachten im Vorjahr allein in den Vereinigten Staaten 8,3 Millionen erwachsene Amerikaner ernsthaft daran, sich selbst zu töten; weitere 2,3 Millionen planten ihren Suizid, und 1,1 Millionen unternahmen tatsächlich den Versuch. Laut Weltgesundheitsorganisation ist Suizid in manchen Ländern eine der drei häufigsten Todesursachen für die Gruppe der 15- bis 44-Jährigen. Schätzungsweise unternehmen weltweit zwischen 10 und 20 Millionen Menschen jährlich den Versuch, sich umzubringen.

Diese Zahlen sind herzzerreißend. Das Leben ist ein geheiligter Prozess des Werdens; durch unser Leben geben wir Allem-was-ist die Möglichkeit, sich auszudehnen und sich selbst durch die einzigartige Sichtweise unseres Lebens kennenzulernen. Wer einen Suizid für sich in Betracht zieht, kann seinen Wert in den Augen des Schöpfers nicht erkennen. Solche Menschen sind in Zweifeln, Ängsten, Unsicherheiten und dem überwältigenden Gefühl verstrickt, keine andere Wahl zu haben. Und doch beweist genau der

Akt, die Fähigkeit, seinem physischen Leben ein Ende zu setzen, dass wir die komplette Kontrolle haben. Wir kontrollieren nicht nur unseren Körper, sondern auch, wie wir Leben erschaffen und es erfahren.

Man könnte argumentieren, jeder habe das Recht, Selbstmord zu begehen; ist nicht das Konzept des freien Willens ein Grundsatz der Existenz? Ja, das stimmt. Wir haben die Wahl, zu leben oder zu sterben. Es gibt allerdings einen sehr wichtigen Unterschied zwischen Sterben, weil unsere Zeit auf der Erde vorbei ist, und der absichtlichen Entscheidung, seinem Leben aus Verzweiflung ein Ende zu setzen.

Eine Seele inkarniert erneut, weil sie bestimmte Lektionen kreieren, lernen und erfahren möchte. Sie wird um die einzigartigen Sichtweisen und Erfahrungen reicher, die sie während ihrer Zeit auf der Erde kreiert. Das Höhere Selbst der Person weiß in dieser Zeit der physischen Manifestation ganz genau, wann die Ziele der Seele erreicht worden sind. Sobald die Seele diese Lektionen gelernt hat, ist sie bereit, wieder in den Zustand nicht-physischen Seins zurückzukehren. Sogar der Akt des Sterbens ist eine Lernchance.

Suizidgefährdete Menschen erkennen meistens nicht, dass der Tod nichts weiter ist als eine Transformation, ein Übergang von einem Zustand in einen anderen. In dem Moment, da die spirituelle Seele den physischen Körper verlässt, wird sie wieder zu etwas Grenzenlosem und Unendlichem. Sie erinnert sich daran, warum sie sich für dieses Leben diese Umstände ausgesucht hat, und sieht sehr klar, wie wichtig es war, diese Herausforderungen anzugehen, anstatt vor ihnen davonzulaufen. Sie versteht, dass sie versagt hat, indem sie sich selbst der physischen Realität entzogen hat und den Wahlmöglichkeiten, für die sie sich vor der Inkarnation entschieden hat, nicht nachgekommen ist; deshalb reinkarniert die Seele meist sofort wieder in eine Situation, die derjenigen ähnelt, vor der sie geflohen ist.

Werden wir von schwierigen Emotionen geplagt, dann besteht die wahre Lösung darin, diese Emotionen loszulassen und uns selbst und anderen zu vergeben.

Eine Sitzung mit einer Klientin namens Tamara zeigt beispielhaft, warum emotionale Heilung durch Verzeihen bzw. Vergeben so wichtig ist.

Tamara war eine sehr attraktive Frau voller Anmut und Eleganz. Sie wuchs als Kind von Immigranten in Los Angeles auf, und ihre Familie hatte so einige Schwierigkeiten. Als Teenager entdeckte sie, wie einfach sie den Schmerz ihrer Ängste, Probleme und Unsicherheiten mit Drogen und Alkohol betäuben konnte. Ihr Leben drehte sich um Partys und Rock 'n' Roll, und bevor sie wusste, wie ihr geschah, waren ein paar Jahrzehnte vergangen. Ganz nüchtern sagte sie mir, sie sei drogenabhängig, sprach von Heroin, Marihuana und Methadon, behauptete aber auch, das sei alles vorbei.

Einige Monate bevor wir unsere Verabredung hatten, hatte sich ihr Leben drastisch geändert. Sie war in eine andere Stadt gezogen, weit weg von Familie und Freunden. Drogen und Alkohol reizten sie nicht mehr. Sie öffnete sich dem Prozess der Selbsterkenntnis und des Verzeihens, war begeistert über ihre Entwicklung und hatte eine Sitzung mit mir vereinbart, weil sie verstehen wollte, was das alles bedeutete.

Während der Rückführung erlebte Tamara ein Leben als junger Mann, der sich offen zu dem bekannte, was er für wahr hielt. Er war mutig und nicht daran interessiert, was andere dachten. Wegen seiner Überzeugungen wurde er zu lebenslanger Haft verurteilt. Das Gefängnis war eine dunkle, feuchte Höhle; er konnte sich nicht vorstellen, den Rest seines Lebens dort zu verbringen. Um dem zu entkommen, erdrosselte er sich mit den Ketten, die um seine Arme gebunden waren.

Im Gespräch mit Tamaras Höherem Selbst stellte ich Fragen über das Thema »Selbsttötung«:

Mira: Was passiert mit Leuten, wenn sie sich selbst umbringen?

Tamaras Höheres Selbst:
Sie müssen zurückkommen und in der »Hölle« leben, ohne Suizid zu begehen, um das Leben zu Ende zu führen. Sie müs-

sen ihre Probleme und Schwierigkeiten durchleben. Sie müssen lernen. Du musst lernen. Du musst das durchziehen. Du musst das hinter dich bringen. Du musst alles lernen. Und du musst es loslassen. Nur darum geht es.

Mira: Wären die Probleme im nächsten Leben ähnlich wie in dem Leben, das die betreffende Person durch Suizid beendet hat, oder wären es andere Probleme?

Tamaras Höheres Selbst:
Es sind andere [an der Oberfläche], aber die Saat ist da. Das gleiche Thema präsentiert sich in anderer Form. Die Lektion muss einfach gelernt werden. Und diese Lektion ist nicht gelernt worden.

Ich fragte das Höhere Selbst, warum Tamara genau dieses Leben durchlebte, und die Antwort war: »Flucht ist keine Lösung. Du kannst nicht entkommen. Du kannst nicht meinen, du könntest deinem Schicksal entkommen, dem, was du durchleben musst. Es folgt dir, bis du es auflöst.«

Ich fragte, wie Tamara sich und anderen verzeihen und in ihrem Leben weiterkommen könnte.

»Indem sie es sich anschaut«, lautete die Antwort. »Indem sie es fühlt und lebt und auflöst. Und es dann loslässt. So geht das. Das sind die Schritte.«

Wie das Höhere Selbst eingestand, war für Tamara die Aufgabe nicht leicht, eben nicht davonzulaufen, sondern ihre eigene Wahrheit zu leben. Doch sie war auf dem richtigen Weg, und das war ermutigend.

Wir leben in einem Universum, das uns wohlgesinnt ist. Unser Schöpfer ist die Essenz reiner, bedingungsloser Liebe. Unser Schöpfer liebt uns alle so sehr, dass er uns aus Liebe *vergessen* lässt, wie sehr wir geliebt werden. Aus Liebe lässt er uns die Erfahrung machen, vergessen, vernachlässigt und alles andere als vollkommen zu sein, wenn wir uns entscheiden, uns auf diese Weise kennenzulernen. Aber wir werden immer geliebt und unterstützt – ob wir das nun wissen oder nicht.

•••

Wenn es stimmt, dass wir zeitlose Wesen sind und uns auf ewig so oft reinkarnieren können, bis wir unsere Lektionen zu unserer Zufriedenheit gelernt haben, dann stellt sich die Frage: Warum Suizid begehen? Wenn wir wissen, dass unser Leiden nicht zu Ende ist, indem wir unserem Leben ein Ende setzen, und dass wir uns mit fast hundertprozentiger Sicherheit erneut in ähnliche Umstände inkarnieren wie jene, die wir umgehen wollten – dann wäre es doch sinnvoller, uns diesen Herausforderungen jetzt zu stellen, so gut wir es eben können.

In den dunkelsten Momenten, wenn gar nichts anderes mehr hilft, könnten Sie sich mit folgendem Mantra Mut machen: »Es wird nicht immer so sein.« Damit munterte mich mein Vater, Manol Pasliev, immer auf, wenn es nicht gut aussah. In seiner Weisheit machte er mir Hoffnung, indem er mich daran erinnerte, dass Wandel das einzig Konstante in unserem Leben ist.

Die Seele ist ewig. Auch wenn Ihnen Suizid noch nie in den Sinn gekommen ist, möchte ich Sie bitten, sich über diese Ideen mit Freunden und Familie auszutauschen. Gemeinsam können wir die Dunkelheit des Tabus vertreiben und Millionen von Menschen Licht bringen, indem sie hören, dass Suizid keine Lösung ist. Die Kraft dieser Lektion geht über ein direktes Umdenken im Hinblick auf Selbsttötung hinaus. Sie gibt uns Kraft in allen Aspekten unseres Lebens.

Der wahre Schlüssel zum Verändern sämtlicher unangenehmer Situationen liegt im Verzeihen. Durch Verzeihen verstehen Sie, dass Sie kein Opfer von irgendetwas da draußen sind; Sie haben Macht über Ihr Leben. Machen Sie sich Ihre großartige Herrlichkeit bewusst. Und machen Sie sich klar: Sie sind jetzt, in diesem Moment, sehr, sehr mächtig. Obgleich Sie mit Umständen konfrontiert sind, die Ihnen nicht in den Kram passen, haben Sie die Macht, Ihr Leben zu verändern, ohne sich selbst oder anderen Schaden zuzufügen.

Vergebung auf die erleuchtete Art

Passiert etwas Beunruhigendes, dann ist der Wunsch, seine Verletzung zum Ausdruck bringen zu wollen, etwas ganz Natürliches. Tun Sie alles in Ihrer Macht Stehende, um Ihre Lage zu verbessern und den Schmerz zu heilen! Unternehmen Sie etwas, um dem Unrecht Einhalt zu gebieten, suchen Sie Hilfe, um heilen zu können, drücken Sie Ihre Gefühle so aus, dass Sie sie loslassen können!

Aber ich möchte Ihnen auch noch etwas vorschlagen, an das Sie womöglich nicht gedacht haben: Trennen Sie die Tat vom Täter. Verurteilen Sie die Tat, aber nicht die Person, die Ihnen Schaden zugefügt hat. Denn wenn Sie die Person verurteilen, tragen Sie dazu bei, dass Trennung und Abspaltung erfahren werden.

Wissen Sie noch, was Lisas Höheres Selbst gesagt hat? »Spirit hat nicht die Absicht, sich selbst zu bestrafen. Denn wir alle sind Teil voneinander.« Mit dem reinigenden Werkzeug der Vergebung können Sie zur Einheit und zu innerem Frieden zurückfinden.

Lassen Sie den Schmerz los, beseitigen Sie das Unrecht, aber versuchen Sie nicht, die Person zu bekämpfen oder anzugreifen. Machen Sie sich lieber daran, ihre Motive zu ergründen, in dem Wissen, dass jedes Unrecht und jede Missetat im Grunde einem Gefühl der Ohnmacht entspringt – der Unfähigkeit, das Gewünschte zu kreieren, ohne sich selbst und andere zu verletzen. Auch die Person, die Ihnen Unrecht zugefügt hat, ist eine Seele, die auf der Erde ist, um zu lernen. Erkennen Sie, wie klein und verängstigt sie ist, wie auch sie an Geschichten festhält, denen es an Verzeihen mangelt. Verstehen Sie ihre Motive, nicht um ihr Verhalten zu entschuldigen, sondern um echtes Mitgefühl mit ihr zu empfinden.

Sobald Sie in dieses Mitgefühl gehen, ist die Person, die Ihnen Unrecht getan hat, kein großes, furchteinflößendes Monster mehr, gegen das Sie ankämpfen müssen. Sie ist dann einfach ein ängstliches Kind, das nicht weiß, wie mächtig es ist.

Sobald Sie mit einem anderen Menschen Mitgefühl haben, sind Sie nur noch wenige Zentimeter vom Vergeben aus ganzem Herzen entfernt …, und dann lassen Sie einfach los. Verzeihen Sie nicht, weil die andere Person Ihre Verzeihung verdient, sondern weil Sie es verdient haben, im Frieden zu sein. Verzeihen Sie, weil Ihre Selbstliebe größer ist als das Bedürfnis, »recht« zu haben.

Ich möchte Ihnen an dieser Stelle drei kurze Sätze meiner Lehrerin Dolores Cannon mitgeben. Werden sie mit Intention gesprochen, ist die Macht dieser Worte ungeheuer groß: *Ich vergebe dir. Ich gebe dich frei. Ich lasse dich los.*

Und um sich selbst zu vergeben, können Sie noch folgenden Satz hinzufügen: *Ich vergebe mir.* Dann lautet das Mantra:

Ich vergebe mir.
Ich vergebe dir.
Ich gebe dich frei.
Ich lasse dich los.

Lernen Sie diese Worte auswendig. Machen Sie sie zu Ihrem Gebet und sprechen Sie sie jeden Tag in jeder Situation. Wenn etwas Beunruhigendes hochkommt, lassen Sie nicht zu, dass es sich in Ihnen festsetzt und immer mehr von denselben Erfahrungen anzieht. Sprechen Sie sofort dieses kurze Mantra, entscheiden Sie sich, in diesem Moment loszulassen.

Ich habe ein weiteres Gebet, das ich liebe, weil es die Macht hat, energetisch in ein anderes Universum zu wechseln; es ist von Tabaash, einem spirituellen Lehrer, der von Blair Styra gechannelt wird. Ich verwende dieses Gebet in der Arbeit mit Klienten, die sich selbst und anderen verzeihen müssen. Wenn Sie gerade am Thema des Verzeihens arbeiten, schreiben Sie doch dieses Gebet auf ein Blatt Papier und stecken Sie es in Ihre Brieftasche. Ziehen

Sie es ab und zu heraus und lesen Sie es. Auch wenn Sie das Gebet nur sehen, sobald Sie die Brieftasche aufmachen, und wissen, dass Sie es immer bei sich haben, wird es Sie in Ihrer bevorzugten Realität verankern.

Das besondere Gebet von Tabaash geht so:

Vor *Gott*, dem *Herrn meines Seins*,
mache ich mich leer, Geist, Körper und Seele,
von allem, was mich einschränkt,
von allem, dem ich verhaftet bin,
was mir nicht dienlich ist,
von allem, nach dem ich süchtig bin,
was mir nicht guttut.
Ich bitte um die Vergebung aller Menschen,
die ich verletzt habe
in meinem Leben, in jedem Leben,
auf jegliche Art und Weise.
Ich vergebe allen, die mich verletzt haben
in meinem Leben, in jedem Leben,
auf jegliche Art und Weise.
Und ich vergebe mir selbst für alles,
womit ich mich selbst verletzt habe,
für all die Male, als ich nicht aufmerksam war
in meinem Leben, in jedem Leben,
auf jegliche Art und Weise.
Und jetzt entscheide ich mich,
in Frieden zu sein.
Immer.
Auf allen Wegen.
So sei es.

Übung: Der Prozess des Vergebens

Diese Übung ist hilfreich, wenn es in Ihrem Leben jemanden gibt, der Ihnen Ihrer Meinung nach Unrecht getan hat. In einem ersten Schritt erforschen Sie, welche Verbindungen aus anderen Leben Sie zu diesem Menschen hatten, um verstehen zu können, woher seine Motive stammen. Sobald Ihnen klar ist, wie Sie über unterschiedliche Leben hinweg miteinander verwoben sind, ist es viel einfacher, dieser Person zu verzeihen.

Im ersten Teil des Prozesses müssen Sie sich zurückführen; dafür können Sie das Rückführungsskript aus Anhang A verwenden, es entweder auf einen Tonträger sprechen und dann abspielen oder einen vertrauten Freund bzw. eine enge Freundin bitten, Ihnen das Skript vorzulesen. Auch die geführte Rückführung auf meinem CD-Set »Heilung durch Rückführung und Parallele Leben« kann dafür eingesetzt werden; sie ist erhältlich unter www.mirakelley.de.

Sind Sie bereit, Ihre vergangenen Leben zu erforschen? Dann nehmen Sie sich mindestens 40 Minuten Zeit, in der Sie ungestört sind; Ihr Notizbuch ist zur Hand, damit Sie danach über Ihre Erlebnisse in der Rückführung nachdenken und sie aufschreiben können. Bevor Sie anfangen, erklären Sie Ihre Absicht, ein Leben zu erforschen, das Ihnen beim besseren Verständnis Ihres Problems weiterhilft.

Spielen Sie die Aufnahme ab in dem Vertrauen, dass Ihnen genau das Erforderliche präsentiert wird. Taucht durch die Rückführung eine kathartische Erfahrung auf, lassen Sie sich die nötige Zeit, um das, was Ihnen offenbart wird, zu integrieren. Fließen die Tränen, lassen Sie diese Emotionen zum Ausdruck kommen.

Nach der Rückführung möchten Sie vielleicht etwas aufschreiben oder Zeit zum Nachdenken haben, ein Bad nehmen oder etwas Wasser trinken. Hören Sie auf Ihre Intuition und gehen Sie sanft mit sich um. Sie können die Rückführung und den nachfolgenden Schritt am selben Tag oder an zwei verschiedenen Tagen durchführen. Vertrauen Sie bei Ihrer Entscheidung einfach Ihrer inneren Führung.

Bereiten Sie Ihr Umfeld für diese wichtige Arbeit vor. Sie können zum Beispiel eine Kerze oder ein Räucherstäbchen anzünden, sanfte Musik abspielen oder Ihren Lieblingskristall in die Hand nehmen. Setzen Sie sich an einen bequemen, friedlichen Platz und lassen Sie sich Zeit. Auch die beiden soeben aufgeführten Gebete sollten Sie zur Hand haben: das Mantra des Verzeihens und das besondere Gebet von Tabaash. Lassen Sie sich in aller Ruhe darauf ein, jeden Schritt des Prozesses zu fühlen und zu sehen.

Schließen Sie die Augen und stellen Sie sich vor, wie die bedingungslose Liebe der Quelle machtvoll über Ihren Scheitelpunkt in Sie eintritt, Ihren Geist und Ihre Gedankenmuster von dem Bedürfnis reinigt, an alten Geschichten festzuhalten. Fühlen Sie, wie diese göttliche Liebe durch Ihren ganzen Körper strömt, die in Ihren Körperzellen gespeicherten Erinnerungen auflöst und Ihr Energiefeld reinigt. Mithilfe Ihrer Vorstellungskraft konzentrieren Sie diese bedingungslose Liebe der Quelle im Herzbereich. Spüren Sie, wie sie Ihr Herz durchtränkt und heilt. Sprechen Sie laut das Mantra: »Ich vergebe mir. Ich vergebe dir, … [Ihr Name].« Legen Sie Ihre Intention in diese Worte. Sie können das Mantra ein paarmal wiederholen, bis Sie tief im Herzen spüren, dass Sie sich vergeben haben.

Nun stellen Sie sich den Menschen vor, dem Sie verzeihen möchten, wie er vor Ihnen steht. Spüren Sie, wie der kraftvolle Strahl des göttlichen Lichts und der göttlichen Liebe aus Ihrem Herzen heraus sich mit seinem Herzen verbindet. Wenn Sie der Person zum Abschluss etwas sagen möchten, sprechen Sie es aus. Bringen Sie Ihr Mitgefühl laut zum Ausdruck. Danken Sie diesem Menschen dafür, dass er Sie in Ihrem Leben an einen besseren Ort geführt hat, Ihnen beigebracht hat, wie stark Sie sind.

Atmen Sie dann tief ein und sprechen Sie laut noch einmal das Mantra: »Ich vergebe dir. Ich gebe dich frei. Ich lasse dich los.«

Sprechen Sie jedes einzelne Wort mit Intention aus, und wenn Sie möchten, wiederholen Sie das Mantra ein paarmal.

Nun sehen Sie, wie diese Person vom Licht aufgenommen wird, im Licht verschwindet. Atmen Sie tief ein und spüren Sie die Klarheit und Weite, die innerlich entstanden sind.

Zum Abschluss des Prozesses rezitieren Sie langsam und laut das soeben vorgestellte, besondere Gebet von Tabaash. Jedes einzelne Wort, das Sie aussprechen, meinen Sie auch so …

Sind Sie damit fertig, atmen Sie noch einmal tief ein in dem Wissen, dass es so ist. Das ist Ihr neuer Seinszustand – ein Zustand mit mehr Freiheit und Klarheit.

Vergebung ist Freiheit

Als ich an diesem Kapitel arbeitete, hatte ich eine Sitzung mit einer Frau namens Maria. Sie sah sich bei der Rückführung von ihrer Seelengruppe umringt und spürte zum ersten Mal im Leben eine tiefe Zugehörigkeit. Tränen liefen über ihre Wangen, als sie sah, wie sehr sie geliebt wurde. Marias Seelengruppe sagte ihr, ihr einziger Lebenssinn bestehe darin, einfach sie selbst zu sein, Liebe an die Menschen in ihrem Umfeld auszustrahlen. Leider war sie nicht bereit zu verzeihen, und so konnte sie ihr Licht nicht hell und strahlend aussenden und auch ihr Übergewicht nicht loswerden.

Ihr wurde mit Nachdruck vermittelt, wie wichtig es für sie sei, zu verzeihen. Die Seelengruppe sagte: »Du weißt, wie Vergeben geht. Indem du vergibst, setzt du in dir das Licht frei. Wenn du [an vergangenem Unrecht] festhältst, blockiert du deine Kreativität, deine Fähigkeiten und dein Wissen. Wenn du vergibst, lässt du für alle anderen das Licht scheinen.«

Indem wir vergeben, lösen sich alle Blockaden und Hürden auf. Vergebung verändert die Schwingung. Höhere Schwingungen eröffnen uns Raum für neue Möglichkeiten. Wut und Hass sind graue, dichte Energien. Vergebung setzt frei und reinigt. Durch Vergebung verändern sich unsere Energie und unser Leuchten, ebenso wie die Beziehungen zu anderen Menschen. Wir werden frei, weiterzugehen, und sind Menschen oder Umständen nicht mehr verhaftet. Solange wir ihnen noch nicht vergeben haben, ziehen wir sie mit uns herum wie Ketten, an die wir gefesselt sind. Sobald wir verzeihen, eröffnen sich uns Raum und neue Möglichkeiten, weil wir in eine neue Dimension wechseln und wir wie mit Ballons frei davonfliegen, so wie in dem Film »Oben!« [Anmerkung: Ein computeranimierter Spielfilm über einen Mann, der sein Haus in ein Luftschiff verwandelt, das mittels Tausenden von Heliumballons vom Erdboden abhebt].

Auch meine vorangegangenen Sitzungen mit Lisa vertieften mein Verständnis dahingehend, warum Verzeihen so wichtig ist. Lisas Erleben als Kelly zeigte mir, dass Vergebung eine der wichtigsten spirituellen Praktiken überhaupt ist. Mangelnde Bereitschaft zu verzeihen hält uns davon ab, mit Allem-was-ist eins zu sein und unsere Seele weiter aufsteigen zu lassen. Vergebung ist ein Werkzeug der Reinigung auf unserem Weg hin zur Einheit, erzeugt einen tiefen Frieden und setzt unsere Kreativität frei, sodass wir unser höchstes Potenzial ausleben können.

Sobald wir uns von Wut, Schuldzuweisungen und Hass befreit haben, eröffnen sich uns neue Möglichkeiten, unter anderem die Chance, mit der Zeit herumzuspielen. Das Wissen um die Gleichzeitigkeit der Existenz impliziert sehr interessante Möglichkeiten für unser Leben.

Um diese Themen geht es im nächsten Kapitel. Durch diese Information gehen in Ihrem Geist die Türen zu neuen Dimensionen auf: Sie finden sich sozusagen in einer Welt der Wunder wieder und können alles aus einem neuen Blickwinkel angehen.

• • •

Kapitel 7

Sie können mit der *Zeit* herum*spielen*

Wir alle verarbeiten die Ereignisse in unserem Leben zeitlich-linear. Etwas, das gestern, vor einem Monat oder auch vor einem Jahr passiert ist, betrachten wir als »Vergangenheit«. Wir planen unseren Urlaub und machen Termine für »die Zukunft« aus. Das ist nur logisch. Wie wir alle wissen, entfaltet sich die Zeit fortschreitend von der Vergangenheit in die Zukunft, stimmt's? Über sehr wenige Dinge ist sich die Menschheit so einig wie über diesen Punkt.

Wenn wir also alle meinen, die Zeit schreite fortlaufend voran, und das für eine unbestrittene Tatsache halten, wie kann dann die Zeit auch etwas Gleichzeitiges sein?

Wie uns die Physiker sagen, finden Vergangenheit, Gegenwart und Zukunft alle im selben Moment statt. Albert Einstein glaubte an die Gleichzeitigkeit der Existenz und verwarf unser Erleben getrennter Momente. Als Michele Besso, ein enger Freund Einsteins, starb, schrieb dieser in einem Brief an Bessos Familie: »Jetzt ist er ein bisschen vor mir aus dieser seltsamen Welt gegangen. Das bedeutet nichts. Menschen wie wir, die an die Physik glauben, wissen, dass die Unterscheidung zwischen Vergangenheit, Gegenwart und Zukunft nur eine sich hartnäckig haltende Illusion ist.«

Einsteins Worte sind eine ermutigende Aufforderung an uns, zu verstehen, dass Vergangenes nicht für immer im Äther verloren ist, sondern im gegenwärtigen Moment existiert und passiert. Auch alles Zukünftige ist bereits da. Was wir als objektiven Fluss der Zeit erleben, ist nur ein Trugbild. Die Quelle erlebt keine Zeit;

wir auf der irdischen Ebene dagegen erfahren zeitliche Abläufe als etwas sehr Rigides und Strukturiertes.

Wie können wir beides miteinander in Einklang bringen?

Zeit kann existieren sowie nicht existieren. Aus unserem irdischen Blickwinkel scheint sich beides auszuschließen, aber eigentlich ist das Wesen der Zeit etwas, das einschließt. Zeit ist sowohl gleichzeitig als auch linear, existiert nicht nur in der Zeit, sondern auch in der Zeitlosigkeit und sogar im Raum zwischen beiden, wo die Existenz der Zeit variiert, je nachdem, wie man sie betrachtet. Der Standpunkt und Blickwinkel, aus dem man Ereignisse beobachtet, bestimmt, wie man den Fluss dieser Geschehnisse in der Zeit wahrnimmt.

Zeit ist ein Konstrukt, auf das sich unser kollektives Bewusstsein geeinigt hat – sie gehört zu den Spielregeln hier auf der Erde und dient als schöpferisches Werkzeug, denn anhand der Zeit können wir die Grenzen unseres »Spielplatzes« definieren. Gleichzeitig erzeugen wir alle in unserem Bewusstsein Zeit und verstärken dadurch die kollektive Vereinbarung über die Zeit. Und wir alle fallen ab und zu aus der Zeit heraus; dann sagen wir zum Beispiel: »Wenn man Spaß hat, vergeht die Zeit wie im Flug.« Solche Erfahrungen bestätigen, dass die Zeit ein Filter ist, den wir unserer Bewusstheit auferlegen.

Solange wir mit einem Kind spielen, ein tolles Buch lesen oder uns gut mit einem Freund unterhalten, scheint das Konstrukt der Zeit aufgehoben zu sein. In solchen Momenten existieren wir vollkommen im gegenwärtigen Moment, richten unsere Aufmerksamkeit auf die Freude und Erfüllung im Hier und Jetzt. Wir sind so auf das konzentriert, was uns gute Gefühle vermittelt, dass wir keine oder nur wenig Zeit erschaffen. Und wenn das vorbei ist, schauen wir auf die Uhr und sagen: »Schau nur, wie spät es schon ist!« In diesem Moment fallen wir schnell in unser kollektives Zeitverständnis zurück.

Zeit und Schöpfung

Zeit ist zwar etwas Rigides und Einschränkendes, aber sie dient auch einem großen Zweck: Durch sie können wir den Prozess des Erschaffens erfahren. Denken Sie nur an die Augenblicke, in denen das, was Ihr Herz begehrte, sich viel Zeit ließ. Wie frustrierend und entmutigend das war! Natürlich wäre es ganz toll, wenn jeder Wunsch auf der Stelle in Erfüllung ginge, stimmt's?

In den Dimensionen der Existenz, in denen Zeit keine Rolle spielt, geht das Erschaffen tatsächlich augenblicklich vonstatten. Ich versichere Ihnen, Ihre Seele hat schon ganze Universen in einem Augenblick erschaffen. In diesen Dimensionen zwischen verschiedenen Leben, wenn wir Geistesform annehmen, denken wir einfach an etwas, und schon haben wir es. Aber hier auf der irdischen Ebene muss man schon ein wahrer Meister sein, um innerhalb eines Moments etwas zu erschaffen, ein Maestro, der gekonnt Vision, Begehren, Führung, Aktion und Hingabe in einer Schöpfung zusammenbringt.

Bitte denken Sie wirklich über diese so wichtigen Worte nach. Sie haben sich dafür entschieden, an einem Ort zu inkarnieren, dem große Beschränkungen auferlegt sind – Raum und Zeit sind nur zwei davon. Dieser Ort steckt zudem spürbar voller potenzieller Negativität. Und dennoch kamen Sie hierher, denn Sie kannten Ihre Stärken und Fähigkeiten. Sie sind ein echter Alchemist, der durch die Kraft der Liebe jede Beschränkung überwinden kann. Nicken Sie sich bestätigend zu! Sie machen das wirklich super, ganz egal unter welchen Umständen.

Haben wir erst einmal erkannt, über wie viel Macht wir verfügen, wird der schöpferische Prozess zu einer angenehmen Reise. Raum und Zeit sind Geschenke, die wir wertschätzen sollten. In Raum und Zeit zwischen Begehren und Manifestation werden Sie zum Traum. Sie werden zur Realität, von der Sie geträumt haben, Sie passen sich schwingungsmäßig durch alles, was Ihnen im Leben zustößt, an Ihren Wunsch an. Mit jeder zwischenmenschlichen Begegnung, jedem Erlebnis klären Sie für sich ständig, was Ihnen lieber ist und was Sie manifestieren möchten. Sie werden immer mehr Sie selbst, und das ist der Sinn Ihrer Existenz.

In der Dimension Ihrer Seele vermischt sich alles Vergangene, Gegenwärtige und Zukünftige zu einem zeitlosen Jetzt. Auf dieser Ebene erlebt das Bewusstsein all seine unterschiedlichen Kreationen im selben Moment, jede aus einer anderen Perspektive. Ihre Seele ist nicht Raum und Zeit unterworfen. Raum und Zeit existieren im Bewusstsein, das sie erschafft.

Sie haben sich entschieden, in diesem ganz bestimmten Moment auf die Erde zu kommen wegen der aufregenden Veränderungen, die vor sich gehen. Die Menschen erwachen aufgrund ihres Studiums von metaphysischen Konzepten und der Erforschung ihres Bewusstseins. Es sind nicht mehr nur Einzelne, die sich nach dem Licht strecken wie Glühwürmchen, die in der Nacht aufblinken. Abermillionen von Menschen erforschen inzwischen ihre Spiritualität. Unser kollektives Bewusstsein durchlebt einen dimensionalen Wandel. Wir kamen genau in diesem Moment auf die Erde, um daran teilzuhaben und in dieser schöpferischen Hochphase mitzuhelfen und einen Beitrag zu leisten.

Unser auf der Newton'schen Physik basierendes Verständnis von Raum und Zeit – welches Zeit und Raum als unabhängige Aspekte der objektiven Realität begreift – hat jahrhundertlang die Vorstellung von Getrenntheit bestärkt. Doch die Zeiten haben sich geändert. Wir bewegen uns auf eine Realität mit mehr Harmonie, Liebe und Wohlergehen zu, in der wir auf Basis unserer bewussten Erkenntnis des Verbundenseins hier auf der Erde agieren. Wir entscheiden uns, die alten Beschränkungen hinter uns zu lassen und uns weiterzuentwickeln, möchten mit bewusster Absicht unsere Beziehung zur Quelle verstehen und fördern. Deshalb ist es so wichtig, unser Erleben von Zeit auf der Erde neu zu interpretieren – um die mentalen Grenzen unseres Getrenntseins einreißen zu können. Wenn wir uns auf die Einheit von allem einstimmen, lassen wir von Natur aus zu, dass die Rigidität der Zeit aufgeweicht wird. Zeit wird zu etwas wie Ton: Wir können sie strecken, zusammendrücken, modellieren und damit spielen, weil wir uns dadurch als die mächtigen Schöpfer kennenlernen, die wir sind.

Ein Umdenken

Bislang war die Zeit auf der menschlichen Reise eine Regel im Spiel der Trennung. Durch die Zeit konnten wir das Getrenntsein von Allem-was-ist noch stärker erfahren. Durch den Filter der Linearität, den wir unserem Bewusstsein auferlegten, haben wir uns von der gleichzeitigen, unmittelbaren Natur der Quelle entfernt. Dieser auf Trennung basierende Ansatz bei der Erschaffung der Realität ist durchaus gültig und berechtigt; indem wir uns der Zeit unterwarfen, haben wir der Quelle viele Möglichkeiten gegeben, sich selbst kennenzulernen. Aber wie bei allem findet Wachstum auch hier durch Perspektivenwechsel statt.

Wir erkennen immer mehr eine starke Sehnsucht in uns – eine Sehnsucht nach Wachstum, Ausdehnung und Verbundenheit. Wir möchten erleben, wie es sich anfühlt, bedingungslos geliebt und unterstützt zu werden. Wir sehnen uns danach, zum Einen zurückzukehren, es kennenzulernen, als ob es zum ersten Mal wäre. Solange wir noch in unserem physischen Körper stecken, müssen wir dazu unser traditionelles Denken über Raum und Zeit hinter uns lassen. Zeit ist nichts Naturgegebenes. Betrachten Sie Zeit als das, was sie ist: ein Werkzeug, das Ihrem Bewusstsein entspringt, und damit sind Sie Herr oder Herrin über die Zeit. Stellen Sie alle Ihre Überzeugungen über die Zeit infrage. Lassen Sie zu, dass die scharfen, klar abgegrenzten Ränder der »Zeit« aufgeweicht werden.

Dieses einfache, aber sehr tiefgreifende Umdenken kann einen großen Unterschied ausmachen. Zu wissen, dass Sie mit der Zeit spielen können, gibt Ihnen Macht und das Wissen darum, dass Sie ein Schöpfer sind. Sobald Sie diese neue Definition der Zeit akzeptieren, wird sich in Ihrem Leben Magie entfalten. Die Grenzen des Möglichen werden erweitert. Lassen Sie sich darauf ein, und Sie werden die Einheit von Allem-was-ist und die gleichzeitige Existenz von allem erleben.

•••

Momente, in denen Ereignisse ohne kausalen Zusammenhang zeitlich perfekt zusammenkommen, haben etwas Erregendes und Wunderbares. Solche Synchronizitäten repräsentieren die holografische Natur des Universums: Alles ist ein und dasselbe, aus unterschiedlichen Blickwinkeln von unterschiedlichen Aspekten von Allem-was-ist erlebt. Synchronizitäten erinnern uns daran, dass alles im selben zeitlichen Augenblick existiert, sich entwickelt und manifestiert. Je mehr wir im gegenwärtigen Moment leben, desto häufiger erleben wir Synchronizitäten.

Vor Kurzem flog ich von New York City nach San Diego, wo ich mich mit Freunden treffen wollte. Am Morgen meiner Ankunft fuhren die Freunde von Los Angeles hinunter nach San Diego. Ich hatte keine Ahnung, wann sie ankommen würden, wir hatten nur ausgemacht, uns zu treffen, nachdem wir alle im Hotel eingetroffen seien. Als mein Flieger am Gate einparkte, schickte ich ihnen eine SMS mit der Nachricht, ich sei gelandet, und fragte, ob sie schon da seien. Zehn Minuten später, als ich gerade auf dem Weg zum Flughafenausgang war, klingelte mein Telefon.

»Gerade wollte ich dich anrufen, da hab ich deine Nachricht gesehen«, sagte meine Freundin. »Bist du schon im Taxi?«

»Nein«, sagte ich, »ich wollte mir gerade eins suchen.«

»Ob du es glaubst oder nicht, wir sind nur ein paar Minuten vom Flughafen entfernt. Wir können dich abholen.«

Solche Synchronizitäten sind inzwischen typisch für mein Leben. Sicherlich haben auch Sie die eine oder andere Geschichte auf Lager, von Momenten, in denen das Leben ganz mühelos alle Einzelteile für Sie zusammengesetzt hat. Das Universum ist wirklich ein genialer Organisator.

In diesem einfachen Beispiel musste so vieles zusammenkommen: Meine Freunde mussten Los Angeles zur richtigen Zeit verlassen; der Verkehr auf der Autobahn musste stimmen; mein Flieger musste ohne Verspätung in New York losfliegen; meine Freunde mussten gerade nur wenige Minuten vom Flughafen entfernt sein; und meine Freundin musste mich anrufen, bevor ich mir ein Taxi nehmen konnte. Hätte ich geplant, dass all diese Ereignisse zusammentreffen, hätte ich das wohl nicht so gut gemeistert. Wie faszinierend gut musste dieses eine, kleine Ereignis orchestriert worden sein!

Jeder Augenblick unseres Lebens ist genauso genial orchestriert. Alles existiert in diesem jetzigen Moment, um Sie zu unterstützen und die Person, die Sie sind, weiterzubringen. Das ganze Universum tut sich zusammen, um Ihnen genau das zu geben, was Sie brauchen, und zwar in genau dem Moment, in dem Sie es brauchen. Sie müssen einfach Vertrauen haben und aufmerksam sein. Vertrauen Sie darauf, dass das, was Sie brauchen, genau zur richtigen Zeit da sein wird! Hören Sie auch auf Ihre Intuition und bleiben Sie bewusst dabei, damit Sie die Informationen – die Hilfe und die Antworten – erkennen, sobald Sie sich Ihnen präsentieren.

Perfektes Timing

Eine Möglichkeit, mit der Zeit zu spielen, besteht darin, sich nicht mehr auf die »Uhr«-Zeit zu fokussieren, sondern auf das Konzept des »Timings« bzw. des richtigen Zeitpunkts.

Zunächst müssen Sie Ihre Überzeugung, etwas müsse zu einem bestimmten Zeitpunkt passieren, auf den Prüfstand stellen. Im großen Plan der Dinge ist der Zeitpunkt, wann etwas geschieht, immer perfekt – egal, ob es Ihren Erwartungen entspricht oder nicht.

Für mich war es früher sehr wichtig, immer »rechtzeitig« zu kommen. Ich war richtig stolz auf meine Pünktlichkeit und meinte, das würde zeigen, wie ernsthaft und zuverlässig ich bin. Und ich dachte, damit würde ich meinen Respekt vor den Menschen ausdrücken, mit denen ich mich traf. Aber natürlich wurde ich ärgerlich, wenn die anderen zu spät zur Verabredung kamen. Damals trug ich noch eine Uhr, ich hatte sogar mehrere Armbanduhren, manche eher lässig, andere elegant; sie waren wie Schmuckstücke für mich.

Doch dann passierte etwas, ich weiß nicht einmal genau was, aber auf einmal wandelte ich mich um 180 Grad und war so wie die Leute, die ich früher nicht mochte: Zu jeder Verabredung und jeder Veranstaltung kam ich zu spät. Ich trug keine Uhr mehr (ganz ehrlich, ich habe keine Ahnung, wo meine geliebten Armbanduhren hingekommen sind). Zum Glück hatte ich immer eine gute Ausrede (die auch stimmte), wenn ich mich mit Freunden oder der Familie traf: Die Arbeit war schuld. Niemand schimpfte mit mir, wenn ich mal wieder zu spät kam, und doch lebte ich praktisch ständig in Angst, war dauernd in Eile und hatte Schuldgefühle, weil andere auf mich warten mussten.

Meine frühere Pünktlichkeit brachte Rigidität und ihre eigenen Ängste mit sich und hinderte mich daran, die Freude eines jeden Augenblicks voll und ganz erleben zu können, weil ich ja immer so auf die Zeit achten musste.

Doch gestresst zu sein, weil ich zu spät dran war und keine Zeit hatte, war auch nicht gerade angenehm. Es musste eine dritte Möglichkeit geben, das war mir klar – eine Möglichkeit, entspannt die Freude eines jeden Augenblicks zu genießen und dennoch rechtzeitig zu allen meinen Verabredungen zu kommen.

Kaum hatte ich mein Höheres Selbst gebeten, mir bei diesem Thema zu helfen, erweiterte sich mein Verständnis von Zeit. Wie ich erkannte, ist Zeit nichts außerhalb von mir, gegen das ich mich messen muss. Ich selbst erzeuge Zeit in meinem Bewusstsein, und deshalb kann ich sie manipulieren. Von Natur aus kreiere ich Zeit in Synchronizität mit der Zeit, die von allen anderen kreiert wird, und deshalb, so wusste ich, habe ich eine innere Uhr, auf die ich mich verlassen kann. In mir gab es bereits Zeitmechanismen, und deshalb musste ich sie nur anders ausrichten und leiten.

Ich richtete meine Intention auf genaues Timing aus, entschied mich, aus der Zeit herauszufallen und in das »Timing« hinein. Ich kreierte mir ein Mantra: *»Mein Timing ist immer perfekt. Mein Timing ist immer richtig.«* Diese Affirmation wiederholte ich immer wieder; und indem ich dieses Mantra als wahr bekräftigte, erwies es sich als gültig, egal worum es ging.

Inzwischen erlebe ich jeden Augenblick voll und ganz. Selbst wenn ich mich gelegentlich bei einer Verabredung verspäte, ist mein Timing doch perfekt. Oft ist die andere Person ebenfalls zu spät dran!

Genauso war es eines Nachmittags, als ich einen wichtigen Termin hatte, den ich schon ganz aufgeregt und mit ein bisschen Angst erwartet hatte. Ich konnte für die Verabredung nur eine Stunde einplanen, musste also schnellstmöglich zum Treffpunkt gelangen. Toll, wie ich nun mal bin, machte ich mich in aller Ruhe fertig. Als ich das Haus verließ, schaute ich auf die Uhr auf meinem Handy und stellte mit Schrecken fest, dass ich mindestens 30 Minuten zu spät kommen würde. Ich wollte gerade schnell zur U-Bahn-Station rennen, da klingelte mein Telefon, und der Mann, mit dem ich verabredet war, teilte mir mit, er werde sich um etwa 30 Minuten verspäten. Wir legten auf, und ich verfiel wieder in ein langsameres Tempo. Erleichtert und augenzwinkernd sagte ich zu mir: »Da siehst du mal wieder, Mira! Mein Timing ist immer perfekt. Mein Timing ist immer richtig.«

Am Tag darauf bot sich mir eine weitere Chance, die Vorstellung von Zeit magisch zu gestalten. Ich war auf dem Weg zu einem anderen Termin, und natürlich – wie sollte es anders sein? – war ich wieder zu spät dran und würde nicht um neun Uhr morgens, wie geplant, sondern frühestens um viertel nach neun eintreffen. Auch dieses Treffen war wichtig – ich wollte wirklich pünktlich sein. Als ich aus dem Haus Richtung U-Bahn ging, rief ich mir in Erinnerung, dass ich selbst meine Wirklichkeit erschaffe und in der Lage bin, Zeit zu komprimieren, sodass ich viel weniger Zeit für den Weg zu unserem Treffpunkt brauchen würde. Ich würde, so beschloss ich, nicht 15 Minuten zu spät kommen, wie es eigentlich aussah, sondern 15 Minuten zu früh dran sein, müsste also noch 30 Minuten zusätzlich einschieben, die ich – auf der physischen Ebene – gar nicht zur Verfügung hatte. Ich wies mich einfach und klar an, um 8.45 Uhr da zu sein, sagte mir, dass zwischen separaten, einzelnen Augenblicken des »Jetzt« keine Kausalität und Kontinuität besteht.

Auf dem Weg zu meinem Ziel versuchte ich, möglichst nicht auf die Uhren zu schauen, die überall um mich herum waren; ich konnte somit auch nicht kontrollieren, ob mein Plan funktionierte, und musste mich nicht mit irgendwelchen Zweifeln herumschlagen. Als ich bei meiner Ankunft auf die Uhr schaute …, da war es viertel vor neun. In diesem Augenblick erfüllte mich ein süßes Triumph- und Erfolgsgefühl.

Übung: Für sich das richtige Timing schaffen

Diese Übung ist anders als die übrigen Übungen in diesem Buch. Sie soll Ihnen Ihre ganz persönliche Erfahrung ermöglichen, anstatt Sie durch einen Prozess zu führen. Es werden keine Schritte vorgegeben, sondern Sie sollen Ihre Intuition und Ihre innere Führung ins Spiel bringen.

Fragen Sie sich zunächst: In welchen Bereichen Ihres Lebens möchten Sie Ihr Timing verbessern? Sprechen Sie dann das kleine Mantra: »Mein Timing ist immer perfekt. Mein Timing ist immer richtig.« Wiederholen Sie es immer wieder. Um Ihre Fähigkeit, die Zeit zu manipulieren, wirklich erfahren zu können, müssen Sie sich selbst vertrauen. Sobald Sie sich selbst angewiesen haben, ein perfektes Timing zu haben, wird es auch so sein. Achten Sie dann darauf, wie Ihre neue Überzeugung über Ihr Timing die organisierende Kraft in Ihrem Leben wird und dafür sorgt, dass Sie einerseits pünktlich sind, andererseits genug Zeit für alles haben.

Wie schon beispielhaft aufgeführt, können Sie auf Reisen ganz einfach mit dem Manipulieren der Zeit experimentieren.

Ich möchte Ihnen auch nahelegen, keine Uhr mehr zu tragen. Gehören Sie zu den Menschen, die sehr an ihrer Uhr hängen und diese Vorstellung schon fast für verrückt halten? Dann probieren Sie doch einmal aus, einen Tag lang ohne Uhr zu leben. So haben Sie die Chance, Vertrauen auf Ihr inneres Timing zu entwickeln. Sie müssen sich keine Sorgen über die Uhrzeit machen. Ihr Handy lässt Sie die Zeit bestimmt nicht vergessen, und wenn doch, dann gibt es jede Menge hilfsbereite Fremde, die auf Ihre Frage hin gerne Auskunft geben. Ohne Uhr am Handgelenk werden Sie mit der Erfahrung von Befreiung belohnt. Sie befreien sich von den Einschränkungen, die Ihnen durch Rigidität auferlegt werden, und Ihr natürliches Wesen kann seinen Instinkten folgen – mühelos mit der Energie seiner zeitlosen Quelle im Fluss sein.

Zeit gehört zu sämtlichen Erfahrungen dazu, und deshalb können Sie die Vorstellung von Ihrem perfekten Timing auf alles anwenden, was

Sie in Angriff nehmen. Das kann eine Kleinigkeit sein, beispielsweise in Ihrem Lieblingscafé nicht in der Schlange warten zu müssen oder den Sonntagsbraten ohne Zeitschaltuhr vorzubereiten. Auch beim An- und Verkauf von Aktien an der Börse genau im richtigen Moment, wenn Sie die größten Gewinne einfahren können, könnte dieses Prinzip nützlich sein. Und bei wichtigen Entscheidungen – der Einführung eines neuen Produkts, dem Verkauf des Familienunternehmens – werden Sie von Ihrer Intention und Ausrichtung auf perfektes Timing profitieren.

Manipulieren Sie die Zeit spielerisch und neugierig wie ein kleines Kind. Es macht Spaß, sich auf diese Weise als mächtigen Schöpfer kennenzulernen.

Die Macht der Gegenwart

Wenn Einstein wirklich recht hat und die Unterscheidung zwischen Vergangenheit, Gegenwart und Zukunft nur eine sich hartnäckig haltende Illusion ist, warum wird das dann nicht von unseren Sinnen bestätigt und wahrgenommen? Das liegt daran, wie uns beigebracht wurde, die Welt zu verarbeiten. Wir sind von klein auf darauf konditioniert worden, in Konsequenzen zu denken. Man braucht nur einmal eine Weile ein Kind zu beobachten, das dabei ist, die Welt zu erforschen, und es dauert nicht lange, bis die Eltern sagen: »Mach das nicht, weil …«, immer und immer wieder. Die Konsequenzen sind klar: Wenn du das macht, wird dies zu etwas Bestimmtem führen.

Unser Denken ist von Ursache und Wirkung geprägt. Sobald wir anfangen, Sprache zu erlernen, und in der Welt leben, wird uns beigebracht, Informationen linear zu ordnen. Wir sehen, wie ein Ereignis in das nächste übergeht. Der Glaube an Ursache und Wirkung wird mit zunehmendem Alter und unserer immer stärkeren Einbindung in die Welt immer weiter gefestigt, und wir denken, das, was war, erzeugt das, was ist.

Als erwachsene Menschen haben wir die Fähigkeit und Möglichkeit, uns bewusst für eine Betrachtungsweise der Welt zu entscheiden. Ich möchte Sie einladen, die Fesseln der Kausalität abzustreifen und sich auf folgende Überlegung einzulassen: Die Vergangenheit erschafft nicht die Gegenwart. *Die Gegenwart erschafft die Vergangenheit und die Zukunft!*

Nur im Augenblick der Gegenwart haben Sie die Macht der Manifestation. Wie Seth sagt: »Die Gegenwart ist der Punkt der Macht.« Sie sind nicht irgendwelchen unglückseligen Vorfällen ausgeliefert, an denen man nichts ändern kann. Augenblicke sind nicht miteinander verbunden. All die Momente Ihrer Vergangenheit und auch die Ihrer Zukunft existieren gleichzeitig in der Gegenwart. Wenn wir zurückblicken, geht der Geist bzw. der Verstand, angeleitet durch unsere Überzeugungen, die Ereignisse durch und wählt jene aus, die zu dem Ergebnis passen, das Sie bestätigt haben wollen. Ihr gegenwärtiges Fühlen verändert die Nuancen, Einzelheiten und Lektionen Ihrer Lebensgeschichten. Die unterschiedlichen Lesarten eines Ereignisses sind unterschiedliche Realitäten.

Keine Ihrer vergangenen Geschichten ist in Stein gemeißelt. Sie sind ständig dabei, Ihre Vergangenheit neu zu organisieren, je nachdem, wie Sie sie in der Gegenwart interpretieren. Wir sagen, Erinnerungen verändern sich und verblassen. Aber was wir nicht erkennen ist, dass jede Erinnerung – als Gedanke, den wir in der Gegenwart hegen – unsere Interpretation einer möglichen Vergangenheit ist. Ähnlich verändert jeder gegenwärtige Gedanke Ihren Weg durch die möglichen Zukünfte, die Sie erleben werden.

Aber wie kann die Gegenwart nicht die Auswirkung der Vergangenheit sein? Wir alle wissen doch, dass wir uns die Finger verbrennen, wenn wir einen heißen Herd anfassen, oder? In Wirklichkeit erleben wir im Augenblick des »Jetzt«, dass unsere Hand auf einem heißen Herd liegt. Was wir im nächsten Augenblick des »Jetzt« erleben, hängt von unserer Konditionierung ab. Angesichts der Realität unserer Hand auf dem Herd ergeben sich als Folge zwei weitere Realitäten: Entweder wir verbrennen uns die Hand oder wir verbrennen sie uns nicht. Unsere Überzeugungen, Gedanken und Gefühle im jeweiligen Moment entscheiden sofort darüber, welche Realität wir als unsere Zukunft erleben. Wir können zwischen beiden Möglichkeiten wählen, aber das ist immer eine unbewusste Wahl und sie wird praktisch auf der Stelle getroffen.

Im Augenblick der Entscheidung wechseln wir einfach in eine Realität, die am besten zu unseren bereits vorhandenen Überzeugungen und Erwartungen passt. Doch wenn wir unser Denken dahingehend, was in den verschiedenen Bereichen unseres Lebens möglich ist, verändern, dann wandelt sich etwas. Das nächste Mal, wenn wir zwischen verschiedenen potenziellen Realitäten wählen müssen, richten wir uns ganz natürlich auf eine neue Möglichkeit aus – eine Möglichkeit, die zu unseren neuen Überzeugungen und Erwartungen passt.

Die heiße Herdplatte ist ein Beispiel für eine *unbewusste* Wahl zwischen verschiedenen Realitäten. Jetzt wollen wir einmal die Momente im Leben anschauen, in denen wir *bewusste* Entscheidungen über unsere Realität treffen; hier können Sie üben, Ihre kausale Erwartungshaltung im Hinblick auf Ereignisse zu durchbrechen.

Die Ursache eines Ereignisses und sein Ausgang bzw. Endresultat existieren im selben Moment. Deshalb können Sie wählen, was davon Sie als Ausgangspunkt hernehmen, und dadurch Ihre Realität kreieren. Sie können mit der Ursache anfangen, in dem Wissen, dass sie eine ganz bestimmte Wirkung zeitigen wird. Sie können beispielsweise hart arbeiten und wissen, dass Ihre Anstrengungen Ihnen eine Beförderung einbringen und Sie dann, wie gewünscht, mehr verdienen. Oder Sie beginnen mit dem Resultat und ziehen dann Gründe an, die dieses Ergebnis verstärken.

Die Leute sagen oft, sie wären nur glücklich, wenn sich etwas in ihrem Leben verändert: wenn sie zum Beispiel den neuen Job bekämen oder ihren Traumprinzen anzögen. Allerdings könnten sie viel schneller in die erwünschte Realität wechseln, wenn sie bereits aus dem Resultat heraus lebten und mit jeder Faser ihres Seins spürten, dass sie jetzt, in diesem Moment, glücklich sind.

Sie brauchen keine Erlaubnis – oder bestimmte vergangene Ereignisse –, um die höchste Version Ihrer selbst zu sein, die Sie sich in diesem Moment vorstellen können. Indem Sie Ihr Kausalitätsdenken aufgeben, werden Sie zur Schwingung des gewünschten

Effekts, ganz ohne Zwischenschritte. Wenn Sie es sich vorstellen können, dann *sind* Sie es. Geschehen und Werden existieren gleichzeitig nebeneinander. Der gegenwärtige Augenblick ist der Augenblick Ihrer wahren Macht – das sollten Sie sich oft in Erinnerung rufen. Wenn Sie das wirklich wissen, erheben Sie mit großer Macht Anspruch auf die Zukunft Ihres höchsten und besten Potenzials. Sie gehen Realitäten in Windeseile durch und lenken sich ganz bewusst auf den Weg, der Sie dazu führt, zu diesem höchsten Ausdruck Ihrer selbst zu werden.

•••

Da es also keine vorherbestimmte Zukunft gibt, wie können Wahrsager und Hellseher dann die Zukunft vorhersehen? Die Antwort liegt in der Gegenwart. Wie aller Raum existiert auch alle Zeit im gegenwärtigen Moment. Ein Medium spürt also den gegenwärtigen Moment und liest die Energien, die gerade da sind. Hinter jeder Frage, jedem Traum und jedem Problem stehen bestimmte Überzeugungen, Absichten, Hoffnungen und Taten, die im Lauf der Zeit zusammengekommen sind. Diese Energie sagt dem Medium, welche Realitäten für Sie möglich sind.

Die meisten Leute, die zu einem Wahrsager gehen, meinen, es gäbe nur eine bereits festgelegte Zukunft. Doch in Wirklichkeit existieren entsprechend der angesammelten Energie viele mögliche Zukünfte. Wir Menschen sind Gewohnheitstiere, und deshalb kommen wir an dem Ziel an, auf das wir zusteuern, wenn wir uns nicht bewusst und mit voller Absicht für etwas anderes entscheiden und entsprechend handeln. Wenn die Hellseherin etwas sagt, was uns nicht gefällt, ist das manchmal ein Zeichen dafür, dass wir uns unbewusst in eine neue Richtung lenken. Eine einzige Entscheidung kann uns ein ganzes Feld neuer Möglichkeiten eröffnen, die vorher für uns weit weg oder sehr unwahrscheinlich waren.

Betrachten Sie den Besuch bei der Hellseherin als ein Erforschen von Möglichkeiten. Sehen Sie in ihr einfach eine Person, die Ihre Probleme und Ihre Schwingung spürt; so behalten Sie

Ihre Macht und müssen nicht abwarten und darauf hoffen, dass die Hellseherin recht hat oder falsch liegt. Sie hören einen Rat, aber nach wie vor müssen Sie selbst entscheiden, wie Ihr Leben aussehen soll.

Geduld einmal aus einem anderen Blickwinkel betrachtet

Wie oft hat man Ihnen schon gesagt, Sie sollten Geduld haben und Geduld sei eine »Tugend«? Oft hört man das genau dann, wenn man nicht bekommt, was man will.

Angesichts von Enttäuschungen und Verzögerungen tapfer auszuharren, ist für uns nobel und bewundernswert. Wir werden dazu angehalten, negative Gefühle wie Ärger und Wut nicht zum Ausdruck zu bringen. Wir schauen zu, wie die Zeit schmerzvoll vergeht, und wünschen, hoffen und beten, dass sich alles zum Besseren wendet – und zwar schnell. Und wenn wir dann zeigen bzw. erkennen, wie ungeduldig wir sind, verletzen wir uns durch unsere Selbstkritik wegen unserer Ungeduld noch mehr. Der Glaube an Geduld hat so viel unnötige Qualen und Leiden verursacht!

Ich möchte hier einmal eine andere Betrachtungsweise einbringen: einen Blickwinkel, der befreit, anstatt zu verurteilen. Lassen Sie die Geduld sausen und versuchen Sie stattdessen, im gegenwärtigen Moment zu leben! Wer im Jetzt lebt, kann sich darauf verlassen, dass alles so läuft, wie es sein soll, und zwar nicht, weil Sie resignieren und nicht mehr von einer besseren Zukunft träumen, sondern weil Sie die Dinge so lassen, wie sie sind, ohne dagegen aufzubegehren. Sie wissen doch: Jede Situation ist dazu da, Ihnen dienlich und nützlich zu sein. Sie sind ein mächtiger Schöpfer, und nicht ein Augenblick Ihrer Zeit auf der Erde ist etwas Zufälliges. Sie ziehen jede Situation an, auch die Umstände, die Ihnen gar nicht gefallen, und zwar weil sie Ihr Wachstum unterstützen und Ihr Verständnis erweitern. Schließen Sie anhand dieser Argumentation Frieden damit, wo Sie gerade stehen.

Lucile und Jean-Pierre Garnier-Malet schreiben in ihrem Buch »Verändern Sie Ihre Zukunft durch Zeitöffnungen«: »Ein Zugvogel weiß, dass er ein besseres Leben hat, wenn er die Gegenwart genießt und gleichzeitig eine bessere Zukunft auf einem anderen Kontinent erwartet.«

Nun könnten Sie fragen: »Und was ist mit der Veränderung, die ich mir wünsche?« Die Dinge *werden* sich verändern; das tun sie immer. Oder um mit dem griechischen Philosophen Heraklit zu sprechen: *»Das einzig Konstante ist der Wandel.«* Ich mag dieses Zitat sehr, weil es deutlich macht, dass nichts im Leben konstant ist außer dem Wandel. Ob sich die Dinge zum Guten oder zum Schlechten wenden, liegt an Ihnen. Durch Ihre Interpretation der Ereignisse erhalten sie eine positive oder eine negative Färbung. Alles verändert sich garantiert, und somit besteht Ihre einzige Aufgabe darin, zu entscheiden, wie Sie den Wert der neuen Umstände beurteilen – ob Sie ihnen das Etikett »gut« oder »schlecht« verpassen. Wenn Sie immer wieder darauf vertrauen, dass alles nur dazu da ist, Ihnen von Vorteil zu sein, dann fällt die Wahl nicht schwer.

In dem Wissen, dass alles so ist, wie es sein soll, und dass Veränderungen unausweichlich sind, bleibt Ihnen nur der gegenwärtige Moment. Sie können sich dafür entscheiden, das Beste daraus zu machen. Ihr Leben ist es wert, genussvoll gelebt zu werden, auch wenn nicht alles ideal ist. Wenn Sie sich darauf fokussieren, wie lange es gedauert hat und dauert, bis sich etwas ändert, werden Sie sich des Verfließens der Zeit stärker bewusst, und in diesem Bewusstsein haben Sie den Eindruck, Zeit würde sich endlos dahinziehen, wodurch Sie die Erfahrung machen, mehr Zeit zu haben. Wenn Sie sich entscheiden, in den Moment einzutauchen und Spaß zu haben, erleben Sie nicht mehr auf dieselbe Weise, wie die Zeit vergeht.

Früher haben Sie sich ständig daran erinnert, dass die Dinge sich verändern müssen, und fragten sich, warum die Veränderung so langsam vor sich ging; dadurch haben Sie eher erlebt, wie die Zeit dahinplätschert. Das Problem mit der Ungeduld entsteht durch die Erfahrung, dass sich die Zeit scheinbar unerträglich und unendlich hinzieht. Wie oft sind Sie schon vor der Mikrowelle oder dem Backofen gestanden und haben zugeschaut und gezählt, wie die Sekunden sich hinzogen, bis Ihre Mahlzeit endlich warm bzw. fertig war? Die letzten Sekunden scheinen immer am längsten zu dauern, jede einzelne fühlt sich wie eine Ewigkeit an.

Lassen Sie alle Probleme mit Ihrer Ungeduld beiseite, indem Sie einfach im Moment leben. Wenn Sie ganz und gar präsent, wach und gewahr sind, werden Sie erkennen, dass Sie jeden Grund haben, ehrfürchtig über Ihr Leben zu staunen – auch über das, was nicht so gut läuft. Tun Sie in jedem Moment das, was Ihnen am meisten Freude bereit, dann werden Sie garantiert erleben, wie die Zeit nur so dahinsaust, und auch Veränderungen werden schneller vor sich gehen.

Als ich mich das allererste Mal bewusst darauf fokussierte, Freude und Spaß zu haben, und die Zeit daraufhin nur so verflog, wartete ich auf ein Taxi. Ich war gerade von einem anstrengenden Tagesbesuch in Asheville, North Carolina, zurückgekehrt. Um nach New York City zurückzukommen, musste ich über Charlotte, North Carolina, fliegen, wo ich einen langen Zwischenaufenthalt hatte. Die Maschine nach New York war voll besetzt, und ich hatte einen Mittelplatz. Die Herren, die auf beiden Seiten neben mir saßen, unterhielten sich angeregt und in gemeinsamer Empörung über die hohen Preise für Brückenmaut und gute Tomaten; Sie können sich vorstellen, wie sehr ich das Bedürfnis hatte, endlich nach Hause zu kommen, als ich schließlich auf dem La Guardia Airport gelandet war.

Doch die Schlange am Taxistand war riesig. Anscheinend wollten alle Passagiere, die auf diesem Flug waren, ein Taxi nehmen. Es war schon spät, deshalb wurden die Passagiere nur alle fünf bis zehn Minuten abgeholt. Als ich so da stand, überlegte ich mir alle Gründe, warum mir das eigentlich nicht passieren sollte: Ich war bereits müde von der Reise; ich musste am nächsten Morgen sehr früh aufstehen; mir stand ein stressiger Tag im Büro bevor, an dem ein großer Auftrag in trockene Tücher gebracht werden musste.

Alle anderen Leute in der Schlange traten ungeduldig von einem Fuß auf den anderen. Viele taten ganz offen kund, wie unangenehm das alles war. Aber herumzustänkern würde mich auch nicht früher nach Hause bringen, und so beschloss ich umzudenken. All die Menschen um mich herum waren Teil meiner Erfahrung, und ich konnte mir meine Realität aussuchen. Wie ich auch wusste, musste ich, um die Zeit komprimieren zu können, meinen Kopf mit etwas beschäftigen, das meine Aufmerksamkeit voll und ganz in Anspruch nahm. Also zog ich ein interessantes Buch aus der Tasche und begann zu lesen; ich entschied mich, all die verärgerten Leute um mich herum zu ignorieren.

Kaum hatte ich eine Seite gelesen und schaute hoch, wartete zu meiner Überraschung nur noch eine Person vor mir in der Schlange und ging schon auf ihr Taxi zu. Und dahinter stand auch schon eines für mich. Ich war verblüfft.

»Wo sind bloß die fünfzig Leute abgeblieben, die vor mir in der Schlange standen?«, fragte ich mich. Bevor ich zu lesen anfing, sah es so aus, als müsste ich mindestens eine Stunde warten, um an die Reihe zu kommen. Ich bin eine Schnellleserin, für eine Seite brauche ich also nicht lange. Alles fühlte sich surreal an. Ich hatte eine Erfahrung kreiert, bei der ich nur ein paar Minuten anstehen musste statt eine Stunde wie erwartet. Vielleicht war eine ganze Taxiflotte innerhalb kürzester Zeit vom Himmel herabgestiegen und hatte all die Leute vor mir hinweggefegt? Mir war diese Erklärung recht.

Ich hoffe, Sie nehmen aus dieser Geschichte folgende Erkenntnis mit und setzen Sie auch um: Es ist tatsächlich möglich, zu manipulieren, wie Sie Zeit erleben. Wenn Sie sich auf den gegenwärtigen Moment fokussieren und sich mit etwas beschäftigen, das Ihre ganze Aufmerksamkeit beansprucht, nehmen Sie nicht so stark wahr, wie die Zeit vergeht. So kreieren Sie weniger Zeit, weil Zeit nichts Absolutes ist. Die Veränderung, auf die Sie warten, passiert schneller. Und wer braucht schon Geduld, wenn man Spaß hat und die Zeit nur so verfliegt?

Die Saat ist ausgebracht

Ich hoffe, inzwischen ist in Ihrem Geist der Samen des Wissens ausgebracht, dass Vergangenheit, Gegenwart und Zukunft alle im gegenwärtigen Moment existieren. Oder um es mit den Worten Jesu auszudrücken: »Mit dem Reich Gottes ist es so, wie wenn ein Mann Samen auf seinen Acker sät; dann schläft er und steht wieder auf, es wird Nacht und wird Tag, der Samen keimt und wächst und der Mann weiß nicht, wie. « (Markus 4,26–27).

Sie werden die Gleichzeitigkeit der Zeit und die Auswirkungen auf Ihr Leben so schnell verstehen, wie es für Sie stimmig ist. So wie ein Stein, der in einen Teich geworfen wurde, werden die Schwingungen dieses Wissens in Ihrem Bewusstsein Wellen schlagen. Diese Informationen werden sich auf alle Aspekte Ihres Lebens auswirken und sie verändern, so schnell und so wie es für Sie am besten ist.

Doch jetzt wollen wir uns mit einer anderen Saat beschäftigen, die ich in Ihnen ausbringen möchte: wie wir durch veränderte Überzeugungen über unsere Gesundheit in eine Realität des Wohlbefindens wechseln.

• • •

In der Dimension Ihrer Seele vermischt sich alles Vergangene, Gegenwärtige und Zukünftige zu einem zeitlosen Jetzt. Auf dieser Ebene erlebt das Bewusstsein all seine unterschiedlichen Kreationen im selben Moment, jede aus einer anderen Perspektive. Ihre Seele ist nicht Raum und Zeit unterworfen.

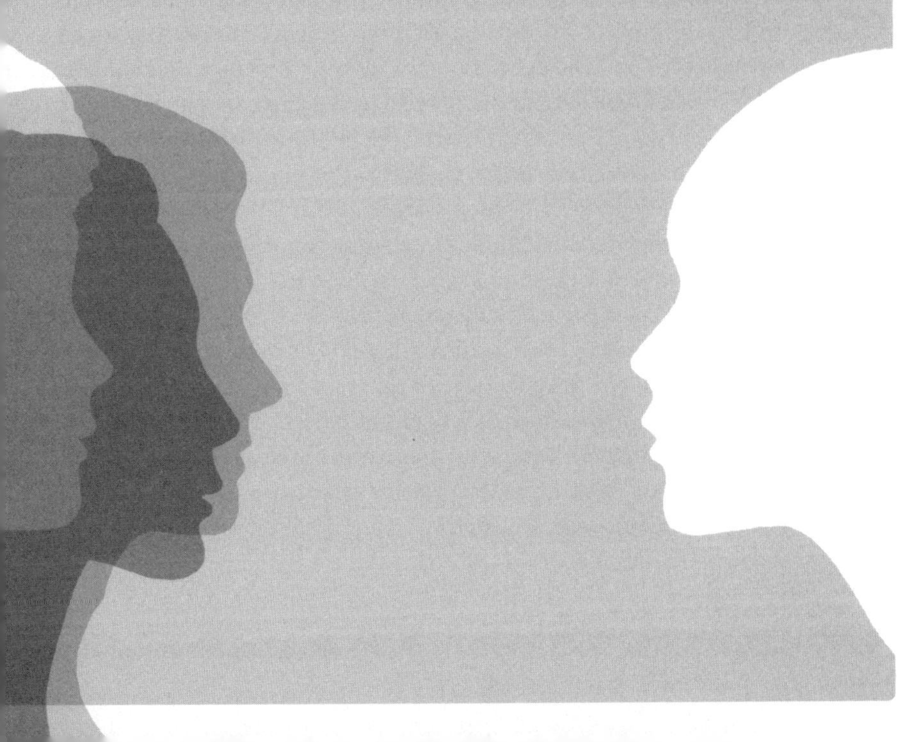

Kapitel 8

Sie können Ihren Körper *heilen*

Ich liebe die Geschichte von der Nahtoderfahrung meiner lieben Freundin Anita Moorjani, die sie in ihrem fesselnden Buch »Heilung im Licht: Wie ich durch eine Nahtoderfahrung den Krebs besiegte und neu geboren wurde« erzählt; ich kann es Ihnen sehr als Lektüre empfehlen. Es lehrt uns, dass wir die Fähigkeit haben, selbst auszusuchen, in welche Richtung unser Leben verläuft, und befasst sich außerdem mit den parallelen Realitäten, die mit solchen Entscheidungen einhergehen.

Anita litt seit vier Jahren unter dem Hodgkin'schen Syndrom und lag wegen Organversagen im Sterben; man gab ihr nur noch 36 Stunden. Sie verlor zwischendurch immer wieder das Bewusstsein und spürte, wie ihre Seele ihren Körper verließ. In diesem körperlosen Zustand hatte sie das Gefühl, von einer tiefen, bedingungslosen Liebe eingehüllt zu sein, und war total klar: Sie wusste, warum sie diese Krankheit hatte, welche Rolle die Mitglieder ihrer Familie spielten und warum sie überhaupt in ihre derzeitige Inkarnation hineingeboren worden war.

In diesem Augenblick erkannte Anita das riesige Potenzial eines jeden Menschen, Leben zu erschaffen. Sie hatte die Wahl, ihre Reise in das nicht-physische Reich fortzusetzen und ihren Körper sterben zu lassen oder ins Leben zurückzukehren und ihren Mitmenschen beizubringen, wie wundervoll wir alle sind und dass wir die Macht haben, den Himmel auf Erden zu erschaffen. Anita hatte Bedenken, weiterhin krank zu sein, falls sie in ihren physischen Körper zurückkehrte. Daraufhin wurde ihr gezeigt, dass ihre Entscheidung, zu leben oder zu sterben, ihre Realität bestimmte. Falls sie sich für das Leben entschied, würde ihr Körper rasch heilen.

Wählte sie den Tod, würde sie an Organversagen sterben. Anita hat das so beschrieben:

> Mir wurde klargemacht, dass die Tests zur Prüfung meiner Organfunktionen, deren Ergebnisse noch ausstanden, normale Organfunktionen aufzeigen würden, wenn ich mich für das Leben entschied; würde ich den Tod wählen, würden die Testergebnisse Organversagen infolge von Krebs als Todesursache ausweisen. Durch meine Entscheidung konnte ich die Testergebnisse verändern!
>
> Auf der anderen Seite hat Zeit anscheinend eine ganz andere Bedeutung. Wie ich fühlte, existieren alle Möglichkeiten gleichzeitig – es hängt einfach davon ab, welche man sich aussucht, so wie in einem Aufzug alle Stockwerke eines Gebäudes existieren, man aber wählen kann, in welcher Etage man aussteigen will.
>
> Wenn mir also alle zukünftigen Möglichkeiten zur Wahl stehen, dann gehe ich davon aus, dass auch alle vergangenen Szenarien existieren. Die zukünftige Möglichkeit, die ich wähle, entscheidet darüber, welche Vergangenheit damit automatisch einhergeht (ich entschied mich für das Leben; das hatte Einfluss auf die Vergangenheit und die Testergebnisse) … Als ich die Wahl hatte, sah ich ein Bild meines Laborberichts vor Augen mit der Überschrift »Diagnose: Organversagen«. Und dann hieß es im Bericht: »Tod durch Organversagen infolge von Hodgkins Syndrom«.
>
> Als ich dann, nachdem ich wieder unter den Lebenden weilte, den Bericht wirklich sah, sah das Blatt Papier fast genauso aus und hatte wortwörtlich dieselbe Überschrift: »Diagnose: Organversagen«; doch im Bericht stand: »Kein Hinweis auf Organversagen.« Beim Lesen des Berichts bekam ich eine Gänsehaut, wenn ich daran dachte, was darin hätte stehen können …
>
> Da ich erkannt hatte, wer ich wirklich bin und wie großartig mein wahres Selbst ist, würde mein Körper, falls ich mich für das Leben entschied, schnell heilen – nicht innerhalb von Monaten oder Wochen, sondern innerhalb weniger Tage! Ich wusste einfach, dass die Ärzte keine Spur von Krebs mehr finden würden, wenn ich mich entschied, in meinen Körper zurückzukehren! …
>
> Ich verstand, dass mein Körper lediglich meinen inneren Zustand widerspiegelt. Wenn mein inneres Selbst sich seiner Größe und Ver-

bindung zu Allem-was-ist bewusst wäre, dann würde sich das schon bald in meinem Körper widerspiegeln und er würde ganz schnell heilen.

Anitas Überzeugungen über das Leben und wer sie ist verwandelten sich durch ihre Erfahrung auf der »anderen Seite« so dramatisch, dass jede Zelle ihres Körpers sehr schnell ihr neues Verständnis widerspiegelte. Als sie ins Krankenhaus kam, war ihr ganzer Körper voller Tumoren, so groß wie Zitronen. Nur wenige Tage, nachdem sie aus dem Koma erwacht war, waren die Tumoren um mindestens 70 Prozent geschrumpft. Und fünf Wochen nach der Einlieferung ins Krankenhaus wurde sie nach Hause entlassen, weil in ihrem Körper keinerlei Anzeichen von Krebs mehr waren.

Eine Woche darauf feierte Anita ihren Geburtstag – und ihr neues Leben – mit ihrer Familie bei einem Essen in ihrem Lieblingsrestaurant.

Johns Spontanheilung

Anita Moorjani erholte sich so schnell von ihrer Krankheit, nachdem sie sich mit der Liebe von Allem-was-ist verbunden hatte und verstand, dass sie eben diese Liebe ist. So schnell und spontan kann physische Heilung stattfinden! Wir müssen nicht unbedingt sterben, um geheilt ins Leben zurückzukehren. Meine Rückführungen bieten das Umfeld, in dem der Körper geheilt werden kann. John ist ein gutes Beispiel dafür.

Im Gespräch mit Johns Höherem Selbst fragte ich, ob seine Organe der Heilung bedurften. Die Antwort besagte, er sei im Moment noch gesund, müsse aber »jede Menge Entscheidungen treffen«. Wie das Höhere Selbst sagte, würde John in diesem Leben wirklich alles tun, was nötig war, um die Lektion des Verstehens zu lernen und zu lehren, wofür er auf die Erde gekommen war – auch wenn er dazu krank werden müsste.

Das bestätigte meine Überzeugung, dass Krankheit niemals auf schlechte Gene oder Pech zurückzuführen ist und nie willkürlich auftritt. Krankheit ist einfach eine Wachstumschance. Entscheidet sich eine Seele dafür, den Körper Stress erleben zu lassen, dann macht sie das, um aus dieser Herausforderung etwas zu lernen. Wenn das Ego nicht in Verbindung ist – wenn wir also die Anzeichen, Aufforderungen und Einflüsterungen der Seele ignorieren, doch bitte ihren Plan in die Tat umzusetzen –, ist das Höhere Selbst unter Umständen gezwungen, eine Krankheit oder einen Unfall herbeizuführen, um das klarzumachen. Herausforderungen lassen uns nach Antworten und Gründen suchen, unser Leben in einen größeren Zusammenhang zu stellen und hoffentlich die Lektionen zu lernen, gegen die wir Widerstand geleistet haben. Krankheit ist ein schwieriger Lernweg, aber oft ist eine drastische Maßnahme die einzige noch verbleibende Möglichkeit. Wenn wir uns im Kopf allzu hektisch im Kreis drehen und deshalb nicht offen sind für Führung und Lenkung, hat das Höhere Selbst keine andere Wahl, als zu extremen Mitteln zu greifen.

Im weiteren Verlauf meines Gesprächs mit Johns Höherem Selbst erfuhr ich, dass sein einziges körperliches Problem seine Augen waren. Ich fragte, ob wir sie jetzt gleich heilen könnten, und das wurde bejaht. Wie ich nach der Sitzung erfuhr, hatte John tatsächlich ein Problem mit dem linken Auge. Sein rechtes Auge war in Ordnung, aber im linken hatte er seine Kontaktlinse zu lange dringelassen, und deshalb war es verletzt. Ich bat darum, das Auge zu heilen, und Johns Höheres Selbst antwortete, es sei geheilt.

Dieses Gespräch zwischen mir und dem Höheren Selbst über Johns Gesundheit dauerte nur ein paar Minuten. Nach der Sitzung erhielt ich von John folgende E-Mail:

> Ich möchte dich nur auf den neuesten Stand bringen. Nach unserer Sitzung war ich beim Augenarzt, und meinen Augen ging es wie immer – allerdings konnte keine Verletzung festgestellt werden. Gestern ließ ich sie dann noch einmal überprüfen. Und siehe da …! Obwohl ich die Kontaktlinsen nicht aufgegeben habe, waren meine Augen doch tatsächlich besser geworden! Als ich die neuen Werte

hörte, musste ich daran denken, was in unserer Sitzung über Heilung gesagt worden war. Vielen Dank!

Ihr Körper weiß, wie er sich heilen kann; Sie müssen ihm nur das richtige Umfeld dafür bieten. Meiner Meinung nach war John bereits davon überzeugt, dass Spontanheilung und Heilung durch unkonventionelle Mittel möglich ist. Unsere gemeinsame Sitzung war sehr profund, und so konnte er einfach akzeptieren, dass die Verletzung am Auge geheilt war.

Dabei hatten wir gar nicht daran gearbeitet, seine Sehkraft zu verbessern – das Höhere Selbst machte sich einfach daran, die durch die Kontaktlinse hervorgerufene Verletzung zu beheben. Doch die Macht von Johns neuem Glauben an die Heilung seines Auges ging über diese speziellen Beschwerden hinaus, und so wurde seine Sehkraft insgesamt besser.

Übung: Glauben Sie an Spontanheilung?

Glauben Sie daran, geheilt werden zu können? Und noch wichtiger, glauben Sie, spontan geheilt werden zu können?

Was Sie auf diese beiden Fragen, insbesondere die zweite, antworten, ist für das eigentliche Heilen von entscheidender Bedeutung. Egal, um welche Art von Heilarbeit es geht – sei es nun eine meiner Sitzungen, die Arbeit anderer Heiler oder westlich orientierter Ärzte –, jeglicher Ansatz ist einfach ein Werkzeug. Die Art des Heilens gewährleistet das passende Umfeld für Ihre Gesundung. Die eigentliche Heilung dagegen entspringt den persönlichen Überzeugungen. Indem wir also unsere Überzeugungen dahingehend, was für den Körper möglich ist, transzendieren, eröffnet sich uns der Weg hin zu mehr Wohlbefinden.

Möchten Sie ein körperliches Leiden heilen? Dann empfehle ich Ihnen, zunächst Ihre Einstellungen über die Heilfähigkeiten Ihres Körpers zu verändern – und über die Schnelligkeit, mit der er heilen kann.

Bitte schlagen Sie noch einmal den Prozess in Kapitel 5 nach: »Einschränkende Überzeugungen aufdecken und transformieren«. Fokussieren Sie sich bei der Übung auf Ihre Überzeugungen über Ihre Gesundheit und die Heilfähigkeiten Ihres Körpers. Dank dieses Prozesses können Sie in eine Realität vollkommener Gesundheit wechseln.

Ariels Geschichte

Ariel hatte auf dem Rückweg von einer Geschäftsreise einen Termin mit mir vereinbart. Ich war zwei Wochen lang in Chicago und hielt jeden Tag ein oder zwei Sitzungen ab. Mit Ariel ging es mir wie mit allen Klienten, die zu mir kommen: Ich wusste, unsere Sitzung würde Wunder bewirken – es ging nur darum, den Prozess zur Entfaltung kommen zu lassen.

Ich richtete gerade meinen Computer für die Aufnahme der Sitzung, während sich Ariel auf der Liege entspannte. Bevor sie die Augen schloss, sagte sie: »Ich weiß, dass du mich heilen wirst.« Das klang in ihren Ohren nicht richtig, deshalb verbesserte sie sich: »Ich weiß, ich werde mich mit deiner Hilfe heilen.« Lächelnd sagte ich: »Sehr gut!«, und begann mit der Rückführung.

Ariel erlebte allerdings kein anderes Leben, sondern beschrieb mir eine andere Dimension, und zwar so:

Ariel: Es hat nichts mit Zeit zu tun. Es ist nichts Physisches. Alle haben weiße Roben an. Es gibt jede Menge von Wesen, die menschenähnlich aussehen. Ich stehe in vorderster Reihe. Es gibt noch ein paar andere ... Es ist, als säße ich in einem Gremium, einem Beratungskomitee. Fünf von uns sitzen vorne. Alle wollen von uns geführt und gelenkt werden.

Wie sich herausstellte, war Ariels Seele auf der spirituellen Seite ein Geistführer und Mitglied eines fünfköpfigen Gremiums, das andere Wesen beriet. Die Gremiumsmitglieder konnten die Gedanken eines jeden Einzelnen in der Gruppe hören und diskutierten darüber, bevor sie die beste Lösung vorschlugen. Ariel beschrieb den Prozess wie folgt:

Ariel: Wir kümmern uns gleichzeitig um sechzig verschiedene Entitäten. Das Gremium diskutiert Optionen und Lösungen für viele verschiedene Wesenheiten gleichzeitig durch Gedanken, durch Gefühle, durch Schwingungen. Ich spüre die unterschiedlichen Intentionen und sehe für viele verschiedene Wesenheiten gleichzeitig hinter den Gedanken die Lebenserfahrungen. Wir fünf diskutieren; die Antworten werden den einzelnen Wesen zurückgesandt, und sie schweben davon.

Wie sich mit der Zeit herausstellte, waren diese vielen Wesenheiten, die sie sah, auch Geistführer, die für die Seelen von Menschen auf der Erde um Rat baten. Das Spezialgebiet dieses Gremiums war die Genesung von körperlichen Schmerzen. Ariel ließ mich wissen, dass es weitere Gremien gab, die jeweils für ein anderes Fachgebiet als Berater dienten.

Die Mitarbeit in diesem Gremium war die Leidenschaft von Ariels Seele. Sie war Mitglied, weil sie selbst im Lauf ihrer menschlichen Inkarnationen von körperlichen Schmerzen geheilt wurde. Sie liebte es, ohne Erwartungen zu lehren. Als Seele fühlte sie sich sehr zur Erde hingezogen, wie zu einem Projekt, einem Praktikum. Sie sah sich selbst als Studentin. Ich bat sie, zu dem Moment zu gehen, als ihre Studien begannen. Da sah sie sich vor einem Gremium aus fünf Führern stehen, die kurz darauf zu einem Wesen verschmolzen, das als Mann auftrat. An diesem Punkt stellte ich die Fragen, die Ariel und ich vor Beginn der Rückführung besprochen hatten.

Wir sprachen über ihre Beziehung zu ihren Eltern und über ihren Beruf, und sie erhielt Erklärungen und Anweisungen. Auch ihre intimen Beziehungen kamen zur Sprache. Aber an allererster Stelle stand meine Bitte, der Schmerz, den sie aus früheren Beziehungen noch mit sich herumtrug, möge sich auflösen – ebenso wie das Bedürfnis, anderen zu gefallen, und jegliche negativen Beziehungsmuster.

Unser Wortwechsel verlief so:

Ariel: Er sagt, ich arbeite bereits daran, weil ich schon erkannt habe, wie das aussieht, und weiß, wie unattraktiv das ist. Er sagt: »Jetzt entscheide dich, das loszulassen.« Und ich sage zu ihm: »Ich entscheide mich, das loszulassen.«

Mira: Spüre die Intention, denn genau das ist der Moment des Loslassens.

Ariel: Er sagt: »Sehr gut.« Und jetzt sagt er: »Nimm die Emotion an.« Und ich sage: »Wie denn?« Und er: »Anstatt davor wegzulaufen, dreh dich um und nimm sie an, nimm sie in eine ungestüme Umarmung. Stell dir das vor.« Ich durchlaufe also die Schichten – Besessenheit, Eifersucht, Unsicherheit. Sie stammen aus Mustern, die ich gesehen habe. Alles kommt von der Angst. Also nehme ich die Angst an und sage: »Ich habe keine Angst. Ich liebe dich dafür, dass du mir das beibringst. Und jetzt kannst du gehen.«

Wie sie mir zu Beginn der Sitzung gesagt hatte, litt Ariel unter einer Geschlechtskrankheit, die sie heilen wollte. Sie nannte den Namen der Krankheit nicht, und ich fragte auch nicht danach. Dieses Etikett spielt keine Rolle, denn Spirit weiß, was da zu heilen ist. Wir bearbeiteten noch ein paar andere Punkte, und dann bat ich darum, den Körper zu heilen und wieder vollkommen gesund zu machen.

Ariel: Er sagt, das Blut muss gereinigt werden. Ich kann alle Adern sehen. Sie sagen, ich muss eine Reinigungsdiät machen und soll mit niemandem von den Leuten, mit denen ich schon einmal sexuell verkehrte, Sex haben.

Mira: Meinem Gefühl nach soll damit die Geschlechtskrankheit bereinigt werden, stimmt's?

Ariel: Ich denke schon ... Sie haben mich bereits entgiftet ... Er hat gerade gesagt: »Gibt's sonst noch Fragen?«

Mira: Befrag ihn bitte zu der Heilung, die gerade stattgefunden hat – ist die Geschlechtskrankheit geheilt?

Ariel: Er sagt: »Es dauert noch ein wenig, aber es ist weg.«

Bei diesem Wortwechsel gab es immer wieder Phasen des Schweigens, in denen Ariel beobachtete und fühlte, was ihre Führer gerade machten. Insgesamt dauerte das Gespräch laut meiner Aufnahme gut vier Minuten.

Zwei Tage nach unserer Sitzung schrieb mir Ariel die folgende E-Mail:

> Ich möchte dir noch ein bisschen was erzählen, was ich dir bei unserer Heilsitzung nicht gesagt habe. Meistens spürte ich an den Teilen, an denen gerade gearbeitet wurde, Energie und ein Kribbeln, und sie sagten mir, was sie gerade machten. Einmal, und wirklich nur einmal, sah ich jemanden etwas tun, und ich hatte ein Bild von einem Außerirdischen.
> Am nächsten Morgen stand ich unter der Dusche, und er sagte mir, ich solle ein Bad nehmen. Das mache ich so gut wie nie. Aber ich hörte darauf und warf die Shampooflasche ins Wasser, damit es schönen Schaum gab, wie sie mir gesagt hatten.
> Kaum hatte ich mich in die Wanne gelegt, war ich ganz schnell wieder dort, wo ich gestern mit dir war. Ich fragte ihn, warum er als Mann auftrat, und er sagte, so sei es für mich das Beste. Dann fragte ich, warum er immer gleich aussah, und da verwandelte er sich in einen alten, asiatisch aussehenden Mann und sagte: »Wie ist das? Gefällt dir das besser?«
> »Ja«, sage ich und kichere.
> Na ja, er sagte mir, es müsse mit der Reinigung noch weitergehen, und er sagte mir auch Bescheid, als es genug war und ich mich abbrausen konnte. Als ich aufstand und überall mit Schaum bedeckt war, sagte er: »Fühlt sich dieses Kribbeln nicht genauso an wie die Energie?« Und das stimmte natürlich. An diesem Tag spürte ich mich weiter genesen, und mir wurde gesagt, es werde noch ein bisschen dauern.

Ariels Heilung ging also auch nach der Sitzung weiter – was nicht verwunderlich war. Bei meinen Klienten ist das meistens so. Die in Gang gesetzte Transformation ist allumfassend. Sie beginnt auf der emotionalen und energetischen Ebene, während wir miteinander arbeiten. In den folgenden Tagen zeigen sich diese Veränderungen auch in den neuronalen und zellulären Körperstrukturen. Ariels Geistführer hatten eine Spontanheilung bewirkt, aber aufgrund der Natur physischer Materie dauert es manchmal etwas länger, bis die Arbeit sich voll und ganz auch im Körper niederschlägt.

Etwa zwei Monate später bekam ich eine weitere E-Mail von Ariel, diesmal mit guten Neuigkeiten: »Ich war vor zwei Wochen beim Arzt und ließ mich testen [wegen der Geschlechtskrankheit], und wie ich heute erfahren habe, waren alle Tests negativ. Ich danke dir von Herzen für das Geschenk, das du mir und anderen gemacht hast!«

Ich freute mich total über diese Nachricht. Ich freue mich überhaupt immer, wenn meine Klienten sich nach unserer gemeinsamen Arbeit bei mir melden und mir erzählen, wie sich ihr Leben verändert hat. Ich schrieb Ariel zurück und fragte sie, ob ich ihre Heilungsgeschichte mit in dieses Buch aufnehmen könnte. Sie antwortete mir freundlich und erzählte auch, warum ihr Körper von der Geschlechtskrankheit genesen war. Sie schrieb:

> Ja, es wäre toll, wenn du meine Geschichte in deinem Buch erzählst; ich hoffe, sie hilft auch anderen Menschen. Allerdings denke ich, ich bin eher ein Sonderfall, weil ich zutiefst geglaubt habe. Aber ich weiß aus ganzem Herzen, dass jeder Mensch seinen physischen Körper von jeder Krankheit heilen – oder noch besser: Krankheit von vornherein verhindern – kann. Der Körper hat eine tiefe Verbindung zum Geist, und unsere spirituelle Seele kann sowohl den Körper als auch den Geist heilen.
>
> Ich musste weitere Anweisungen befolgen, und mir wurde auch angeraten, darüber zu lesen und zu verstehen, was unseren Körper und die Heilung beeinflusst, beispielsweise Ernährung, Sport, Meditation, Vergebung und Liebe.
>
> Bei der Krankheit handelte es sich um Herpes. Herpes kann medizinisch behandelt und mit verschreibungspflichtigen Medikamenten

unter Kontrolle gehalten, aber nicht geheilt werden. Die Krankheit hat mir mein Exmann übertragen. Ich glaube an das, was Louise Hay gesagt hat, nämlich dass Krankheiten dort im Körper auftreten, wo die Bereitschaft zum Verzeihen fehlt. Meiner Meinung nach trug die Bitterkeit, die ich den Männern in meinem Leben gegenüber empfand, mit dazu bei, dass mein Körper sich nicht gegen die Krankheit zur Wehr setzen konnte. Jetzt habe ich vergeben und ihnen allen im Geiste dafür gedankt, dass sie mir geholfen haben, die Person zu sein, die ich jetzt bin. Jetzt weiß ich, dass sie alle selbst auf ihrer Reise waren und unsere Wege sich einfach zufällig gekreuzt haben.

Ich finde es besonders schön, wie Ariel sagt, sie wurde geheilt, weil sie daran geglaubt hat; sie glaubte daran, dass ihre Seele ihren Körper heilen konnte, unsere Sitzung ihr dabei helfen konnte. Und während der Sitzung sagte sie mir, sie erwartete und beabsichtigte, durch unsere Arbeit gesund zu werden. Ganz demütig meinte sie, sie sei wohl ein Sonderfall, weil sie tief an ihre Heilung glaubte. In Wirklichkeit werden alle, die eine solche Heilung erleben, deshalb gesund, weil sie daran glauben, dass ihr Körper die Krankheit transzendiert.

In manchen Inkarnationen entscheidet sich die Seele, das Leben in einem Körper zu erfahren, der nicht heil auf die Welt kommt, oder mit einem Geist, der nicht »normal« funktioniert wie bei allen anderen Leuten. Diese Entscheidung soll der Seele helfen, ihre Schöpferkraft anhand ihrer Fähigkeiten und Möglichkeiten zu entwickeln, die davon nicht beeinträchtigt sind. Solche Menschen können womöglich ihren körperlichen Zustand nicht heilen, aber sie haben die Chance auf emotionale Heilung – sie können die Überzeugung verändern, sie seien unvollkommen oder unnormal.

Sobald wir verstehen, warum wir uns für diese oder jene Krankheit entschieden haben und auf welche Weise unsere Seele versucht, von dieser Erfahrung zu profitieren, kann sich das Potenzial eines sehr bereichernden und erfüllenden Lebens entfalten.

Vor nicht allzu langer Zeit hatte ich eine Rückführungssitzung mit einem jungen Mann, der bereits als Kleinkind eine Muskeldystrophie entwickelte. Er ist gelähmt und muss von seiner Familie ständig versorgt werden. Er erlebte ein Leben, in dem Mitglieder seiner derzeitigen Familie auf die eine oder andere Weise an seiner Hinrichtung aus politischen Gründen beteiligt waren. In diesem jetzigen Leben hatte seine Familie die Chance, diese Erfahrung aus dem vergangenen Leben wiedergutzumachen und sich um ihn zu kümmern. Durch seine Entscheidung für eine Inkarnation mit einer so schwächenden Erkrankung lernt seine Seele, wie es ist, unbeweglich zu sein. Er lernt, sich dank seiner Kreativität, seines hellwachen Geistes und seiner Kommunikationsfähigkeiten ein erfüllendes Leben zu erschaffen.

Jede Krankheit nimmt auf einer emotionalen Ebene ihren Anfang. Unser Körper ist keineswegs hilflos mysteriösen Viren oder genetischen Veranlagungen ausgeliefert. Er ist lediglich ein hilfsbereiter Partner auf unserer Lebensreise.

In Ariels Fall wurde die Geschlechtskrankheit zugelassen, weil sie ihre ungelösten Emotionen mit ihren früheren Beziehungspartnern widerspiegelte. Ariel wusste, sie könnte auf eine Weise genesen, die die ärztlichen Prognosen weit überstieg. Nach unserer Sitzung stellte sie ihre Ernährung um, machte Sport und wandte ihre Gedanken Themen wie »Vergebung«, »Dankbarkeit« und »Liebe« zu, wodurch sie die Arbeit verankerte.

Ich möchte Sie dazu ermuntern, jede Krankheit als einen Boten zu betrachten, der ein von Ihnen noch nicht bewältigtes Thema aufzeigt. Ich bin immer wieder erstaunt, wie klug und manchmal buchstäblich unser Körper emotionale Herausforderungen physisch repräsentiert.

In meinen Sitzungen frage ich immer, durch welche ungelösten Themen physische Beschwerden verursacht werden. Sobald das emotionale Problem gelöst ist, spiegelt sich diese neue Verfassung auch immer in den Zellen wider.

Wenn Sie wieder einmal Schmerzen oder einen Unfall haben, fragen Sie doch Ihren Körper, welche Botschaft er Ihnen übermittelt. Bitten Sie in der Meditation Ihr Höheres Selbst darum, Ihnen zu enthüllen, was Sie loslassen und was Sie lernen müssen.

Für mich ist Louise Hays Buch »Heile deinen Körper« eine gute, schnelle Hilfe, die mich immer in die richtige Richtung weist. Wenn Ihnen das ganze Bild klar wird und Sie verstehen, wie Ihre Beschwerden Ihnen nützlich sind, sollten Sie Ihrem Körper danken; richten Sie ihm aus, dass die Botschaft angekommen ist und er jetzt wieder gesunden kann. Dann können Sie geistig und spirituell daran arbeiten, das emotionale Ungleichgewicht aufzulösen. Es wird nicht lange dauern, bis auch der Körper heilt.

Übung: Heilen durch Rückführung

Möchten Sie eine körperliche Erkrankung auflösen? Dann erforschen Sie die Situation doch einmal durch Rückführung, entweder mithilfe des Transkripts in Anhang A oder der geführten Rückführung auf meinem CD-Set »Heilung durch Rückführung und Parallele Leben«. Die CD sowie der MP3-Download sind erhältlich unter www.mirakelley.de. Egal, wofür Sie sich entscheiden – Sie sollten wissen, dass Sie bereits auf die Kraft dieses Heilungsinstruments ausgerichtet sind.

Nehmen Sie sich mindestens 40 Minuten ungestörte Zeit. Falls Sie Haustiere haben, sollten Sie sie nicht im Zimmer haben. Vor Beginn der Rückführung richten Sie Ihre Intention darauf, offen dafür zu sein, ein Leben zu erforschen, das Ihre Heilung unterstützt. Bitten Sie Ihr Höheres Selbst, zu einem Leben geführt zu werden, das Ihnen hilft, Ihre gesundheitlichen Herausforderungen besser zu verstehen. Dann spielen Sie einfach die Aufnahme ab und lassen sich vertrauensvoll auf den Prozess ein.

Sobald Sie die Rückführung beendet haben, verarbeiten Sie die Erfahrung, so wie es sich für Sie stimmig anfühlt: Notizen machen, ein Bad nehmen, spazieren gehen, ein Glas Wasser trinken oder einfach still sitzenbleiben und über Ihr Leben nachdenken.

Lassen Sie Ihre Einsichten in Ihren Alltag einfließen und vertrauen Sie auf die Heilungsfähigkeiten Ihres Körpers.

In diesem Kapitel ging es darum, wie wir unser Wissen um all die potenziellen Realitäten, aus denen wir die gewünschte Realität wählen, einsetzen können, um physische Symptome zu heilen.

Jetzt möchte ich unsere Bewusstseinsforschung auf Rückführungsgeschichten lenken, die uns lehren, wie sehr wir von der Quelle geliebt werden; damit können wir emotional gesunden, wenn Selbstwert und Würdigkeit für uns ein Thema sind.

• • •

Kapitel 9

Sie haben das Recht, sich selbst zu *lieben*

Sich selbst und andere zu lieben, war bei der Rückführung von Dr. Wayne Dyer der Kern der Geschichte. In Waynes Buch »Werde, der du wirklich bist: Die spirituelle Dimension des Wünschens« ist die ganze Geschichte zu lesen, deshalb soll an dieser Stelle nur auf die wesentlichen Punkte eingegangen werden.

Wayne sah sich als junger Wüstenbewohner, dessen Vater ermordet worden war. Er verließ seinen arabischen Stamm und arbeitete auf einem Boot, mit dem er in ein anderes Land fuhr. Dort verliebte er sich in eine Frau, und schon bald fand die Hochzeit statt. Später arbeitete er auf einem Schiff und war begeistert darüber, zu reisen und neue Gegenden kennenzulernen. Während der Rückführung sagte Wayne: »Es gibt angeblich über das ganze Meer verstreut Inseln, auf denen Menschen leben. Das finde ich aufregend. Und so verlasse ich sie. Sie ist schwanger, aber ich gehe trotzdem. Es klingt einfach so verlockend, etwas zu entdecken, was noch nie jemand gesehen hat. Es ist wie ein großes Abenteuer.«

Lange Zeit fuhren sie auf dem Meer herum und entdeckten schließlich eine Insel, auf der freundliche Eingeborene lebten. Doch der Kapitän und seine Mannschaft behandelten sie grausam und brutal, einfach weil sie anders waren. Wayne versuchte als der Mann, der er in diesem Leben war, der Gewalt ein Ende zu setzen, aber er schaffte es nicht. Das Schiff segelte zurück, und als er zu Hause ankam, erfuhr er, dass seine Frau gestorben war; niemand wusste, was aus dem Sohn geworden war, den sie geboren hatte. Er war traurig und hatte Schuldgefühle; die Zeit verging, die Traurigkeit dagegen nicht. All die Gewalt, das Töten, der Mangel an Liebe und der Überlebenskampf der Menschen, der sie dazu brachte, sich gegenseitig zu berauben und zu verletzen, bekümmerten ihn. Aufgrund der Botschaften, die er in einer Höhle empfangen hatte, wusste er, dass es andere Lebens- und Seinsweisen gab.

Wayne sah sich in dieser Höhle, in der helles Licht durch die Decke strahlte. Es saß in diesem Licht, und ihm wurden ewige Wahrheiten bewusst – alle betrafen die Liebe. Eine davon war: »Teile sie, und du wirst sie vervielfachen. Halte sie zurück, und du wirst sie verlieren.«

Wayne hatte ein großes Bedürfnis, diese Vorstellungen anderen Menschen mitzuteilen, aber ihm war klar, dass sie nicht auf ihn hören würden. Er sagte: »Diese Wahrheit ist so klar, so über alles klar. Wir müssen uns einfach nur lieben. Liebe dich selbst. Liebt einander.« Dann sah er seinen lange verlorenen Sohn aus jenem Leben auf sich zukommen, und er wollte ihm diese Wahrheiten mitteilen:

Wayne: Ich sage ihm, er soll das nicht vergessen, das sind große Wahrheiten: Wenn du etwas mit anderen teilst, dann vervielfacht es sich. Wenn du es für dich behältst, verlierst du es. Je weniger du anderen Menschen antust, desto mehr bekommst du. Wer demütig, sanft und freundlich ist, bekommt so viel mehr.

Ich sage dir, du kommst Gott so nahe. Dieses Licht da drüben, das ist Gott, der durchkommt. Dieses Licht ist Gott. Es ist so hell. Ich kann es sehen. Da kommt es wieder. Es geht hier oben los und verläuft so. Du schwimmst in diesem Licht, du badest darin. Es ist alles so einfach. Sag ihnen, es ist ganz einfach. Es ist nicht schwierig. Es ist etwas Natürliches, ganz Normales. Aus diesem Licht bist du gekommen. Du bist dieses Licht.

Finde heraus, was du bist, und dann sei das. Finde nicht heraus, was du nicht bist, und versuche nicht, das zu sein. Das ist eine weitere Wahrheit, eine dieser total simplen Wahrheiten.

Sei, wer du bist, und nicht der, der du nicht bist. Du kannst sowieso nichts sein, was du nicht bist. Das ist eine Illusion. Wenn du versuchst, etwas zu sein, was du nicht bist, geht das nicht. Du bist nicht Hass, du bist niemand, der tötet, das bist du nicht. Sei, wer du bist. All das andere, das bist du nicht ... Sei einfach, wer du bist.

Mein Sohn schaut verblüfft aus. Er denkt, ich bin ein verrückter alter Mann. Und ich bin ja ein verrückter alter Mann. Alle anderen um mich herum ..., die Einzige, die das verstand, war, oh, lieber Gott, das war diese schöne Frau. Ich habe sie nur so kurze Zeit gekannt. Und ich habe sie verlassen. Sie wusste das. Sie wartete. Sie starb nicht an einer Krankheit, sondern wurde getötet. Das hat mir mein Sohn gerade gesagt. Auch sie wurde getötet, als ich weg war.

Alles, was du liebst, verlierst du, wenn du die Liebe verlierst. Alles, was du liebst, verlierst du, wenn du die Liebe verlierst. So einfach.

Sie wurde ermordet, vergewaltigt. Mein Sohn will wissen, welche Gefühle ich gegen den Vergewaltiger hege.

»Was fühlst du, Vater, gegenüber diesen Menschen, die die Frau, die du liebst, getötet haben?«

Und da ist das Licht. Du kannst entweder hineingehen oder drumherum. Wenn du hineingehst, gibt es nur noch Liebe, und wenn du versuchst, drumherum zu gehen, ist es dunkel, und dann will ich diese gemeinen Hunde töten.

Wenn ich ins Licht gehe, liebe ich die Vergewaltiger. Verlierst du die Liebe, dann war's das. Verlierst du die Liebe, dann verlierst du dich selbst, denn du bist Liebe. Und die ganze restliche Zeit läufst du in der Finsternis herum und versuchst, das Licht zu vermeiden, das dich ruft, dich anzieht. Es ist zu hell. Es blendet dich mit seiner Helligkeit.

Man kann wirklich die Leute lieben, obwohl sie die Frau töten, die man liebt. Ich denke ..., ich denke, ich kann das, weil ich das bin. Wenn du liebst, gibt es für etwas anderes einfach keinen Platz mehr. Liebst du, dann gibt es so etwas wie Nicht-Liebe nicht. Liebe ist alles, was du geben kannst. Aber wenn du dann aus dem strahlenden Licht heraustrittst, wenn du das

Licht verlässt, das in diese Höhle kommt ..., es so hereinkommen siehst, und darum herum diese dunklen Stellen.
Und du möchtest, dass ich an diese dunklen Orte gehe. Aber das kann ich nicht. Weil ich dieses Licht ***bin.*** Das bin ich. Und das macht mich traurig, aber anscheinend bin ich deshalb hier.
Er erzählt mir, wie sehr sie mich geliebt hat. Sie hat gewartet und gewartet und gewartet, und ich habe sie im Stich gelassen. Weil ich auf Abenteuersuche gehen musste. Ich musste neue Orte entdecken. Und dabei musste ich die ganze Zeit doch eigentlich nirgendwohin.
Er sagt, er kann das nicht, und ich sage zu ihm: »Du bist einfach noch nicht bereit dafür, aber das ist auch dein wahres Selbst.«
Ich stand auf und ging in dieses Licht. Ich kann das jetzt sehen. Ich habe auch ihn verlassen ..., fassungslos. Ich ging in dieses Licht und ließ mich hineintragen. Ich schaute auf ihn hinunter und sagte: »Mein Sohn, geh doch ein paar Zentimeter weiter und komm ins Licht. Es ist nur ein paar Zentimeter entfernt. Du musst dich nur ein bisschen darauf zubewegen.«
Weißt du, was er zu mir sagte? »Du kannst mich mal, du verrückter alter Mann. Ich werde diese Kerle erwischen.«

Die Lektion, die Wayne so schmerzlich gelernt hat, lautet: Wir alle können uns dafür entscheiden, uns auf das Licht auszurichten und in der Schwingungsessenz der Liebe zu verweilen.

Serenas Geschichte

Nach der intensiven Rückführungssitzung mit Wayne sagte er zu mir: »Ich kenne da noch jemanden, der dich sehr gerne kennenlernen würde.« Er dachte dabei an seine Tochter Serena.

Unsere gemeinsame Rückführungssitzung zeigt auf, wie sehr Alles-was-ist uns liebt und nach uns verlangt. Wir lernen daraus auch, dass vor unserer Existenz ein Ungleichgewicht herrschte – eine Leere in Allem-was-ist, die nur von einer bestimmten Energie gefüllt werden konnte. Unsere Seelen wurden erschaffen, um diese spezielle Energie zu verkörpern. Von dem Augenblick an, als das Bedürfnis nach jedem Einzelnen von uns wahrgenommen wurde, noch bevor unsere Seelen geboren wurden, waren wir erwünscht, wurden geschätzt und geliebt.

In ihrer Rückführung beschrieb Serena einen Ort mit Sand und Pyramiden. Es war ein Portal zwischen Dimensionen. Alle, die auf die Erde kamen – neu erschaffene Seelen, bereits existierende Seelen und Geistführer –, mussten zunächst durch diese Ebene hindurch. Alles, was sich auf der Erde entwickeln sollte, war in dieser Dimension bereits bekannt und wurde in Bildform auf den Innenwänden der Pyramiden dargestellt. Ich bat Serena um eine etwas genauere Beschreibung dieses Ortes.

Serena: Es ist so eine große Sandwüste, sie ist sehr friedlich. Es gibt keine Luft und keinen Wind. Es ist wie die Erde, aber eigentlich doch nicht. Es ist über der Erde. Aber nicht wirklich darüber, weil die Erde nicht darunter ist. Es ist einfach ein anderer Raum ... Ich bin hier ein Schäfer, aber ich hüte keine Tiere, sondern Menschen. Ich führe sie. Deshalb bin ich wichtig. Ich bin jemand, der sie führt.

Mira: Führst du nur die neuen Seelen oder auch die anderen Wesen, die eintreten?

Serena: Ich führe sie alle.

Mira: Beschreibe bitte, wie das für dich ausschaut und sich anfühlt.

Serena: Es fühlt sich wirklich liebevoll an. Gegenüber den neuen Wesen gibt es keine Urteile, weil sie perfekt ankommen. Sie kommen in Frieden. Sie haben nicht eine einzige schlechte Zelle in sich. Es fühlt sich an wie eine große Ehre. Selbst diejenigen, die später Schmerzen oder so was verursachen werden, das ist für mich alles in Ordnung. Ich liebe sie wirklich alle.

Mira: Wie siehst du diese Informationen? Empfängst du da etwas? Oder siehst du etwas an der Wand?

Serena: Ich bekomme so ein Gefühl. Ich kann ihre Seele sehen. Ich weiß einfach, dass sie in sich einen Weg haben, auf dem sie sich befinden ..., dass manche von ihnen Verletzungen und Schmerzen zufügen. Es ist okay, weil sie dennoch vollkommen sind, obwohl sie das tun werden. Sie sind mutiger. Sie entscheiden sich dafür. Und es ist nicht leicht.

Mira: Es ist nicht leicht, Verletzungen und Schmerzen zu verursachen?

Serena: Das sind sehr wichtige Leute.

Mira: Bitte erzähl mir mehr davon.

Serena: Jeder, der auf die Erde kommt, gelangt erst hierher ... Jeder hat eine Kombination aus all diesen Farben, die seine Seele ausmachen, bei jedem ist die Kombination ein bisschen anders. Manche von diesen Menschen sind ein wenig dunkler. Es muss im Gleichgewicht sein. Die Menschen mit dunkleren Farben, das ist eher wie Marineblau, es ist nicht ganz schwarz. Ich liebe sie wirklich. Sie haben sich verpflichtet, eine Menge auf sich zu nehmen. Gott hat sie zu Lehrern erschaffen. Sie wissen nicht, dass sie Lehrer sind. Die Lehrer-Energie ist eher gelb. Sie sind keine Lehrer wie Jesus, der für den Planeten lehrt. Sie sind Lehrer, die durch ihr Handeln lehren. Man lernt von ihnen sozusagen, nicht so wie ihre Energie zu sein. Es ist für alle wichtig, sie zu lieben. Ich mache diese Arbeit, weil Gott weiß, dass ich sie liebe. Ich kann sie nicht verurteilen, nur weil ihre Farben dunkler sind.

Mira: Wie gelangt eine Seele in den Körper eines physischen Wesens?

Serena: Das findet nicht hier statt. Das hier ist die Ebene vor der Erde. Aber es gibt noch eine Ebene.

Mira: Wie findet der Übergang von deiner Ebene auf die irdische Ebene statt?

Serena: Es geht langsam vor sich. Es fühlt sich an, als ob man auf meiner Ebene einfach sein kann. Die Seele wird wieder mit Farben und Energien aufgefüllt, die sie für ihre Reise braucht. Auf der nächsten Ebene wird der Auftrag dann klarer. Auf meiner Ebene geht es nur um Energien. Auf der nächsten Ebene wird klarer, was der Sinn bzw. die Aufgabe der Seele sein wird. Man durchläuft noch viele weitere Ebenen.
Aber während du inkarniert bist, können sich deine Farben verändern, denn du kannst dich entscheiden, sie zu verändern.

Die Ebene, die Serena sah, war ein Ort, den Seelen auf dem Weg zur Inkarnation durchlaufen. Dort erhalten sie ihre Farben, und die unterschiedlichen Farbkombinationen machen jede Seele zu etwas Einzigartigem. Eines der Portale, über die Seelen auf ihrer Ebene ankommen, ist neu erschaffenen Seelen vorbehalten, und ich fragte, ob sie durch dieses Portal gehen könnte, um zu sehen, wie neue Seelen erschaffen werden. Ihre Beschreibung erinnert mich an Alberts Schilderung der Gottesenergie: eine sehr subtile, aber sehr mächtige, milchig-weiße Helligkeit:

Serena: Wenn du durch das weiße Portal gehst und anstatt auf meine Ebene hinunterzugehen, nach oben gehst, dann bist du am Anfang von allem.

Mira: Was ist um dich herum?

Serena: Weiß. Alles ist weiß. Es fühlt sich nicht leer an. Es ist die Quelle von allem. Alles ist hier. Alles, was du willst, ist hier, aber es ist nicht da.

Sooft eine neue Seele erschaffen wird – was nicht mehr so häufig passiert, weil die Erde ziemlich vollständig ist ... –, wenn neue Seelen erschaffen werden, geschieht das, weil es nötig ist. Es ist eine neue Art von Energie nötig, die zuvor noch nicht erschaffen wurde. Das ist der einzige Grund, weshalb eine neue Seele erschaffen wird. Diese neuen Seelen sind wie kleine Eier, sehr zerbrechlich. Alles ist für sie total neu. Die ganze Erfahrung ist für sie total neu. Wenn sie diese ganzen Ebenen durchlaufen und auf der Erde ankommen, ist ihnen nichts vertraut. Sie können sich an nichts erinnern. Diese neuen Seelen müssen manchmal ganz sanft ankommen. Alles kann für sie etwas viel und überwältigend sein.

Mira: Woher weiß man, dass eine neue Seele benötigt wird?

Serena: Weil im Energiesystem eine Lücke auftritt, die von den Führern nicht ausgeglichen werden kann, und das wissen sie. Gott weiß es sozusagen. Die kollektive Energie weiß es.
Es ist wie dein Körper. Dein Körper ist deine eigene Welt. Alles arbeitet zusammen, um im Gleichgewicht zu bleiben. Aber manchmal hast du ein starkes Verlangen nach etwas, zum Beispiel Salz. Du weißt nicht, warum, aber der Rest von dir weiß es. Das Salz wird für etwas gebraucht.
Die ankommende neue Seele wird für etwas gebraucht. Ich weiß nicht wofür, weil ich nicht der Schöpfer bin.

Mira: Dieser Ort der Schöpfung, wo diese neuen Seelen erschaffen werden ..., ist das der einzige Ort für die Erde und alle anderen Dimensionen oder hat jede Dimension ihren eigenen Ort der Schöpfung?

Serena: Jede Dimension hat ihren eigenen Ort der Schöpfung. Und es gibt so viele Dimensionen. Manchmal verschmelzen die Dimensionen, und es gibt noch mehr Orte der Schöpfung. Es gibt so viele verschiedene Wesen da draußen, von denen wir noch gar nichts wissen. Gott weiß davon, aber wir als Menschen nicht.

Mira: Woraus bestehen diese neuen Seelen? Wie werden sie gemacht? Kannst du den Prozess sehen und ihn mir beschreiben?

Serena: Sie haben noch keine physische Form. Ich weiß nicht, wann sie die haben ..., das kommt später. Da ist nur dieser weiße Ort, diese schwebende Energie. Es ist, wie wenn Zellen zusammenkommen, weil diese Energie magnetisch nach unten gezogen wird. Die Erde weiß schon, was sie braucht. Sie sendet sozusagen eine Intention aus, um die Seele erschaffen zu lassen. Sie wird erschaffen. Alle richtigen Energien müssen zusammenkommen. Und diese leere Weiße geht dann durch dieses weiße Portal und kommt dorthin, wo ich normalerweise bin und wo die Seelen ihre Färbung erhalten. Die Farben tragen zur Mischung bei. Dann geht sie, und es wird ein Sinn, eine Aufgabe für sie erschaffen. Das alles ist bereits so aufgesetzt von dem Ding, das sie braucht. Dann geht es weiter nach unten, und dann wird sie geboren.

Diese Offenbarung verblüffte mich. Nach der Sitzung mit Serena hatte ich das Gefühl, sanft erweckt worden zu sein, als wäre der göttliche Funke wieder in mir entzündet worden und hätte mich an meine wahre Natur erinnert. Anfangs war da ein Flüstern in der Stille meines Geistes: *»Alles-was-ist fühlte eine Leere, die nur gefüllt werden konnte durch meine einzigartige Präsenz. Ich bin nichts Zufälliges. Ich bin erwünscht. Gott hat mich erschaffen, weil das Eine mich als einen wichtigen Teil des Universums betrachtet.«*

Tränen der Ehrfurcht stiegen mir in die Augen, als ich spürte, wie sehr ich von der Quelle geliebt werde. Die mächtige Energie dieses Lichts der Liebe konnte ich nicht leugnen. Sie hatte mich im Griff. Der Funke dieser Erkenntnis wurde mit jedem Tag stärker, und mit der Zeit hat sich meine Sicht meiner selbst und meines Wertes als Person geändert.

Die Aufgabe der Seele

Auch Ariel, dessen Heilungsgeschichte im vorigen Kapitel zu lesen war, wurde das machtvolle Wissen zuteil, dass Spirit durch sie als Schöpfer tätig wurde und Erfahrungen machen wollte.

Als Ariel vor ihrem Gremium aus fünf Führern stand, erkannte sie, wie wichtig deren Präsenz für sie war. Dieses Gewahrwerden beschrieb sie folgendermaßen:

Ariel: Sie sind mehr als ein Lehrer; sie sind fast so etwas wie Eltern. Sie sind erleuchteter. Ich habe Vertrauen zu ihnen. Ich liebe sie, und sie lieben mich. Aber ich weiß nicht, wo sie herkommen. Es ist einfach. Ich versuche herauszufinden, wie sie mir zugeteilt wurden.

Mira: Frag sie einfach; sie werden es dir sagen.

Ariel: Sie haben mich erschaffen. Ich bin fast so etwas wie ihr Kind. Sie haben mich manifestiert.
Ich fragte: »Warum denn?« Und sie antworteten: »Weil uns danach war.«

Mira: Warum werden Seelen erschaffen?

Ariel: Sie sagten, es gäbe unendlich viel Raum, den es zu füllen gilt, und der Raum würde niemals voll werden. Oh ..., oh! Ich dachte, Seelen wären alle gleichzeitig erschaffen worden. Aber nein. Sie sagen, es würden nach wie vor Seelen erschaffen. Sie sagen, ich stecke in der Zeit fest.

Mira: Bitte sie um eine Erklärung.

Ariel: Zeit ist natürlich eine Illusion, aber ... die Zeit wurde von spirituellen Wesenheiten erschaffen, die an der physischen Realität teilhaben, um zu begrenzen, einzuschränken. Die physische Realität muss lernen, keine Grenzen zu haben. Ich bin ein Stück von etwas. Das hier ist nicht alles, was ich bin. Ich bin ein Stück von ihnen.

Mira: Bitte sie darum, das zu erklären, dass du ein Stück von ihnen bist.

Ariel: Sie haben mich manifestiert, um Mitgefühl zu erlernen.

Ihre Seele wird erschaffen, um eine Aufgabe und einen Sinn zu erfüllen. Sowohl Serena als auch Ariel haben diese Vorstellung, und sie hat die Macht, unsere älteste negative Konditionierung in Staub zu verwandeln. Doch den meisten Menschen wurde nie beigebracht, dass Gott um unsere Existenz gebeten hat und wir, weil Gott um uns gebeten hat, würdig sind zu sein.

Die meisten von uns wachsen in dem Glauben auf, wir müssten unseren Wert unter Beweis stellen und bestimmte Schritte tun, um die Gnade Gottes zu verdienen. Doch genau diese unsere Existenz ist der Beweis dafür, wie viel wir dem Universum wert sind. Wir würden nicht existieren, wenn wir nicht erwünscht und bedingungslos geliebt würden, schon bevor wir erschaffen wurden.

Die nachfolgende Geschichte ist ein Beispiel dafür, wie diese einschränkende Annahme wegfällt, sobald wir entdecken, dass wir von der Quelle bereits geliebt werden.

•••

Ich saß am Strand, wartete auf den Sonnenuntergang und nahm die Schönheit der Natur um mich herum in mich auf. Da bemerkte ich einen jungen Mann mit einer Kamera, der ein Bild nach dem anderen von dem Regenbogen schoss, der am Himmel tanzte. Anscheinend waren wir beide angesichts der Schönheit der Natur von Ehrfurcht ergriffen, und so begann ich ein Gespräch mit ihm. Sehr schnell redeten wir über tiefgreifende und wichtige Themen.

Wie Sam mir erzählte, stand er an einer Weggabelung. Er hatte das Gefühl, sein altes Leben sei vorbei, aber er hatte sich noch nicht für einen neuen Weg entschieden. Ein paar Tage zuvor hatte er drei Ziele notiert, die er mir gerne mitteilen wollte, obwohl wir uns gerade erst kennengelernt hatten.

Erstens wollte er sein eigenes Haus haben. Ich nickte verständnisvoll – das war ein durchaus nachvollziehbarer Wunsch.

Zweitens wollte er »etwas Tolles, Wichtiges tun; wahre Größe erreichen und diese Qualität in mir selbst auch erkennen.« Wieder nickte ich. Das war ein wirklich bewundernswertes Ziel. Wir alle wissen und fühlen tief von innen heraus, dass in uns etwas Großes steckt, das in den stillen, ruhigen Augenblicken des Tages an uns nagt und uns an ein Versprechen erinnert, das wir uns selbst vor langer Zeit gegeben haben. Dieses Gefühl ist unsere Essenz, die zum Ausdruck zu kommen versucht. Es ist die Macht der Quelle, die sich in uns widerspiegelt. Es ist diese unauslöschliche Flamme, die wachsen und in der Welt voll zum Ausdruck kommen will. Es ist unsere Größe, die uns alle nach dem Sinn unseres Lebens suchen lässt und uns so lange in Unruhe versetzt, bis wir unsere einzigartigen Gaben auf sinnvolle und erfüllende Weise ausdrücken – so, dass unser innerer Gott sich ausdehnen und sich wahrhaftig als etwas Großes erkennen kann.

So weit konnte ich Sams Ziele voll und ganz unterstützen – bis wir zu Ziel Nummer drei kamen. Sam wollte sich nämlich »das Privileg erwerben, den Respekt aller Menschen zu verdienen«. Diesmal zuckte ich zusammen.

Wir müssen uns nichts verdienen, um etwas verdient zu haben. Wir verdienen bereits alles. Doch wie mir klar war, ergaben diese Worte ohne Kontext keinen Sinn. Also erzählte ich Sam von Serenas Rückführung und was ich daraus gelernt hatte.

Ich beschrieb die Sitzung so detailliert wie möglich. Als ich fertigerzählt hatte, schaute Sam mir in die Augen und sagte nur: »Oh wow!« Obwohl er mich weiterhin anblickte, sah er mich nicht mehr. Er war bewegt, und ich konnte sehen, wie sich die Schichten seiner Glaubensüberzeugungen verschoben wie die tektonischen Platten der Erde und in seinem Kopf eine neue Topografie ausbildeten.

Inzwischen ging die Sonne unter, und die majestätische Schönheit der roten und orangenen Farbtöne umfing uns beide. In der

Stille des Augenblicks verbanden wir uns wieder mit der Wahrheit, wer wir sind und wie viel wir »verdient haben«.

Ein paar Monate später kontaktierte ich Sam, erzählte ihm von dem Buch, das ich gerade schrieb, und fragte, ob ich unser Gespräch mit ins Buch aufnehmen könnte. Er gestattete es mir und schickte mir eine SMS mit seinen ursprünglichen Zielen, plus einen Kommentar.

»Ziele 2 und 3 sind irgendwie dasselbe«, schrieb er. »Aber ich erinnere mich, wie du mich davon überzeugt hast, dass in Wahrheit jeder bereits Respekt verdient, einfach für sein Dasein auf der Erde.«

Ein Gefühl großer Freude durchströmte mich. Er hatte mich gehört! Und nicht nur das, er glaubte mir auch.

Unsere Größe voll und ganz zum Ausdruck zu bringen, ist unser gottgegebenes Recht. Jeder von uns wird auf seinem Weg der Weiterentwicklung von Allem-was-ist ganz und gar geliebt, unterstützt und bewundert. Es ist nur unser Glaube, wir müssten uns das Privileg »verdienen«, würdig zu sein, der uns davon abhält, zu wissen und auszudrücken, wie groß wir wirklich sind.

Wer hat wen vertrieben?

Die göttliche Macht ist immerdar in uns präsent; sie wurde uns als Samen im Augenblick unserer Schöpfung eingepflanzt. Doch sobald wir auf der Erde geboren wurden, gerät das Wissen um unsere göttliche Natur in Vergessenheit, so wie bei Sam. Wir verlassen uns nur auf unsere fünf Sinne, fühlen uns allein und von der Quelle getrennt. Wir meinen, wir müssten hart arbeiten, um uns zu beweisen und der Gnade Gottes würdig zu sein. Wir streben danach, uns wieder mit dem Gefühl der Glückseligkeit zu verbinden, an das sich unsere Seele erinnert, und das Gefühl des Getrenntseins zu überwinden. Für diese wahrgenommene Trennung – den Glauben, unser Ziel läge außerhalb von uns – steht seit Langem die Geschichte von der Vertreibung Adams und Evas aus dem Garten Eden.

Die Kabbala ist die Wissenschaft des Judentums von den großen Mysterien des Göttlichen. »Sefer ha-Zohar«, meist »Zohar« genannt, das »Buch des Glanzes«, ist der Grundtext der Kabbala, die Erzählung der Abenteuer von Rabbis, die durch die Hügel von Galiläa wandern und deren Gespräche den verborgenen Sinn der Tora beleuchten.

Der »Zohar« interpretiert die Geschichte vom Garten Eden völlig anders: Nicht Gott vertreibt Adam aus dem Garten, sondern Adam vertreibt Gott – durch seine Abspaltung von Gottes weiblicher Form, der Shekinah.

Gemäß der Kabbala ist Gott sowohl männlich als auch weiblich, und es ist die Aufgabe der Menschen, Gott zu einem Ganzen zu machen, indem sie auf der Erde eine Realität Gottes manifestieren, die sowohl seinen männlichen als auch seinen weiblichen Aspekt respektiert und ehrt. Laut Kabbala bestand die Sünde Adams darin, nur nach der körperlichen Verbindung mit Shekinah zu streben. Dadurch spaltete er Shekinah von den anderen neun Emanationen – oder Sephirot – von Spirit ab, zerstörte so die Einheit des Universums und vertrieb Gott aus dem Garten Eden.

In einem Interview mit dem »San Francisco Chronicle« erklärt der Kabbala-Gelehrte Daniel Matt: »Ich glaube, der Zohar meint damit, dass wir nach wie vor im Garten Eden sind, es aber nicht erkennen, weil wir die Verbindung zur spirituellen Dimension des Lebens verloren haben. Die Herausforderung besteht also darin, uns mit Gott rückzuverbinden und uns wieder mehr mit der spirituellen Dimension des Lebens vertraut zu machen.«

Die Lehre des »Zohar« besagt, dass wir nach wie vor im Garten Eden wohnen. Doch leider erkennen wir das nicht, weil wir uns von Gott abgespalten haben. Um ein Leben im Paradies der göttlichen Liebe zu erfahren, müssen wir uns rückverbinden – unsere Beziehung zum Unendlichen wiederaufnehmen.

Um die Gegenwart der Quelle zu spüren, müssen wir nicht im Außen nach etwas suchen. Die Quelle hatte das Bedürfnis nach uns und hat uns erschaffen. Indem wir uns nach innen wenden und uns als herrliche Schöpfung Gottes mit männlichem und weiblichem Aspekt wertschätzen, bekräftigen wir unseren Ursprung. Würdigen wir die Schönheit dessen, was Gott in uns erschaffen hat, dann schenken wir auch unserer Quelle Wertschätzung. Denn in Wahrheit sind wir das, woher wir kamen. Wir sind Gott. In dem Wissen um unsere göttliche Ausstrahlung wissen wir um Gott.

Damians Geschichte

Damian lag auf der Liege in meiner Praxis und war in tiefer Trance versunken. Er hatte gerade ein Leben durchlebt, das viele Emotionen freigesetzt hatte. Ich bat ihn, von diesen Szenen wegzugehen und Bilder vom nächsten Leben hochkommen zu lassen. Was er beschrieb, überraschte mich:

Damian: Es ist eine Blume in Orangetönen; sie blüht auf einem sehr grünen und sehr dünnen Stängel. Man weiß kaum, wie die Blume von einem so dünnen Stiel überhaupt gehalten werden kann. Und das bin ich. Das ist Atmen; es ist fast so etwas wie Ausdehnen und Zusammenziehen.

Mira: Hast du gesagt, du bist die Blume?

Damian: Ja.

Mira: Wie fühlt es sich an, die Blume zu sein?

Damian: Es fühlt sich großartig an. Ich öffne und schließe mich. Ich habe die volle Kontrolle über das Öffnen und Schließen. Ha, und ich kann mich ausdehnen! Und ich bin interessant. Ich bin detailliert ausgebildet. Ich bin in einem Garten.

Mira: Erzähl mir von der Umgebung.

Damian: Niemand ist wie ich. Es gibt ein paar andere kleine Blumen, aber ich bin am freiesten und habe am meisten Ausdruckskraft ... Ich habe das Gefühl, dieses Selbstvertrauen kommt davon, dass ich in dieser Blume bin. Meine Spitze ist sehr ausladend, beeindruckend. Aber so ein dünner Stängel! Und doch hält mich dieser Stängel irgendwie oben. Ich kann nie von hier weggehen, aber das ist in Ordnung.

Mira: Fragst du dich manchmal, wie es wäre, sich bewegen und weggehen zu können?

Damian: Das kümmert mich überhaupt nicht. Warum sollte ich von hier weggehen wollen? Ich habe alles, was ich brauche. Mir gefällt meine Essenz, meine Energie, meine machtvolle Schönheit und dass [die anderen Blumen] das sehen.

Mira: Wie wurdest du zu dieser Blume, dieser wunderschönen Blume mit ihrer wunderbaren, machtvollen Essenz?

Damian: Das weiß ich nicht mehr. Ich erinnere mich nicht daran, wie ich da hingekommen bin. Fast wie wenn ich eh schon dagewesen wäre. Ich weiß nicht einmal, ob ich gewachsen bin.

Mira: Es fühlt sich an, als wärst du schon immer da?

Damian: Ja, genau. Es fühlt sich ewig an.

Mira: Welches Gefühl hast du gegenüber der Sonne?

Damian: Die Sonne bete ich an. Ich habe das Gefühl, die Sonne hat mich so schön gemacht. Denn wenn ich die Sonne sehe, öffne ich mich. Es ist fast so, als ob die Sonne mich aufruft, mich zu öffnen. Und dann gehe ich.

Mira: Was meinst du damit?

Damian: Ich gehe hoch auf die Sonne zu und verlasse die Blume. Das, was ich bin, hat diese Blume verlassen. Und ich weiß nicht warum, und ich will zurück. Aber ich glaube nicht, dass das der Plan ist. Das war erstaunlich! Jetzt weiß ich es ..., wow! Jetzt weiß ich es ..., mir kommt die Erkenntnis, dass ich nicht diese Blume war. Aber ich war auch diese Blume.

Mira: Erzähl mir mehr von dieser Erkenntnis.

Damian: Ich bewege mich spiralförmig nach oben. Es ist, als hätte ich einen Punkt der Ekstase erreicht, der über die Blume hinausgeht. Das war nötig. Und jetzt bewege ich mich spiralförmig nach oben auf die Sonne zu. Ich sehe, wie ich die Blume verlasse. Und da erkenne ich, dass ich nicht die Blume war. Ich meine, ich war die Blume, und doch war ich nicht die Blume.

Beim Hochschweben verstand Damian, dass er auch Spirit war, der sich selbst als Blume kannte. Es gab keine Trennung zwischen der Seele und ihrem Ausdruck im Physischen. Die Seele, die die Blume erschaffen hatte, bewunderte ihre Schöpfung, und die Blume – als physische Repräsentation – sah ihre eigene Schönheit in der Energie ihrer Quelle. Die Blume zeigt uns, auf wie natürliche Weise wir erkennen, was an uns gut und lobenswert ist. Die Blume lebte so, wie Rumi gelehrt hat: »Lebe, als ob dir das ganze Universum gehört!«

Im Moment der Liebe und des vollen Ausdrucks ihrer Schönheit erfüllte die Blume den Sinn ihrer Existenz. Die Blume hatte keinen Zweifel dahingehend, ob sie dieser Schönheit würdig war oder ob sie sich über ihre Vollkommenheit freuen durfte. Die Blume genoss einfach, was sie war, und brachte diese Freude voll und ganz zum Ausdruck.

Seien Sie wie die Blume; sagen Sie laut zu sich: »Ich verdiene es, zu existieren. Ich bin schön, und ich liebe mich.« Wie fühlen Sie sich, wenn Sie diese Worte sprechen?

Falls Sie das nicht glauben oder sich dabei nicht wohlfühlen, möchte ich Sie ermuntern, all diese unangenehmen Gefühle abzuschütteln. Schauen Sie Ihre göttliche Essenz an und bringen

Sie ihr Wertschätzung entgegen, denn es ist Gottes Licht, das in Ihnen wohnt. Praktizieren Sie, was in der Bibel steht: »Schließlich, Brüder: Was immer wahrhaft, edel, recht, was lauter, liebenswert, ansprechend ist, was Tugend heißt und lobenswert ist, darauf seid bedacht!« (Philipper 4,8)

Überlegen Sie einmal, welche tollen Eigenschaften Sie besitzen. Lassen Sie in all Ihrem Tun Ihre Herrlichkeit durchscheinen. Sprechen Sie liebevoll über den großartigen Menschen, der Sie sind. Verlieben Sie sich in sich selbst. Nähren Sie sich sanft wie ein Gärtner, der eine einzigartige Rose heranzieht. Denken Sie daran: Die Quelle schätzt Sie als der Mensch, der Sie heute sind. Ihre ganz einmalige Mischung aus Energien ist kein Zufall; es wurde darum gebeten. Sie gehören auf diese Welt. Sie gehören in diese sich immer weiter ausdehnende Gottesenergie. Sie sind ein wichtiger und geschätzter Teil von Allem-was-ist.

Sie sind würdig zu existieren. Sie verdienen die bedingungslose Liebe der Quelle. Alles-was-ist hatte ein tiefes Bedürfnis, das nur Ihre Seele befriedigen konnte. Nehmen Sie sich das zu Herzen und seien Sie voll der Macht der Liebe, die Sie erschaffen hat und die alles auf den Kopf stellt.

Die Erkenntnis, dass Gott, der alles ist, was existiert, um uns gebeten hat, hat tiefe Auswirkungen. Die Saat der Wahrheit trägt in sich eine enorme Macht und das Potenzial, uns alle aus dem Schlummer zu wecken, der uns unsere Essenz leugnen und vergessen lässt. Wenn ich einen Lebenskodex für zukünftige Generationen schreiben müsste, dann würden die ersten Sätze lauten:

> Erfreue dich deiner Existenz, mein Lieber, meine Liebe. Alles-was-ist hat dich erschaffen, weil es sich durch die einzigartige energetische Mischung, die du bist, und deinen einzigartigen Blickwinkel kennenlernen will. Du bist bereits würdig. Du wirst bedingungslos geliebt und höchst wertgeschätzt für das, was du bist. Du wirst auf jedem Schritt deiner glorreichen Ausdehnung und Weiterentwicklung unterstützt. Liebe dich selbst, so wie Gott dich liebt. Jetzt geh und lebe dein Leben und bringe dir Wertschätzung entgegen, so wie die Quelle dich wertschätzt; bringe deine göttliche Schönheit zum Ausdruck und wisse auf ewig, wer du wahrhaftig bist.

Übung: Sich täglich lieben

Ich möchte Sie ermuntern, sich täglich mit der Quelle und Ihrer göttlichen Natur zu verbinden. Nehmen Sie sich 20 Minuten Zeit, in der Sie ungestört sind, entweder am Morgen oder zum Ausklang des Tages. Öffnen Sie sich in dieser Zeit dafür, sich selbst zu lieben und zu vertrauen.

Nehmen Sie Ihren Atem wahr. Atmen Sie immer langsamer und sprechen Sie dabei das Wort »Liebe« im Geiste. Spüren Sie, wie die Energie der Liebe sich beim Chanten in Ihnen entfaltet.

Vertrauen Sie Ihrer Intuition, und sobald es sich richtig anfühlt, sprechen Sie im Geiste die Worte »Ich bin Liebe«.

Wenn es sich wiederum stimmig anfühlt, verändern Sie das zu »Ich liebe mich«. Spüren Sie, wie die Energie der Liebe durch Ihren Körper strömt, und lassen Sie sich von dieser Liebe umarmen und Ihnen versichern, wie sehr Sie geliebt und unterstützt werden.

Denken Sie daran, diese Meditation hat nur ein Ziel: Sie zu beruhigen und Sie die warme Energie der Liebe spüren zu lassen, die Gott Ihnen entgegenbringt – und auch Ihre Selbstliebe.

Wenn Sie die Meditation abschließen, lassen Sie die friedvolle, nährende Energie der Liebe in Ihren Alltag fließen.

Sollten Sie einige der zahlreichen Ideen dieses Buches in Erinnerung bewahren, dann, so hoffe ich, ist es das Wissen darum, dass Sie würdig sind und von der Quelle unterstützt und bedingungslos geliebt werden. Das Annehmen dieses Wissens verändert Ihr Leben – so wie es meines verändert hat. Ich konnte dadurch voll in meine Einzigartigkeit eintauchen und das, was ich bin, zum Ausdruck bringen, um mir ein sinnvolles und befriedigendes Leben zu erschaffen.

Im folgenden Kapitel erzähle ich, wie sich mein Leben verändert hat, als ich erkannte und darauf vertraute, dass das Licht Gottes durch mich hindurchscheint.

• • •

Die meisten von uns wachsen in dem Glauben auf, wir müssten unseren Wert unter Beweis stellen und bestimmte Schritte tun, um die Gnade Gottes zu verdienen. Doch genau diese unsere Existenz ist der Beweis dafür, wie viel wir dem Universum wert sind. Wir würden nicht existieren, wenn wir nicht erwünscht und bedingungslos geliebt würden, schon bevor wir erschaffen wurden.

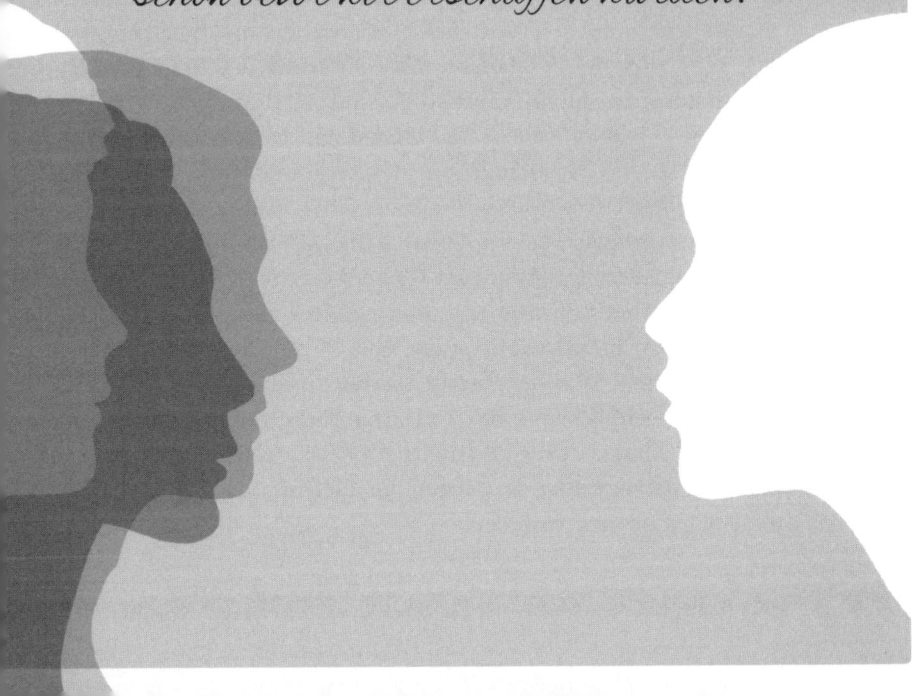

Kapitel 10

Vertrauen Sie auf sich und folgen Sie Ihrer Begeisterung

Als individualisierte Wesenheit hat eine Seele die Freiheit, Erfahrungen zu kreieren, um ihre Bewusstheit zu steigern. Dadurch erfüllt sie ihren Sinn und ihre Aufgabe, nämlich zu wachsen und mehr über sich zu lernen. Dadurch hilft Ihre Seele Allem-was-ist, sich selbst besser kennenzulernen. Wenn eine Seele sich für eine physische Inkarnation vorbereitet, erstellt sie meist einen sehr allgemeinen Plan. Manchmal kommen bestimmte Einzelheiten dazu, aber zum größten Teil sucht sich die Seele einfach ein oder zwei Themen aus, die sie erforschen möchte. Das sind meist sehr allgemeine Themen, eher so etwas wie breit gezeichnete Intentionen, nicht Schritt-für-Schritt-Anleitungen. Von den gewählten Themen sollen die Überseele, alle anderen Seelen-Gegenstücke, die Familiengruppe der Seele und schließlich Alles-was-ist profitieren.

Man könnte sagen, das Thema ist die Bestimmung eines Menschen. Doch damit ist auch schon Schluss mit jeglicher Vorstellung von Vorherbestimmtheit. Die wahre Kraft, die in Aktion tritt, wenn wir inkarnieren, ist der freie Wille: die Fähigkeit, eine Wahl zu treffen. Was der Person wie Bestimmung oder Schicksal erscheint, ist ein Thema, das von ihrer Seele frei gewählt wurde. Wenn das Thema für eine Inkarnation erst einmal gewählt ist, dann hat die betreffende Person die Freiheit, das Thema nach ihrem Belieben zu erforschen.

Zum Beispiel das Thema »Fülle und Überfluss«: Die Seele kann sich entscheiden, in eine arme, eine Mittelklasse- oder eine reiche Familie hineingeboren zu werden. Von nun an hat die Person die Wahlfreiheit, wie sie ihre Beziehung zu Geld erfahren will. Denken Sie nur an all die Selfmade-Millionäre, an all die Erben, die ganze Vermögen vergeudet haben, und die Millionen von Menschen, die sich von einem Monatsgehalt zum nächsten irgendwie durchkämpfen müssen.

Oder das Thema »Liebe«: Die Lektionen der Liebe, die die Seele lernt, wären gleichermaßen gültig, ob Sie nun in Beziehungen sehr eifersüchtig und besitzergreifend sind oder ob Sie harmonische, liebevolle Beziehungen auf Basis gegenseitigen Respekts und gegenseitiger Wertschätzung führen.

Das Thema von Johns gegenwärtigem Leben ist »Verständnis«, aber sein Höheres Selbst sagte mir, es sei nicht vorherbestimmt, wie John dieses Thema angehen werde. Bislang sei er gut dabei, aber unter Umständen werde er sich irgendwann entscheiden, körperlich krank zu werden, um die Lektion des Verständnisses zu erlernen. Anders ausgedrückt werden im Lauf eines Lebens ständig neue Entscheidungen getroffen und Anpassungen vorgenommen. Während meines Gesprächs mit Johns Höherem Selbst wurde mir mitgeteilt, dass Johns andere Seelen-Gegenstücke die Themen »Leben und Tod« erforscht hatten, oft indem sie im Krieg gefallen sind.

Die Überseele verfolgt den Ansatz ausgewogenen Verständnisses, und so werden mehrere Seelenfragmente dasselbe Thema bearbeiten, jedes auf seine Weise. Hier passt das Konzept des Karmas ins Bild. Karma ist, wie nachfolgend ausführlicher dargestellt, einfach der Wunsch der Überseele, dasselbe Thema aus unterschiedlichen Blickwinkeln kennenzulernen. Und so kommt es, dass jemand, der in einem Leben einen Mord begangen hat, in einem anderen Leben ein Gegenstück hat, welches als Lebenshilfeberater für Mörder arbeitet, einen Mord verhindert, selbst ermordet wird oder als Elternteil des Opfers geboren wird, das vom Gegenstück ermordet wurde. Immer hat die Seele die Chance, zu erforschen, wie Konflikte durch Liebe gelöst werden können. Es gibt unendlich viele Variationen, und die Seele kann frei wählen, wie sie sich selbst durch dieses Thema auf einzigartige Weise kennenlernen kann.

Die wahre Bedeutung von Karma

Karma steht für den Wunsch der Seele, Ausgewogenheit in ihre Erfahrungen zu bringen, und für das Streben der Seele, aus unterschiedlichen Blickwinkeln zu lernen. Jede Seele lernt durch das Erleben der Existenz aus unterschiedlichen Perspektiven dazu. Das kann in einem einzigen Leben passieren, beispielsweise wenn ein armer Mensch reich wird, oder im Lauf vieler Leben, zum Beispiel wenn jemand das Thema »Fülle und Überfluss« in allen möglichen Variationen durchlebt.

Karma hat nichts mit Verurteilen oder mit Bestrafung zu tun. Karma wird uns nicht von außen auferlegt – es ist einfach der Wunsch der Überseele nach ausgewogenem Lernen. Wenn Ihre Seele das Bedürfnis hat, ihre Energien auf Basis früherer Erfahrungen auszugleichen – ob nun im selben oder in einem anderen Leben –, werden Sie die beste Möglichkeit finden, dieses Gleichgewicht herzustellen. Und das Ergebnis ist das sogenannte Karma.

Jede Handlung erzeugt ein Resultat. Wenn Sie den resultierenden Effekt erfahren, können Sie ihn auswerten und entscheiden, ob dieses Resultat das ist, was Sie am liebsten möchten. Falls ja, haben Sie etwas über Ihre Präferenzen gelernt. Sollte die Auswirkung Ihnen dagegen nicht gefallen, müssen Sie sich nur dafür entscheiden, das nächste Mal anders zu handeln.

Leider verbinden wir mit dem Begriff »Karma« Urteile und damit eine weitere Möglichkeit für uns, uns kleinzumachen und das Opfer zu spielen – ironischerweise, denn Sie allein haben die Macht, sich von den Auswirkungen des Karmas zu befreien. Das allgemein geltende Konzept von Karma als Abzahlung alter Schulden ist falsch. Um die negativen Energien und Erfahrungen, die Sie erzeugt haben, auszubalancieren, müssen Sie nicht unbedingt Negativität erleben. Sie können sich entscheiden, Ihren Wunsch nach einem ausgeglichenen Leben bewusst zu erkennen, und können dann positiv handeln, um die Situation auszugleichen. Sie haben die Freiheit, zu wählen, wer Sie sind. Mit jeder Wahl lenken Sie Ihre Erfahrung. Mit jedem Schritt entwickeln Sie sich weiter in die von Ihnen bevorzugte Richtung. Sie sind frei, zu sein, wer Sie sein möchten, und das Leben als diese Person zu erfahren.

Nur wir selbst beurteilen, wie gut wir unsere Inkarnation »auf die Reihe bekommen«. Es gibt niemanden »da oben«, der die Punkte zählt. Wir leben zu unserer eigenen Befriedigung. Wir wollen ein Leben leben, weil wir begierig darauf sind, mehr zu sein, mehr zu erfahren, mehr zu kreieren. Durch unser Leben zu dienen, ist uns eine Freude.

Der Sinn von Themen

Sind wir uns erst einmal unserer Themen bewusst geworden, können wir uns frei entscheiden, entweder weiterhin im Rahmen dieser Lektion zu arbeiten oder sie abzuschließen. Auch wenn die Themen schon vor unserer Geburt ausgewählt werden, können wir sie in unseren mittleren Jahren zum Abschluss bringen, und die Seele sucht sich dann ein neues Lernthema aus. Wir können ein Thema tatsächlich abschließen, anstatt den Rest unseres Lebens daran zu arbeiten. Wir haben uns dafür entschieden, in eine Zeit hineingeboren zu werden, in der die Menschheit gemeinsam das Thema der kollektiven Bewusstseinserweiterung bearbeitet. Deshalb passen unsere persönlichen Themen zum kollektiven Bewusstseinswandel – dem wir alle zugestimmt haben.

Ich möchte Sie einladen, diese neue Vorstellung im Hinterkopf zu behalten. Und wenn Sie dann wieder einmal mit der Ihnen nur allzu vertrauten Herausforderung Ihres Lebens konfrontiert sind, denken Sie daran, dass Ihre Lektion so eine Art eingebauten »Sprengknopf« hat. Sie müssen nur unterschiedliche Herangehensweisen an dieses Thema erforschen. Wenn Sie sich aus Ihrer geistigen Haltung heraus mit allem Leben im Einklang fühlen, obwohl Ihr Thema immer noch irgendwo im Kopf lauert, können Sie mit Sicherheit davon ausgehen, dass Sie direkt auf diesem Knopf sitzen. Sobald Sie sich dafür entscheiden (und ich garantiere Ihnen, dieser Augenblick wird kommen, sobald Sie dafür bereit sind), werden Sie das alte Thema zu Ende bringen und in Ihnen kommt ein Gefühl der Vollendung und des klaren Verstehens hoch. Doch ganz egal, wie wunderbar die Aussicht von dem Gipfel ist, den Sie erklommen haben – der Forscher in Ihnen wird von neuen Ausblicken träumen. Und dann suchen Sie sich auf einer Seelenebene ein neues Thema aus, um die Schöpfung zu erforschen. Und das Leben geht nahtlos weiter.

Übung: Persönliche Themen identifizieren

Nehmen Sie sich für diesen Prozess 15 bis 20 Minuten Zeit, in der Sie ungestört sind. Ihr Notizbuch oder ein Blatt Papier liegen griffbereit. Atmen Sie tief ein und dann langsam wieder aus.

Nun denken Sie über die immer wieder auftretenden Muster in Ihrem Leben nach. In welchen Bereichen stehen Sie wiederholt vor Herausforderungen? Oft geht es dabei um Themen wie »Fülle«, »Beziehungen« und »Macht«. Spricht Sie eines dieser Themen an? Wenn Sie sich überlegen, Ihren Träumen zu folgen, welche Ängste kommen dann in Ihnen hoch? Wenn Sie das tun, was Sie gerne tun – was Ihnen leichtfällt, was Sie besonders gut können –, welche Hindernisse stellen sich Ihnen dabei in den Weg? Schreiben Sie alles auf, was Ihnen in den Sinn kommt.

Bei mir war das beispielsweise die Angst vor öffentlichen Auftritten. Es war für mich aufregend, anderen weiterzugeben, was ich lerne, aber ein Teil von mir hatte Angst, von den Menschen gesehen zu werden. Ich musste diese Furcht überwinden und das Thema der Machtlosigkeit loslassen, um zu werden, wer ich heute bin.

Wenn Sie alles aufgeschrieben haben, was Ihnen zu den obigen Fragen einfällt, lesen Sie Ihre Antworten durch und suchen nach einem roten Faden: Was ist die Essenz, die im Kern in allen Antworten steckt? Das ist Ihr Thema.

Ich empfehle Ihnen, in den nächsten Tagen den Prozess »Einschränkende Überzeugungen aufdecken und transformieren« aus Kapitel 5 zu praktizieren. Im Kern ist Ihr Thema eine neutrale Vorstellung – einfach ein Lernfeld für Ihre Seele. Die wirklichen Herausforderungen sind die Überzeugungen, die Sie damit verbinden. Ersetzen Sie die negativen Überzeugungen durch unterstützende Annahmen, dann können Sie Ihr Thema neu definieren und damit eine positive Erfahrung machen – und es schließlich ganz loslassen.

Im Zusammenhang mit Themen sollten wir auch sogenannte Fehler ansprechen. Egal, wie schwer es uns fällt, uns selbst zu verzeihen: Wir müssen unbedingt verstehen, dass es im Leben kein Versagen und keine Fehler gibt. Jede Sichtweise bietet Lernen und Wachstum. Jede Erfahrung dient der Weiterentwicklung Ihrer Seele. Deshalb ist alles gut, wirklich!

So manches im Leben mag Ihnen nicht zusagen, aber das heißt nicht, dass Sie es als etwas Negatives betrachten müssen. Bitte werten Sie sich und Ihre Erfahrungen nicht ab! Alles, was Sie kreieren, ist für Ihre Seele wertvoll. Alles wird wertgeschätzt. Die Erfahrungen, die Ihnen gar nicht gefallen, waren nützlich für Sie, selbst wenn Sie daraus nur gelernt haben, dass Sie sich nicht auf diese Weise kennenlernen möchten.

Was Sie bekämpfen, können Sie nicht verändern. Wandel findet statt, wenn Sie sich in Ihrer Ganzheit lieben, akzeptieren und wertschätzen. Kein Krieg – finde er nun im Innern oder im Außen statt – hat jemals dauerhaften Frieden gebracht. Nur Liebe und Vergebung können Frieden bewirken. Sie müssen nicht mehr gegen sich selbst ankämpfen. Nehmen Sie das Gute, das Sie sind, voll und ganz an und schließen Sie dadurch Frieden mit sich. Nehmen Sie die Situationen, für die Sie sich schämen, in Ihr Herz auf. Neutralisieren Sie die negative Ladung, indem Sie sie mit Liebe durchtränken. Dadurch können Sie mühelos jenes transzendieren, was Sie vorher bekämpft haben. Sie können dann jede Situation transformieren und Ihr Leben in Richtung Ihrer Träume gestalten, auch wenn Sie nach wie vor Ihre Themen bearbeiten.

Die innere Kraft annehmen

Man kann aus seiner Situation nur herauskommen, wenn man bewusst erkennt, dass man das Leben, das man erfährt, selbst erschafft. Wir sind keine Opfer von etwas oder jemandem; wir sind machtvolle Schöpfer. Unsere Kultur lehrt uns, dass das Leben eben ungerecht ist und wir unser »Los« tragen müssen. Aber wir müssen erkennen, dass die kulturelle Norm keineswegs unserer

Erfahrung entsprechen muss. Wir selbst sind die Schöpfer unserer Erfahrung und unserer Realität.

Bislang beruhten Ihre Erfahrungen im Leben vielleicht auf den Überzeugungen der Menschen um Sie herum, Überzeugungen, die Sie unbewusst in sich aufgenommen oder als selbstverständlich angenommen haben. Doch das sind lediglich Gedanken, die in Ihrem Kopf ablaufen, wie eine Schallplatte, die hängen bleibt und ständig dieselbe Stelle abspielt.

Aus neurologischer Sicht sind Gedanken, die Sie über sich und Ihr Leben hegen, nichts weiter als elektrische Impulse, die entlang der Nervenbahnen im Gehirn weitergegeben werden. Diese Impulse und Bahnen hat der Körper erzeugt, um Informationen zu versenden und aufzunehmen. Da Sie immer wieder die gleichen Gedanken denken, sind diese biologischen Strukturen sehr ausgeprägt und stellen für die meisten Menschen die normale Denkweise über bestimmte Themen dar. Deshalb kommen uns positivere Gedanken anfangs unwahr vor: Sie stehen im Widerspruch zum fest verdrahteten Nervensystem. Bitte bleiben Sie bei diesen positiveren Gedanken, trotz dieses Gefühls. Jeder neue Gedanke vernetzt das Gehirn anders und bewirkt dadurch Veränderungen. Jeder neue Gedanke verändert Ihre Sichtweise. Jeder neue Gedanke erschafft eine neue Realität. Jeder neue Gedanke lässt Sie mehr zu der Person werden, die Sie gerne sein möchten.

Sie haben jeden Aspekt Ihres Lebens geschickt gestaltet. Jetzt, da Sie sich Ihrer Themen bewusst sind, können Sie sich frei entscheiden, etwas anderes auszuprobieren. Die Welt muss sich nicht verändern, damit Sie sich mit Ihrem Leben besser fühlen. Fokussieren Sie sich stattdessen auf Ihre Innenwelt und vertrauen Sie darauf, dass mit der Zeit die Außenwelt die Veränderungen reflektiert, die innerlich vor sich gehen.

Machen Sie sich bewusst, welche Überzeugungen Sie hegen. Stellen Sie diese alten Glaubenssätze auf den Prüfstand und ersetzen Sie sie durch neue Gedanken, die mehr Unterstützung bieten. Sie tragen diese Macht in sich.

Sie haben die Macht, sich zu verändern. Sie sind der Herr, die Herrin Ihres Universums. Wenn Sie Ihr Leben aus dieser Perspektive betrachten, werden Sie ein tiefes Gefühl der Ermächtigung und der Zugehörigkeit empfinden.

Die meisten Menschen kreieren automatisch »einfach so«, ohne zu wissen, dass sie schöpferisch tätig sind, und deshalb können sie sich auch nicht bewusst entscheiden, was sie da eigentlich erschaffen. Doch selbst so eine unbewusste »automatische« Kreation ist eine wertvolle Erfahrung, denn sie lehrt uns, dass wir etwas anderes lieber hätten. In diesem Moment haben wir die Freiheit, den Menschen einzufordern und die Person zu wählen und zu werden, die wir sein möchten – in Gedanken wie in Taten.

Wie bereits gesagt, existiert wahre Macht im gegenwärtigen Moment, in dem wir kreieren, wer wir sein möchten und auch wie wir unsere Vergangenheit und unsere Zukunft erschaffen. Nur im gegenwärtigen Moment können wir das Leben erfahren.

Wie wir gesehen haben, ist der aufeinanderfolgende Ablauf von Geschehnissen, den wir als »Zeit« wahrnehmen, eine Illusion – ein bequemes Konstrukt. Unser denkender Verstand, unser Ego, das so sehr auf die physische Existenz fokussiert ist, nutzt die Zeit zum Organisieren.

Auch Erinnerungen werden im gegenwärtigen Moment erzeugt. Erinnerungen sind nichts anderes als Gedanken, die Sie im Jetzt denken. Die Erinnerungen und wie Sie aus eigenem Entschluss diese »früheren« Ereignisse erinnern, werden von gegenwärtigen Wahrnehmungen bestimmt, die Sie im Kopf haben, und von Ihren derzeitigen Überzeugungen über sich selbst. Alles um Sie herum – Beziehungen, Objekte, Ereignisse – sind lediglich neutrale Vorfälle. Nichts im Leben wird ein Wert zugemessen. Nur Ihre Interpretation auf Basis Ihrer Überzeugungen gibt den Umständen Sinn und Bedeutung.

Sie selbst haben die Macht, auf Basis Ihres ganz persönlichen Denkens den Dingen Ihre eigenen subjektiven Werte zu geben. Beim Anblick eines Fotos von einem Steak läuft dem einen das Wasser im Mund zusammen und er bekommt Lust auf ein leckeres Stück Fleisch; andere Menschen, beispielsweise Veganer, finden das Foto widerlich, es steht für etwas, das sie ablehnen. Die Werte des Beobachters belegen ein und dasselbe Foto mit dem Etikett »gut« oder »schlecht«.

Auch Ihre Lebensumstände sind neutral. Sie selbst haben ihnen das Etikett »gut« oder »schlecht« aufgeklebt. Fragen Sie sich: »Inwiefern habe ich von diesen bestimmten negativen Vorkommnissen in meinem Leben profitiert?« Jede Situation ist eine Lernchance – und wenn die Lektion darin besteht, dass Sie auf diese Weise nichts mehr über sich lernen möchten! In dem Wissen, dass jede Situation neutral ist, können Sie sich willentlich entscheiden, den Nutzen und die Vorteile jeder Erfahrung wahrzunehmen, und dann eine neue Möglichkeit wählen, wie Sie Ihre Geschichte erzählen wollen. Legen Sie die Betonung auf die Vorteile und die guten Seiten der Erfahrung. Indem Sie alles als positiv interpretieren, haben Sie nicht mehr das Gefühl, an den Rand gedrängt zu werden, und bemitleiden sich nicht mehr. Denn ein Gewinner ist niemals ein Opfer.

Sie selbst erzählen die Geschichte Ihres Lebens. Wie möchten Sie sie erzählen?

Übung: Die Fesseln früherer Beschränkungen sprengen

Ich möchte Ihnen einen sehr kraftvollen Prozess vorstellen, der schnelle Transformation bewirkt und Ihnen helfen kann, die Fesseln früherer Beschränkungen ganz einfach zu sprengen. Diese Übung ist sehr nützlich, nicht nur solange Sie mit Herausforderungen zu kämpfen haben, sondern auch um Ihre Überzeugungen über irgendeinen Aspekt Ihres Lebens zu transformieren, beispielsweise Selbstwertgefühl, Geld oder Beziehungen. Sie können die Übung zum Beispiel mit einer vertrauten Freundin oder einem Therapeuten machen oder aber den Text aufnehmen und ihn abspielen. Oder Sie lesen sich die Anweisungen gut durch und führen sich selbst während der Meditation durch den Prozess. Lassen Sie Ihre Intuition darüber entscheiden, was für Sie das Beste ist, und lassen Sie Ihrer Fantasie freien Lauf. Sie sollten sich für die Übung mindestens 20 Minuten Zeit nehmen, in der Sie ungestört sind.

Setzen Sie sich bequem hin und schließen Sie die Augen. Nun atmen sie ein paarmal tief und entspannt ein und aus und stellen sich vor, Sie wären ein Baby im Mutterleib, das vollkommene Geschöpf, das Sie sind. Spüren Sie die Wärme und Weichheit im Bauch Ihrer Mutter. Fühlen Sie Ihre göttliche Essenz. Sie wissen, dass Sie genährt, geliebt und immer versorgt werden. Sie haben alles, was Sie brauchen.

Dann durchlaufen Sie in der Fantasie Ihre Geburt, so wie Sie es sich gewünscht hätten. Wie hätte sich der erste Atemzug angefühlt? Wie wäre es, mit großer Vorfreude, Liebe und Aufregung willkommen geheißen zu werden?

Nun stellen Sie sich die Kindheit vor, die Sie sich gewünscht hätten. Sie sind das Kind, das zu dem Menschen heranwächst, der Sie jetzt gerne wären. Erlegen Sie Ihrer Fantasie keine Beschränkungen auf dahingehend, wie es wirklich war oder was möglich war. Malen Sie sich im Geiste alles im bestmöglichen Licht aus: Wie würden Ihre Eltern Sie behandeln? Würden Sie manche Ereignisse anders ablaufen lassen? Gibt es etwas, das hätte geschehen sollen, oder etwas, das nie geschehen wäre? Welche Wahrheiten würden Ihre Eltern und Lehrer Ihnen beibringen? Hätten Sie gerne eine Familie mit mehr oder weniger Geld? Würden Sie gerne an anderen Orten leben? Wo würden Sie zur Schule gehen? Hätten Sie gerne andere Freunde?

Stellen Sie sich vor, was dieses neue Kind, Ihr neues Ich, über Wert und Selbstwert lernen würde. Welche Überzeugungen würden Sie diesem Kind über Liebe, Beziehungen, Geld, Arbeit und alles andere mitgeben wollen? Vermitteln Sie dem Kind diese neuen Vorstellungen und Seinsweisen. Dieses Kind hat Vertrauen zu Ihnen und nimmt Ihre Lehre als absolute Wahrheit an. Spüren Sie, wie diese neuen Arten, sich kennenzulernen, dauerhaft der energetischen und zellulären Struktur dieses schönen Kindes eingeprägt werden.

Nun sehen Sie, wie dieses Kind heranwächst und erwachsen wird. Sehen Sie diese erwachsene Person als die Idealversion Ihrer selbst. Zu welchem Menschen möchten Sie heranwachsen? Wie sieht für Sie ein Leben mit höchster Erfüllung und Glück aus? Was ist an dieser Version Ihrer selbst anders? Wie lebt diese Version Ihrer selbst ihr Leben?

Stellen Sie sich vor, wie diese Idealversion Ihrer selbst und die Version, die Sie heute sind, sich voneinander angezogen fühlen; wie Ihr ideales Selbst mit Ihrem gegenwärtigen Selbst verschmilzt und beide eins werden. Fühlen Sie, wie Sie als dieses neue, ideale Selbst fühlen. Spüren Sie, wie Ihre Schwingung sich erhöht – genießen Sie diese Energie in dem Wissen, dass Sie das nun sind. Das ist eine neue Realität und ein neues Ich. Lassen Sie sich auf ein Leben als dieses neue Ich ein.

Bewahren Sie dieses Kind in sich. Sie sind in eine Realität gewechselt, in der Ihre Vergangenheit die dieses Kindes war. Sie haben die Vorstellung Ihrer Kindheit neu strukturiert. Jetzt haben Sie die Freiheit, die erwachsene Version dieses Kindes zu sein, so zu sprechen und zu handeln. Nichts aus Ihrer Vergangenheit hält Sie zurück. Suchen Sie sich Ihre bevorzugte Vergangenheit aus. Die Vergangenheit wird in der Gegenwart kreiert. Sie kreieren eine neue Gegenwart – erschaffen das Leben Ihres idealen Ichs –, indem Sie eine neue Vergangenheit erschaffen. Wählen Sie eine Vergangenheit, die Ihre ideale Gegenwart unterstützt, in der Sie Ihre Träume leben.

Mit dieser Übung treten Sie in einen anderen Gehirnwellenzustand ein und gelangen in Hypnose. So wie meine Klienten fühlen Sie sich anders, wenn Sie aus dieser Trance herauskommen, als wären Sie ein anderer Mensch, ein leichterer, optimistischerer Mensch, der nicht mehr so viel Gewicht auf seinen Schultern trägt und mehr Raum zum Atmen hat. Durch diesen Prozess gestehen Sie sich zu, zu Ihrem höchsten Potenzial zu werden, Ihrem wahren, schöpferischsten, ausdrucksstärksten und fröhlichsten Selbst. Bleiben Sie bei diesem Gefühl und prägen Sie es jeder Zelle Ihres Körpers als neuen Schwingungscode ein. Vertrauen Sie darauf, handeln Sie danach und erbauen Sie auf dem Fundament dieser Energie das Leben, das Sie sich wünschen.

Geht Ihnen da der Gedanke »Aber das ist doch nicht real!« durch den Kopf? Dann rufen Sie sich all das in Erinnerung, was Sie in diesem Buch über mögliche Selbste und parallele Realitäten gelernt haben. Sie selbst erzählen die Geschichte Ihres Lebens, und »real« ist eine sehr subjektive Erfahrung. Von jeder potenziellen Realität gibt es viele verschiedene Versionen, und jede wird von der Person, die sie erlebt, als »real« erfahren.

Ich möchte Sie keineswegs dazu ermutigen, ein Lügengespinst zu weben, das Sie Ihren Freunden erzählen können. Aber ich ermutige Sie dazu, Ihre Energie, Ihre Ausrichtung, Ihre Einstellungen und Ihre Überzeugungen zu verändern. Ich ermutige Sie dazu, sich zu befreien und Ihr Leben auf eine Art und Weise zu leben, die Ihnen gefällt. Nur weil etwas in dem Ihnen bekannten und erinnerten Leben nicht geschehen ist, heißt das nicht, dass Sie daraus keinen Wert ziehen können. Sie müssen sich einfach anders erfahren. Sie können in eine parallele Realität wechseln, in der Sie diese Person sind. Um ein erfüllendes Leben zu leben, brauchen Sie nur Ihre eigene Erlaubnis. Erlauben Sie es sich. So einfach ist Wandel.

Wunder über Wunder

An dieser Stelle möchte ich zu der Geschichte zurückkommen, die ich anfangs erzählt habe: wie ich meinen Beruf als Anwältin für Unternehmensrecht aufgab und mich stattdessen dem Dienst an anderen widmete, um ihnen bei ihrer spirituellen Entwicklung zu helfen – eine Geschichte darüber, wie ich die Fesseln früherer Beschränkungen sprengte und lernte, dass ich Flügel habe und fliegen kann. Die Fortsetzung meiner Geschichte ist das bestmögliche Beispiel für meine wichtigste Lernlektion: mir selbst zu vertrauen und – so gut ich es vermag – in jedem Augenblick meiner Erregung und Begeisterung zu folgen.

Nach der wundersamen Heilung meiner kraniomandibulären Dysfunktion durch eine Rückführung war meine Begeisterung für Rückführungen wieder geweckt. Ich las jedes Buch über vergangene Leben und Nahtoderfahrungen, das ich nur finden konnte, und verschenkte unzählige Male das Buch, mit dem für mich alles angefangen hatte, »Heilung durch Reinkarnationstherapie: Ganzwerdung über die Erfahrung früherer Leben« von Brian Weiss, um die Kraft dieser Arbeit anderen Menschen zu vermitteln. Leidenschaftlich versuchte ich, den Funken in vielen Herzen zu entzünden. Trotz meines vollen Terminkalenders besuchte ich möglichst viele Seminare über vergangene Leben. Ich machte Rückführungen mit allen Familienmitgliedern und vor allem mit meinem geliebten Partner, dem ich sogar beibrachte, wie er mich zurückführen konnte, und viele Male hat er das für mich getan.

Wie bereits erwähnt, war John der erste Außenstehende, mit dem ich eine Sitzung abhielt. Diese positive Erfahrung gab mir Vertrauen und ließ in mir den Wunsch aufkommen, mich selbst mehr nach außen zu wenden und möglichst viele Klienten zu empfangen.

Gleichzeitig arbeitete ich daran, meine einschränkenden Überzeugungen über Geld loszulassen. Ich erkannte meine Ängste, weil ich sie immer vor Augen hatte. Im Kopf hielt ich es nicht für möglich, als Heilerin Geld zu verdienen. Die Überzeugungen meiner Eltern über Geld hatten mich dazu gebracht, den Beruf einer Anwältin zu ergreifen und auch dabei zu bleiben. Durch das, was ich durch die Rückführungen lernte, erkannte ich, dass meine Eltern wiederum ihre Überzeugungen von ihren Familien und ihrer Kultur übernommen hatten. Ich begann diese Glaubensmuster aufzudröseln und erkannte, dass es Annahmen waren, die nichts mit mir zu tun hatten. Ich ließ all diese Gedanken und Ängste hochkommen und meditierte mit der sogenannten Emotional Freedom Technique (EFT), auch unter dem Namen »Tapping« bekannt, um deren emotionale Ladung zu neutralisieren. Und ich praktizierte die in diesem Buch vorgestellten Übungen. Dann wählte ich für jede Emotion eine neue Definition. Ich wusste, ich war ein unabhängiger Mensch und hatte das Recht, mir selbst auszusuchen, wie ich die Welt und mein Leben sehen wollte. Nachdem meine Geld-Energie geklärt war, öffnete sich mir eine völlig neue Welt voller Möglichkeiten.

Ich ließ zu, dass ich immer mehr zu der Person wurde, die ich, wie ich wusste, war. Ich vertraute auf die Rückführung und ging so viel wie möglich an die Öffentlichkeit, und daraufhin tauchten immer mehr Möglichkeiten und Chancen für mich auf.

Eine davon war eine Einladung von Brian Weiss. Brian und seine Tochter Amy schrieben gerade ein Buch darüber, was Leute, die seine Workshops besuchten, seine Bücher lasen, seine Audioaufnahmen anhörten, selbst oder in Rückführungen mit ihren eigenen Klienten erlebten. Alle früheren Schüler von Brian erhielten eine E-Mail mit der Einladung, ihre Geschichte zu dem Buch beizutragen. Ich reichte drei Geschichten ein: zwei über meine eigenen Rückführungen und eine von einem Klienten. Obwohl Hunderte von Geschichten bei Brian und Amy eingingen, wurden meine drei Geschichten in dem Buch »Miracles Happen« veröffentlicht. Ich bin Brian und Amy für diese Anerkennung und die Chance, anderen Menschen meine eigenen Lektionen und die meines Klienten mitteilen zu können, zutiefst dankbar.

Und eines Tages wurde mir klar: Ich hatte mich so weiterentwickelt, dass ich nicht mehr in meine alten Seinsweisen passte. Das war nach einer Sitzung mit Dr. Wayne Dyer.

Ein paar Monate zuvor hatte ich im Gespräch mit einer Freundin erfahren, dass Wayne mit einer Gruppe auf eine Europa-Tour ging; das Projekt nannte sich »Wunder erleben«. Bei dem Wort »Wunder« horchte meine Intuition auf. Wie ich wusste, litt Wayne unter Leukämie, und ganz tief drinnen wusste ich auch, dass er für ein Wunder bereit war – das Wunder der Heilung. Ich erzählte meiner Freundin von diesem intuitiven Gefühl; sie wusste, dass meine Rückführungen eine starke heilende Komponente haben. Ich sagte ihr, meiner Meinung nach könnte Wayne davon profitieren, und sie ermutigte mich, ihn zu kontaktieren und ihm eine Rückführungssitzung anzubieten.

Ich hätte den Vorschlag einfach abtun können, und genau das tat ich anfangs auch. Ich wusste nicht, wie ich Wayne kontaktieren konnte und ob er an der Arbeit mit mir interessiert wäre. Ich bildete mir ein, dass er viele fähige Heiler um sich hätte. Doch das Gefühl, ich müsste mit ihm reden, blieb und wurde mit der Zeit immer stärker. Ich sagte mir, ich helfe immerhin gerne anderen Menschen, und so überwand ich meinen Widerstand. Da ich ein Werkzeug in der Hand Gottes sein wollte, musste ich Wunder zulassen. Ein paar Tage später fand ich nach einigem Suchen Waynes Adresse heraus und schrieb ihm einen Brief.

Als Wayne mich etwa einen Monat später anrief, hatte ich den Brief schon vergessen. Wir sprachen kurz über eine eventuelle Rückführung und wollten gerade den Hörer auflegen, da unterbrach ich Waynes Abschiedsworte. Und noch bevor ich wusste, was ich eigentlich sagte, erzählte ich ihm von der Geschichte einer Frau mit einer Nahtoderfahrung, die ich ihm gerne schicken wollte.

»Warum sag ich denn so was?«, dachte ich. Aber ich hatte gelernt, meine Spontaneität zu schätzen und zuzulassen, also blieb ich dabei. Und ohne zu zögern, gab Wayne mir eine Faxnummer, damit ich die Geschichte schicken konnte. Er fragte nicht, was genau ich ihm zukommen lassen wollte. In unserem Gespräch hatte er gesagt, Gott finde viele verschiedene Wege, zu uns zu sprechen. Im Rückblick bin ich sehr dankbar, dass er sich selbst vertraute, mich kontaktierte und dass er mir bei dem, was ich im Sinn hatte, sein Vertrauen schenkte.

Ich wollte ihm die Nahtod-Geschichte von Anita Moorjani faxen, die ich einen Tag vorher erhalten hatte. Ich bin auf einer Mailingliste von Leuten, die sich E-Mails zu spirituellen Themen schicken, und eine Geschichte, die an diesem Tag an uns versandt wurde, bestand aus einem Link zu Anitas Bericht über ihre Nahtoderfahrung. Die E-Mail enthielt einen Auszug, in dem Anita erklärte, wie all die verschiedenen Möglichkeiten gleichzeitig existieren (am Anfang von Kapitel 8 dieses Buches können Sie den Auszug noch einmal nachlesen).

Schon interessant, wie Spirit wusste, womit er meine Aufmerksamkeit fesseln konnte. Durch die Rückführung mit John fand ich die Vorstellung der gleichzeitigen Zeit sehr spannend. Auch Gespräche über das Leben nach dem Tod sind für mich nichts Neues. Hätte der Auszug einfach nur geklungen wie »eine interessante Nahtod-Geschichte« hätte ich sie wahrscheinlich übergangen. Stattdessen wusste ich einfach: Egal, worum es in der Nahtod-Geschichte ging, es würde spannend sein. Als mein Drucker 21 Seiten ausspuckte, freute ich mich: So viel zu lesen! Das würde bestimmt etwas ganz Besonderes. Ich schnappte mir meinen Lieblingsstift und setzte mich hin, bereit, die kostbaren Weisheiten, die ich sicherlich finden würde, zu unterstreichen.

Beim Lesen von Anitas Geschichte hatte ich das magische Gefühl, mich auf die wahre Schwingung meiner Seele eingeklinkt, ein wunderbares Stück von mir selbst getroffen zu haben. Durch die Rückführungsarbeit hatte ich wie Anita gelernt, dass alle physischen Beschwerden ihren Anfang auf einer energetischen Ebene nehmen. Noch bevor ich ihre Geschichte las, war ich überzeugt, dass der Körper imstande ist, sich spontan selbst zu heilen, sobald der dichte Überzug der Negativität entfernt worden ist.

Und natürlich wurde in Anitas Geschichte ein weiteres meiner Herzensthemen angesprochen: die Gleichzeitigkeit der Existenz. Da sich alle Ereignisse gleichzeitig entfalten und alle Möglichkeiten im selben Moment existieren, können wir Realitäten durchlaufen und das erschaffen und erfahren, was am besten unserem höchsten Wohl dient.

Alles an Anitas Nahtoderfahrung und den von ihr weitergegebenen Informationen liebte ich.

Doch sobald Wayne und ich das Telefonat beendet hatten, stellte ich wieder die Frage nach dem »Warum«. Warum hatte ich den starken Drang, ihm von Anitas Geschichte zu erzählen? Damals hatte ich dafür nur eine Erklärung: Die Geschichte beschrieb perfekt, woran ich glaubte und was ich ihm anbieten konnte. Mit dem Übersenden von Anitas Geschichte sagte ich zu ihm: »Ich weiß, du kannst spontan von der Leukämie geheilt werden. Diese Möglichkeit existiert, und ich kann dir dabei helfen, diese Realität zu erschaffen.« Ich hätte viel länger reden müssen, um auszudrücken, was Anita so einfach und beredt durch ihre Geschichte in Worte gefasst hatte.

Inzwischen sehe ich noch eine zweite Erklärung für meine spontane Begeisterung: Ich bin Teil eines Prozesses, der Anitas inspirierende Worte dem ganzen Planeten nahebringen wollte. Wayne fand Anitas Geschichte so gut, dass er sie an seinen Verlag, Hay House, weiterleitete und den Verleger darin bestärkte, die Autorin zu suchen und mit ihr einen Buchvertrag zu machen – und das taten sie tatsächlich! Ich war meiner Begeisterung gefolgt und hatte sie anderen kommuniziert, und dadurch diente ich Allem-was-ist, und Alles-was-ist diente mir. Das ist Einssein in Aktion!

Der Zeitpunkt, zu dem Anitas Geschichte mich erreichte, war absolut synchron. Wäre sie früher gekommen, wäre sie mir nicht so präsent gewesen und ich hätte Wayne nichts davon erzählt. Wäre sie später gekommen, hätten Anita und ihre tiefgründigen Worte höchstwahrscheinlich nicht die enorme Anerkennung gefunden, wie das der Fall ist.

Dieses magische synchrone Zusammenkommen erinnert uns daran, dass alles gleichzeitig geschieht – in dem einen, selben, zeitlosen Moment. Und deshalb steht in der Sekunde, in der wir etwas brauchen, eben jenes, was uns am meisten nützt, zu unserer Unterstützung bereit.

Einige Monate und mehrere Gespräche später vereinbarten Wayne und ich eine Rückführungssitzung; also flog ich nach Maui, um ihn dort zu treffen. Mein Vertrauen darauf, dass Wayne geheilt würde, war mehr als Gebete und Hoffnung – es war ein tiefes und absolutes Wissen. Und tatsächlich hatte Waynes Rückführungssitzung eine intensive Heilkraft.

Ich schaute noch einmal nach, wer die E-Mail mit Anitas Geschichte gesandt hatte: Ozgian Zulchefil ist Ingenieur und lebt in Bukarest, Rumänien. Ich kannte ihn bis zu diesem Zeitpunkt noch nicht. Ich erzählte ihm von den beeindruckenden Synchronizitäten, von denen auch er ein Teil war. Er freute sich darüber, dass ich mir die Zeit genommen hatte, ihm davon zu erzählen, obwohl er sich nicht mehr erinnern konnte, wo er Anitas Nahtod-Geschichte herhatte. Wie er sagte, sei das eine Bestätigung dafür, dass wir uns ständig gegenseitig mit unserem Tun und Reden beeinflussen, auch wenn wir das gar nicht merken. Deshalb, so seine Schlussfolgerung, ist es »wichtig, in jedem Moment des Lebens immer eine wirklich gute, positive Einstellung einzunehmen, selbst wenn wir dafür eigentlich gar keinen Grund haben«. Darüber musste ich einfach lächeln.

Kurze Zeit danach wurde in einer weiteren E-Mail an dieselbe E-Mail-Empfängerliste empfohlen, ein inspirierendes Interview mit einer Frau namens Anita Moorjani anzuschauen, die nach einer Nahtoderfahrung wie durch ein Wunder von Krebs geheilt worden war. Ganz aufgeregt erinnerte ich mich daran, wie Wayne und ich Anitas machtvolle Worte der Liebe Millionen von Menschen zugänglich gemacht und sie dadurch beflügelt hatten. Diese E-Mail bestätigte mir, dass der Kreis sich energetisch geschlossen hatte und dass Wayne und ich unsere Aufgabe erfüllt hatten. Gleichzeitig trugen Anitas Worte zu Waynes Heilung bei.

•••

Nach meiner Sitzung mit Wayne kehrte ich nach New York zurück. Mein Herz war voller Dankbarkeit, weil ich Waynes Heilung von der Leukämie unterstützen konnte und ihm geholfen hatte, die emotionale Ursache für die Erkrankung loszulassen. Ich hatte Wayne kontaktiert und dadurch Anitas intensive Geschichte einem breiteren Publikum bekannt gemacht; auch dafür war ich dankbar, ebenso wie für die Chance, die mir Wayne und das Universum geboten hatten: die Person zu sein, die ich, wie ich tief drinnen wusste, bin – eine Rückführungstherapeutin.

Als ich nach Hause kam, begrüßte mich mein Partner an der Tür und fragte, wie die Reise gewesen sei. Doch plötzlich unterbrach er sich und sagte, ich sähe so anders aus und auch meine Energie fühle sich anders an. Und er hatte recht. Ich war in eine neue Realität gewechselt – hatte mich in eine andere Mira verwandelt.

Ich wusste, der Zeitpunkt war gekommen, als der Mensch zu leben, der ich wahrhaftig bin. Es war jetzt oder nie. Ich traf sehr schnell die Entscheidung, meine Anwaltskarriere aufzugeben und mich stattdessen der Arbeit zu widmen, die mir so viel Sinn und Erfüllung gab. Und wie um mir zu bestätigen, dass ich auf dem richtigen Weg war, schickte mir das Universum ein unschätzbar wertvolles Geschenk: Wayne rief an, um mir zu sagen, dass er das Transkript unserer Sitzung in sein Buch »Werde, der du wirklich bist: Die spirituelle Dimension des Wünschens« mit aufnehmen würde.

Mir passierte ein Wunder nach dem anderen. Seitdem ist die Rückführungsarbeit mein Leben. Und mein Leben explodiert vor lauter magischen Synchronizitäten, die mich auf meinem Weg unterstützen.

Wie um mich noch mehr zu ermuntern, schickte mir das Universum kürzlich ein weiteres Geschenk. Nur wenige Tage, bevor ich das Buchmanuskript bei meinem Verleger einreichte, erhielt ich tolle Neuigkeiten: Brian Weiss würde in Oprah Winfreys Show »Super Soul Sunday« auftreten, und er und Oprah hatten beschlossen, meine komplette Geschichte über eines meiner vergangenen Leben dem Publikum bekannt zu machen, um Brians großartiges Buch »Miracles Happen« vorzustellen. Aus allen Geschichten, die im Buch erzählt werden, wurde meine Geschichte von der russischen Ärztin und ihrem geliebten amerikanischen Soldaten ausgewählt. Ich war total begeistert und über die Maßen dankbar, dass meine erste Rückführungserfahrung auf Oprahs Website stehen würde.

Ich hatte das Gefühl, ich tat nichts, aber alles wurde für mich getan. Auch noch so viel Denken, Planen oder Hoffen hätten mir die Chance, Geschichten für Brians und Amys Buch einzureichen, nicht verschaffen können. Mit nichts, was ich selbst hätte unternehmen können, hätte ich die Geschichte meiner ersten Rückführung auf www.oprah.com unterbringen können. Ich hatte mich einfach nur eingestimmt. Ich war auf die Energie meines höchsten Potenzials eingestellt, auf die Energie des Dienens durch den höchsten Ausdruck meiner selbst. Meine Energie war auf die Energie dieser Menschen und die von ihnen angestrebten Resultate eingestimmt.

Dieses Einstimmen erforderte keinerlei Arbeit. Ich folgte einfach dem, was mir interessant und aufregend erschien. Ich bin nicht in die faszinierende Welt der Rückführungstherapie eingetaucht, weil ich es mir zum Ziel gesetzt hatte, eines Tages meine Arbeit in den Büchern so prominenter Autoren wie Wayne Dyer und Brian Weiss veröffentlicht zu sehen. Alles, was ich tat, tat ich einfach, weil das Thema »Rückführungen« – darüber nachzudenken, zu reden und zu lesen – das Spannendste und Erfüllendste war, was ich mir überhaupt vorstellen konnte. Ich hatte keinen Plan, damit Karriere zu machen. Hätte ich rational darüber nachgedacht, hätte ich niemals so viel Zeit und Geld in etwas gesteckt, das von meinem Beruf als Anwältin so weit weg war – etwas, das mir nur innere Zufriedenheit schenkte. Doch genau das ist die Erklärung dafür, warum mein Leben mit so vielen Wundern bereichert worden ist.

Zweifel und Ängste loslassen

Bashar, eine von Darryl Anka gechannelte Wesenheit, sagt, Erregung sei die physische Entsprechung der Schwingung, die die Seele sich ausgesucht hat, um Leben zu erschaffen. Was in uns solche Gefühle auslöst, ist das, was uns am ähnlichsten ist und unsere höchste Repräsentation darstellt. Freude ist ein Hinweis auf das, was wir am mühelosesten erreichen können. Bashar ermutigt uns, in jedem Moment die Möglichkeit zu verfolgen, die uns am meisten erregt. Indem unser Handeln auf das ausgerichtet ist, was die meiste Freude und Begeisterung verspricht, drücken wir unser Vertrauen aus, unser wahres Selbst zu sein und demgemäß zu handeln.

Unser Selbst erhält immer Unterstützung, deshalb dient alles, was uns erregt und begeistert, der Weiterentwicklung unserer Seele – mit Freude und ohne Mühe. Weiterentwicklung ist somit nur möglich, wenn wir jegliche Ängste, die in Bezug auf unsere Leidenschaften hochsteigen, konfrontieren und integrieren. Wachstum heißt nicht, Ängste zu vermeiden oder so zu tun, als gäbe es sie nicht. Das Licht drängt nicht aus der Dunkelheit heraus, es durchdringt die Dunkelheit und durchtränkt sie mit Helligkeit. Wachstum bedeutet, Ängste zu verinnerlichen, die Überzeugungen zu erkennen, durch die sie so mächtig werden, und sie dann mit neuem Licht und Verständnis zu durchtränken.

Das, was uns am meisten ängstigt, birgt unser größtes Potenzial. Bashar sagt, wir haben Angst, weil die Energie unseres wahren Selbst durch einschränkende Überzeugungen gefiltert wird. Wenn diese Überzeugungen auf den Prüfstand gestellt, losgelassen und durch unterstützende Überzeugungen ersetzt werden, können wir uns immer mehr hin zu unserem größten Selbst entwickeln. Angst ist also nur ein Bote, der uns freundlich mitteilt, dass die Gedanken, die wir hegen, nicht zu uns gehören. Lassen wir diese Ängste los, werden wir immer mehr Ekstase erleben.

Für mich war das Thema »Rückführungen« schon immer sehr faszinierend. Seitdem ich als Kind dieses erste Buch gelesen hatte, war ich sehr neugierig und beschäftigte mich mit Freude damit. Nach der wundersamen Heilung meines Kiefers ließ ich meiner Leidenschaft freien Lauf. Zunächst war das alles scheinbar ganz harmlos, nur eine Freizeitbeschäftigung und eine andere Sichtweise der Welt, ein Thema, über das man sich angeregt unterhalten konnte. Alles, was mit dem Thema »Rückführung« zu tun hatte, war für mich sehr befriedigend, und so ließ ich mich auf immer größere Chancen und Möglichkeiten ein, die sich mir boten. Die Energie baute sich auf und bildete ein neues Leben aus.

Gleichzeitig betreute ich als Anwältin börsennotierte Unternehmen. Meine Arbeit war stark mit den Entwicklungen an der Wall Street verknüpft. Als im Jahr 2008 die Finanzkrise die Welt erschütterte, war das auch in meiner scheinbar so abgeschotteten Welt zu spüren. Heerscharen von Anwälten wurden arbeitslos, und Panik machte sich überall breit, auch bei mir. Es schien, die Welt ginge unter. Angesichts dieses spannungsgeladenen Umfelds stellte ich mir die offensichtliche Frage: »Wenn ich meine Arbeitsstelle verliere und keinen neuen Job als Anwältin finde, was mache ich dann?«

Eines Tages saß ich an meinem Schreibtisch, starrte die Wand an und empfand ein Gefühl der Dringlichkeit. Ich brauchte einen Notfallplan. Ich machte eine Bestandsaufnahme all meiner Fähigkeiten und Fertigkeiten. Infolge des Stresses, unter dem ich stand, ging das mit der brutalen Ehrlichkeit und Klarheit des Jüngsten Gerichts einher.

Alles, was ich der Welt zu bieten hatte, war meine Fähigkeit, Menschen in andere Leben zurückzuführen sowie als Katalysator der Heilung und Transformation zu wirken. Ich glaube, in meinem verzweifelten Bedürfnis nach Führung hatte ich einen offenen Kanal für die Verbindung zu meinem Höheren Selbst geschaffen und konnte die Antwort ganz deutlich hören. In diesem Moment stieg »Rückführung« in meinem Kopf von einem bloßen Hobby zu einer ernstzunehmenden Verdienstmöglichkeit auf. Das machte sowieso mein wahres Selbst aus; ich fühlte mich dabei lebendig und überglücklich. Ich war vollkommen präsent und fühlte mich am stärksten mit der Quelle verbunden. Ich hatte dadurch Zugang zu meinem wahren Selbst, konnte die Person sein, die ich wirklich war.

Die Aussicht auf eine erfüllende, sinnvolle Arbeit zog mich sehr an, aber dieses Vergnügen dauerte nur eine Sekunde. Nur einen Augenblick später hatte mich die Angst fest in ihrem Würgegriff. Die Erkenntnis, dass ich mir mit Rückführungsarbeit meinen Lebensunterhalt verdienen konnte, löste starke Angstanfälle aus.

Bei meinen Ängsten drehte es sich immer um Geld. Ich konnte einfach nicht glauben, dass ich mit meiner Heilarbeit meine Rechnungen bezahlen konnte.

Zum Glück war die Zeit auf meiner Seite. Ich konnte weitere drei Jahre als Anwältin arbeiten, und in dieser Zeit konnte ich die negativen Überzeugungen bearbeiten, die hinter meinen Ängsten standen. Sie wissen ja: Transformation geschieht in dem Tempo, das Sie zulassen. Ich brauchte so lange, weil das das richtige Tempo für mich war; ich fühlte mich dadurch sicher. Ich stellte meine Überzeugungen sehr ehrlich und gründlich auf den Prüfstand, hielt mich an die in diesem Buch erklärten Prinzipien und praktizierte zusätzlich Tapping, um all meine einschränkenden Gedanken loszulassen. Viele dieser Gedanken konnte ich bis in meine Kindheit zurückverfolgen und erkannte, dass ich sozusagen hypnotisiert worden war; mein Realitätsverständnis war mir von meinen Eltern vermittelt worden, die es wiederum von ihren Eltern erhalten hatten.

Ich beschloss, meine Überzeugungen zu respektieren, anstatt sie zu bekämpfen. Wenn ich sie für ungültig erklärte, würde ich auch alles für ungültig erklären, was ich war und was ich auf Grundlage dieser Überzeugungen geschaffen hatte. Indem ich sie als gültig anerkannte, konnte ich sie allmählich in das transformieren, was meine bevorzugte neue Wahrheit war.

Mein Höheres Selbst und mein denkender Verstand tanzten miteinander einen gut choreografierten Tanz. Mein denkender Verstand sagte zu meinem Höheren Selbst: »Ich vertraue darauf, dass du mir in der Rückführung etwas zeigst, das für mich jeden Tag erfüllend ist. Aber ich habe Angst. Ich habe so viele finanzielle Verpflichtungen.« Mein Höheres Selbst antwortete: »Ich liebe dich so sehr, ich will das Beste für dich, deshalb sorge ich dafür, dass du weiterhin eine Anstellung hast, und lasse dir die Zeit, die du brauchst, um das einschränkende Denken hinter dir zu lassen. Du kannst mir vertrauen. Ich werde für deine Sicherheit sorgen und nicht zulassen, dass du verletzt wirst.« Darauf antwortete mein denkender Verstand: »Ich danke dir. Ich werde mich an die Arbeit machen, aber bitte gib mir Zeichen, dass ich auf dem richtigen Weg bin.«

Langsam und sorgfältig arbeitete ich mich durch meine Ängste hindurch. Gleichzeitig öffnete ich mich immer mehr und präsentierte mich der Außenwelt als Rückführungstherapeutin. Mein Höheres Selbst hielt sein Versprechen ein und gab mir auf meinem Weg aufmunternde Zeichen.

Ich handelte entsprechend meiner Begeisterung und bestärkte dadurch mein Engagement mir selbst, meinem Höheren Selbst und dem Universum gegenüber. Ich wechselte zu meinem größten, glücklichsten, erfülltesten Selbst. Durch mein Handeln erdete ich die Energie. Ich schloss den Kreis, und deshalb gab mir die Quelle immer mehr Chancen an die Hand. Ich handelte gemäß meiner Begeisterung, und das Glück, das ich dabei empfand, zeigte mir, dass ich durch Rückführungsarbeit meinen Lebensunterhalt verdienen konnte. Je besser das lief, desto mehr Vertrauen gewann ich und desto einfacher war es, noch größere Aktionen zu unternehmen und damit meine Freude zu bestärken. Stück für Stück. Ich ließ die Vorstellung los, dass mein Überleben von meinem Beruf als Anwältin abhing. Langsam, aber sicher durchdrang das Licht die Dunkelheit, und sie wurde von der Helligkeit verschlungen.

•••

Wir müssen nicht lernen zu vertrauen, sondern lernen, nicht zu zweifeln. Bashar beschreibt Zweifel als hundertprozentiges Vertrauen in eine Überzeugung, die nicht auf unser wahres Selbst abgestimmt ist. Wenn Sie beispielsweise arbeitslos sind und daran zweifeln, dass Sie je wieder einen gut bezahlten Job finden, setzen Sie Ihr ganzes Vertrauen in die Überzeugung des Mangels – die Überzeugung, dass Sie nicht genug sind.

Während wir Zweifel verspüren, vertrauen wir auf etwas, das nicht auf unser Selbst abgestimmt ist. Unsere Seele kann physische Realität erschaffen und erfahren, weil sie sich intensiv auf bestimmte Umstände fokussiert und darauf vertraut. Durch die Rückführungsarbeit habe ich gelernt, dass eine physische Inkarnation vollkommenes Vertrauen voraussetzt. Es erfordert sehr viel Vertrauen, zuzulassen, dass so viel von unserer wahren Natur und Macht in Vergessenheit gerät, und sich hier auf der Erde solchen Beschränkungen auszusetzen. Wir haben in uns bereits die Fähigkeit, bei jeder Inkarnation voll und ganz auf das Göttliche zu vertrauen. Deshalb, so Bashar, vertrauen wir immer. Da uns die Mechanismen des Vertrauens bereits eingebaut sind, müssen wir es nur in eine Richtung lenken und leiten, um die gewünschte Realität zu erleben.

Diese ungewöhnliche Betrachtungsweise von Vertrauen hat mich erleichtert. Ich musste nicht lernen zu vertrauen. Ich musste keinerlei Hürden überwinden. Ich wusste bereits, wie man vertraut, und hatte in jedem Augenblick Vertrauen. Ich musste nur verstehen, warum ich auf Gedanken des Mangels vertraute, insbesondere darauf, dass ich mit einer Arbeit, die voll und ganz meine Leidenschaft widerspiegelt, nicht genug Geld verdienen konnte. Die Antwort war mir klar: Das Übel, das ich kannte, war weniger beängstigend als das Übel, das ich mir im Kopf ausmalte. Der Stress in meinem Job, die vielen Arbeitsstunden, die Erwartungshaltung, ich müsste meinen Klienten Tag und Nacht sofort zur Verfügung stehen, die absurd eng gefassten Fristen, die Erschöpfung und das fehlende Privatleben – all das war das mir bekannte Übel. Ich fühlte mich wohl damit. Ich konnte damit umgehen. Der Gedanke, dass ich mit der Rückführungsarbeit finanziell nicht über die Runden kommen würde, war ein viel dämonischeres und erschreckenderes Übel. Sobald ich das erkannte, lautete die Frage anders: Wie kann ich Vertrauen in etwas zulassen, dem ich vertrauen will? Wie mir klar wurde, musste ich einfach meinen Fokus ändern.

Wir hypnotisieren uns selbst, bestimmte Dinge zu glauben. Wir klauben uns einen Standpunkt heraus – oder ein solcher Standpunkt wird uns mitgegeben –, und wir akzeptieren ihn einfach, ohne ihn zu hinterfragen. Und alle entgegengesetzten Ansichten werden so lange ausgeschlossen. Das passiert so automatisch, dass wir nicht innehalten und über die verschiedenen Schritte nachdenken. Ich wusste ja schon, wie ich mich selbst hypnotisierte und nur von einer Annahme überzeugt war, wobei ich alle anderen Möglichkeiten ausschloss. Das funktionierte so perfekt, dass ich einfach dieselben Schritte noch einmal bewusst durchlaufen musste, diesmal aber mit Fokus auf das, was ich lieber glauben wollte. Der Unterschied war subtil – ich war einfach bewusst und wach. Doch die Ergebnisse waren sehr tiefgreifend.

Ich ließ meine einschränkenden Überzeugungen über Rückführungsarbeit als durchaus zukunftsfähige Karriere los und ließ auch mehr Verständnis im Hinblick darauf zu, wie viel Unterstützung ich bekam. Da Gott mich erschaffen hat und der Rückführungsarbeit meine ganze Leidenschaft gilt, möchte das Universum diese Freude in jedem Moment voll und ganz zum Ausdruck kommen lassen. Dieses Wissen beschloss ich zu verinnerlichen. Die Quelle liebt mich bedingungslos; sie würde das unterstützen, womit ich mich kennenlernen wollte. Sie hatte mich auch als die Person unterstützt, die glaubte, sie könnte nur als Anwältin Geld verdienen. Warum sollte sie das nicht auch für mich tun, wenn ich andere Präferenzen hatte? Ich wollte mich selbst neu definieren und vertraute darauf, dass Alles-was-ist in seiner bedingungslosen Liebe und Bewunderung für mich auch diese Schöpfung unterstützte. Denn genau das ist bedingungslose Liebe: Liebe und Hilfe ohne Bedingungen und Einschränkungen. Ich entschied mich, Fülle und Überfluss neu zu definieren und zu erkennen, dass ich nicht nur Geld, sondern auch Chancen in Fülle sowie Freunde, Möglichkeiten und Menschen mit offenem Herzen und aufgeschlossenem Geist hatte.

Ich entschied mich, meiner Weiterentwicklung und der Richtung, in die ich mich entwickelte, zu vertrauen. Ich entschied mich, darauf zu vertrauen, dass ich als die Person, die ich bin, unterstützt und geliebt werde. Ich entschied mich, darauf zu vertrauen, dass das Universum mit seiner unendlichen Fülle jeden meiner Gedanken, jede Idee, jeden Wunsch und jeden Plan unterstützt und dass diese Unterstützung immer stimmig und richtig ist. Ich entwickelte für mich ein kleines Mantra: *»Ich vertraue mir. Ich vertraue mir. Ich vertraue mir.«*

Dieses Mantra wurde zu meiner heiligen Beschwörungsformel, und ich freue mich, es nun mit Ihnen zu teilen. Schreiben Sie es auf Haftnotizzettel und kleben Sie sie auf Ihren Badezimmerspiegel, den Kühlschrank, den Computer im Büro. Lernen Sie es auswendig und machen Sie es sich zu eigen. Vertrauen Sie ihm aus tiefstem Herzen.

Ich hatte einen beständigen und klaren Fokus. Mit der Zeit geschahen um mich herum Wunder. Chancen taten sich auf, die ich mir nicht einmal hätte vorstellen können. Es war, als würde mich ein Strom mit sich tragen, und ich saß einfach in einem Boot und bewunderte die Landschaft. Ich lebte vertrauensvoll die Weisheit des »Tao Te King«: »Das Tao tut nichts und lässt doch nichts ungetan.«

Übung: Seinen Sinn finden

»Was ist der Sinn meines Lebens?« Diese Frage stellen mir meine Klienten am häufigsten. Nur sehr selten kommt ein Klient in meine Praxis und ist sich bereits völlig über die eigene Lebensaufgabe im Klaren. Und diese Frage ist aus gutem Grund die allerwichtigste: Sie geht an unsere Essenz als Lebewesen. Indem Kreativität in Aktion umgesetzt wird, bringen wir unsere Essenz zum Ausdruck – den Grund, warum wir überhaupt erschaffen wurden.

Erinnern Sie sich an Serenas Schilderung, wie und warum Seelen erschaffen werden? Sie wurden von der Quelle erschaffen, weil Ihre ganz einzigartige energetische Kombination ein Bedürfnis erfüllt – eine Leere, die vor Ihrer Ankunft von allem Leben erfahren wurde. Sie wurden erschaffen mit dem Zweck, Ihre ganz eigene, einmalige Farbmischung zu sein.

Als Kinder werden wir oft gefragt: »Was möchtest du denn einmal werden, wenn du groß bist?« Wir glauben, wir müssten uns über eine lebenslange Karriere, einen bestimmten Titel oder ein bestimmtes Ziel definieren. Und wenn wir nichts dergleichen sehen, sind wir verunsichert und spielen das hektische und verzweifelte Spiel: »Ist das meine berufliche Laufbahn? Was ist der Sinn meines Lebens? Ich weiß nicht, was der Sinn meines Lebens ist.« Wir suchen im Außen nach Antwort, statt danach in unserem Inneren zu suchen.

Dabei ist die Antwort so einfach. Der einzige Sinn Ihres Lebens besteht darin, Sie selbst zu sein. Dafür wurden Sie erschaffen – voll und ganz und in jedem Moment Sie selbst zu sein.

Diese Antwort ist für viele Leute schockierend. »So einfach kann es nicht sein!«, sagen sie. Sie erwarten einen bedeutungsvollen, großartigen Sinn, etwas, das ihre Zeit wert ist. In Wahrheit werden die größten Aufgaben Schritt für Schritt erledigt. Ein großartiges Leben wird von einem Moment zum nächsten gelebt. Und womit könnten Sie Ihre kostbare Zeit besser verbringen als damit, Sie selbst zu sein, voll und ganz und in jedem Augenblick?

Wie dieser einfache Lebenssinn zum Ausdruck kommt, ist bei jedem Menschen anders, denn wir sind alle unterschiedlich.

Ich möchte Ihnen einen Prozess anbieten, um herauszufinden, wie Ihr Lebenssinn zum Ausdruck gelangt. Bitte nehmen Sie sich mindestens 20 Minuten Zeit, in der Sie ungestört sind. Sie brauchen Stift und Notizbuch.

Stellen Sie sich selbst die folgenden Fragen und schreiben Sie die Antworten auf:

- Was mache ich am allerliebsten?
- Was fällt mir am leichtesten?
- Worin bin ich gut?
- Wofür werde ich gelobt?
- Was gibt mir das Gefühl, die Zeit würde nur so verfliegen?
- Worin kann ich mich verlieren?

Die Antworten auf diese Fragen sind der erste Schritt, um Ihren Sinn bzw. Ihre Lebensaufgabe kennenzulernen. Sie vermitteln Ihnen eine allgemeine Vorstellung.

Im zweiten Schritt geht es darum, wie Sie diese Fähigkeiten in der physischen Realität verankern können. Fragen Sie sich: »Wie kann ich mit meinen Fähigkeiten, durch das, was mir Freude bereitet, anderen dienen?« Meditieren Sie über diese Frage und schreiben Sie die Antworten auf, die Ihnen einfallen. Wenn Sie Ihren Impulsen vertrauen und Ihre Begeisterung würdigen und anerkennen, werden Sie dazu gebracht, etwas zu unternehmen. Das kann, muss aber nichts »Großes« sein. Sie müssen nicht wissen, inwieweit das, was Sie tun, Ihnen eine Karriere oder eine Arbeit verschafft. Jeder Schritt offenbart ein weiteres Stück der Antwort. Schritt für Schritt entsteht ein Weg. Sie müssen einfach Ihre kreativen Energien durch Ihr Handeln in der physischen Realität verankern.

Kehren Sie in den folgenden Tagen, Monaten und Jahren immer wieder zu dem zurück, was Sie aufgeschrieben haben; das ist Ihr Plan, der Ihnen als Leitfaden dient.

Der dritte und letzte Schritt besteht darin, gemäß dem zu handeln, was Ihnen Freude bereitet. Entscheidend für ein sinnvolles Leben ist in jedem Augenblick diese Frage:

- Was würde mir von allen mir gerade zur Verfügung stehenden Optionen am meisten Freude, Begeisterung und Erfüllung schenken?

Und dann entscheiden Sie sich für genau dies. Es ist wirklich so einfach. Bitte nehmen Sie sich diese Frage zu Herzen, leben Sie aus dieser Frage heraus. Meine Geschichte, wie ich meinen Weg ging, kann Sie bestärken und inspirieren. Ich hatte mein Leben, wie es jetzt ist, nie so geplant. Ich bin einfach dem gefolgt, was mich begeisterte, Schritt für Schritt.

Geben Sie den Gedanken »Ich weiß nicht, was der Sinn meines Lebens ist« auf. Selbst wenn Sie nur zaghafte erste Schritte unternehmen, um zu werden, wer Sie sind, machen Sie dies zu Ihrer neuen Affirmation:

»Ich lebe den Sinn meines Lebens.
In jedem Augenblick entscheide ich mich dafür,
ich selbst zu sein
und gemäß meiner Begeisterung zu handeln.«

Der Sinn unseres Lebens besteht darin, zu sein, wer wir sind, gemäß dem zu handeln, was uns begeistert und in Erregung versetzt, und dabei anderen zu dienen. Sollte in Gesprächen einmal dieses Thema angesprochen werden, teilen Sie Ihr Wissen bitte auch mit anderen und erinnern Sie Ihre Mitmenschen daran: Wenn sie nicht sie selbst sind, berauben sie das Leben um genau das, wofür sie überhaupt geschaffen wurden! Bringen Sie es auch Kindern bei. Bestärken Sie die Erwachsenen darin, in jedem Moment immer mehr sie selbst zu sein. Und vor allem: Leben Sie Ihre Leidenschaft. Leben Sie Ihre Begeisterung! Denn indem Sie sich treu sind, erlauben Sie auch den anderen Menschen, mit denen Sie zu tun haben, Ihren Lebenssinn zu leben. Können Sie sich vorstellen, wie anders die Welt ausstehen würde, wenn wir alle uns selbst und Gott Ehre erweisen würden, indem wir einfach in jedem Augenblick wir selbst sind?

• • •

Nachwort

Ein Leben herrlichen *Wachstums*

Heute verlasse ich mich darauf, dass Synchronizitäten mich dahin führen, wo ich hinmuss. Meine Geschichte ist keinesfalls vollständig, aber mir wird immer ganz warm ums Herz, wenn Menschen auf mich zukommen und mir erzählen, wie sehr sie meine Reise inspiriert hat – mein Weg von der Anwältin hin zur Reinkarnationstherapeutin.

Falls meine Geschichte auch bei Ihnen nachklingt, ist es von Gott so inszeniert worden, dass Sie diese Worte lesen. Auch Sie stehen an einem Punkt, an dem Sie ein Leben herrlichen Wachstums kreieren wollen. Ich diene als Beispiel und versichere Ihnen: Wir alle können darin unterstützt werden, das zu tun, was wir am liebsten tun. Wenn Sie sich Ihre Kraft und Stärke voll zu eigen machen, wird Ihr Leben so sinnhaft und erfüllend sein, wie Sie es nie für möglich gehalten hätten.

Lassen Sie die Lektionen, von denen in diesem Buch die Rede war, tief ins Bewusstsein sinken. Denken Sie darüber nach und wenden Sie sie in Ihrem Leben an. Praktizieren Sie die Übungen. Machen Sie mit sich selbst eine Rückführung und betrachten Sie die Ereignisse der Vergangenheit mit diesen neuen Augen. Spielen Sie mit der Zeit. Lassen Sie Synchronizitäten, Wunder und Magie zu. Vergeben Sie sich und anderen. Und vor allem: Lieben Sie! Wir sind alle ziemlich gut darin, andere zu lieben, aber jetzt ist es an der Zeit, sich selbst genauso zu lieben. Denn wenn unser eigener Becher voll ist, können wir anderen so viel mehr Liebe – echte und bedingungslose Liebe – schenken.

Bewahren Sie dieses Buch auf oder tragen Sie es sogar bei sich, auch wenn Sie es schon ausgelesen haben, denn seine Energie erinnert Sie an die wahre Ausrichtung Ihrer Seele. Erzählen Sie die Geschichten und Lektionen weiter. Verschenken Sie es wie ich an alle Gleichgesinnten und verwandten Seelen. Durch Ihre Leidenschaft können Sie in den Herzen und Köpfen der anderen einen Funken entzünden. Durch Lehren wächst Ihr Verständnis weiter. Haben Sie Vertrauen – zu sich, Ihrem Leben und dem Universum. Und vor allem denken Sie daran: Sie werden geliebt und geschätzt, genau so, wie Sie sind. Die Quelle wusste schon, was sie tat, als sie Sie erschaffen hat. Nichts, was die Quelle tut, ist sinnlos.

Ich habe zugelassen, dass ich wachsen konnte und zu meinem wahren Selbst wurde, und Sie können das auch, das weiß ich. Sie haben meine Geschichte als Beispiel angezogen, weil Sie in sich dieselbe Schwingung tragen. Würden Sie das Potenzial Ihres Höchsten Selbst nicht in sich tragen und würde es nicht nach Ausdruck verlangen, könnten Sie den Ausdruck dieses Potenzials in anderen nicht wahrnehmen. Deshalb möchte ich Sie dazu ermutigen, Vertrauen in Ihr Wachstum zu haben. Vertrauen Sie der Richtung, in die Sie von Ihrer Begeisterung gezogen werden.

Ich habe ein Werkzeug entwickelt, das Ihre Weiterentwicklung unterstützt: eine *»Meditation für Vertrauen«*. Dabei geht es vor allem um Selbstliebe und Vertrauen. Die Aufnahme kann kostenlos unter *www.mirakelley.de* heruntergeladen werden. Sie hilft Ihnen, Ihre einschränkenden Überzeugungen ohne Mühe loszulassen und zu verinnerlichen, wie sehr Sie geliebt und unterstützt werden und wie würdig Sie sind. Sie führt Sie dazu, zu vertrauen, auf was auch immer Sie sich wünschen, und sich auf Ihr bislang bestes Leben einzustimmen und es zu erschaffen.

Im Anhang A dieses Buches befindet sich ein Transkript, mit dessen Hilfe Sie sich selbst zurückführen können. Entweder Sie lassen es sich von einem Freund oder einer Freundin vorlesen oder Sie sprechen es selbst auf einen Tonträger. Sollte es Ihnen lieber sein, können Sie mit der angeleiteten Rückführung arbeiten, die auf meinem CD-Set »Heilung durch Rückführung und Parallele Leben« zu finden ist. Egal, wofür Sie sich entscheiden – durch die Rückführung gelangen Sie in eine faszinierende Welt voller Erfahrungen, die das Leben der Menschen wie durch Magie transformieren können. Sie können dann weitere Ihrer Leben erneut durchleben, dadurch emotionale und physische Traumata auflösen und Führung von Ihrem Höheren Selbst bekommen. Nach dem ersten Hören werden Sie mit jedem weiteren Zuhören tiefer gehen, in eine immer tiefere Trance gelangen und immer größeres Potenzial erforschen. Verwenden Sie diese Anleitungen deshalb so oft, wie Sie intuitiv möchten.

Ich habe das große Glück, etwas zu tun, das mich Tag für Tag mit Spirit kommunizieren lässt. Ich finde es fantastisch, immer auf dem neuesten Stand zu sein, was unsere Bewusstseinserweiterung angeht, und mich tief mit Menschen verbinden zu können, ihnen bei ihrer emotionalen und physischen Heilung Beistand zu leisten und ihnen zu helfen, sich zu ihrem höchsten Potenzial zu wandeln.

Erst neulich besuchte mich eine wunderschöne Frau aus der Schweiz. »Jetzt weiß ich, warum Sie Ihre Arbeit so gerne tun«, sagte sie nach der Sitzung. Sie war gerade aus der Trance gekommen, und ihr Gesicht zeigte diesen liebevollen, entspannten Ausdruck, mit dem alle meine Klienten aufwachen.

Ich sende Ihnen ein Meer voller Liebe und danke Ihnen, dass ich Sie auf diese Reise mitnehmen durfte – eine Reise voller Abenteuer, Transformation und Heilung durch die Rückführung in vergangene Leben.

In Licht, Liebe und Einssein
Mira Kelley

• • •

Anhang A

Transkript für eine Rückführung

Nachfolgend findet sich ein Tool, mit dem Sie für sich selbst eine Rückführung machen können. Sie können das Skript auf Band aufnehmen und dann abspielen oder es sich von einem vertrauten Menschen vorlesen lassen. In jedem Fall muss das Transkript langsam, mit sanfter Stimme gelesen werden.

Zwischen den Absätzen machen Sie bitte eine Pause. Sofern Sie es technisch meistern, können Sie entspannende Hintergrundmusik dazumixen oder die Musik separat abspielen. Musik muss allerdings nicht unbedingt sein – Sie können damit Ihren Prozess einfach noch mehr genießen.

Sie können die Rückführung entweder im Liegen oder im Sitzen auf einem bequemen Stuhl machen, am besten, solange Sie frisch und entspannt sind, also nicht vor dem Schlafengehen, wenn Sie vor Müdigkeit wahrscheinlich wegdriften. (Im Anhang B finden Sie weitere Informationen, was bei der Rückführung zu erwarten ist.)

Und vor allem: Vertrauen Sie sich selbst und vertrauen Sie darauf, dass Sie genau das bekommen werden, was Ihrem höchsten Wohl und Potenzial dient.

Die Rückführung dauert etwa 45 Minuten. Danach sollten Sie sich viel Zeit nehmen, um Ihre Erfahrungen zu verarbeiten. Notieren Sie alles, was aufgetaucht ist: Gefühle, Gedanken, Bilder, Erkenntnisse. Vielleicht möchten Sie auch meditieren oder einen Spaziergang machen, um über das Leben nachzudenken, mit dem Sie sich verbunden haben.

Auf den nächsten Seiten folgt das Rückführungs-Transkript …

Gestatte deinen Augen, sich langsam zu schießen.

Atme tief ein und langsam wieder aus.

Atme nochmals tief ein - anhalten - langsam aus.

Während du beim nächsten Atemzug ausatmest, gestatte, dass aller Stress, aller Schmerz und alle Spannungen deinen Körper verlassen können.

Während du einatmest, atmest du das Gefühl der göttlichen Liebe und des göttlichen Friedens ein, die dich umgeben. Diese göttliche Präsenz ist immer für dich erreichbar, sodass du dich mit ihr verbinden kannst.

Lass mit deinem Atem das Gefühl der Ruhe durch deinen gesamten Körper strömen.

Atme ein - und fühle, wie du tiefer und tiefer entspannst.

Fange jetzt an, noch tiefer nach innen zu gehen, indem du dich auf die Entspannung fokussierst, um jeden einzelnen Teil deines Körpers zu entspannen. Lass alle Spannungen los, die gespeichert sein mögen. Gestatte es deiner Kopfhaut, sich zu entspannen, und lade diese Entspannung in deine Kopfhaut ein. Während die Entspannung sanft von einer Seite des Gehirns zur anderen Seite fließt, harmonisiert und synchronisiert sie beide Hemisphären.

In der Nähe des Zentrums deines Gehirns befindet sich die Zirbeldrüse. Die Zirbeldrüse wird als der Sitz der Seele erachtet. Man sagt, sie sei die Verbindung zwischen der spirituellen und der physischen Welt. Gestatte dem Gefühl der Entspannung, deine Zirbeldrüse zu öffnen und zu beruhigen. Und während du das tust, öffnest du dich für Frequenzen und Schwingungen. Und du gestattest dir selbst, über den gegenwärtigen Raum hinauszuschauen und über die gegenwärtige Zeit hinauszuschauen.

Das Gefühl der Entspannung bewegt sich nun hin zu deinen Augen und entspannt deine Augen. Gestatte deinen Augenbrauen, ganz locker und entspannt zu sein. Lass alle Spannungen los, die sich in den Muskeln um die Augen herum befinden mögen.

Spüre die Muskeln deiner Stirn und fühle, wie sie immer weicher werden. Das Gefühl der Entspannung setzt sich nun fort in deine Wangen hinein. Lass alle Spannungen los, die in den Muskeln um deinen Kiefer herum gespeichert sein mögen. Spüre deine Lippen, wie sie sich immer mehr entspannen.

Entspanne dich tiefer und tiefer im Inneren.

Dieses wunderschöne Gefühl der Ruhe, des Friedens und der Harmonie fließt jetzt in deinen Hals hinein, beruhigend und entspannend für die Muskeln deines Halses. Spüre die Entspannung, wie sie in deine Kehle hineinfließt, und gestatte deiner Kehle, sich klar und offen zu fühlen.

Lade die Entspannung ein, in deine Schulter zu fließen. Jegliche dort möglicherweise gespeicherte Spannung wird weggespült, schmilzt einfach hinweg.

In diesem Moment, nur für diesen Moment, in dem wir dies tun, lass einfach alle Sorgen der Welt los und gestatte dir, das Gefühl der Entspannung zu genießen, das deinen Körper umfängt. Das Gefühl der tiefen Ruhe und des Loslassens fließt an deiner Wirbelsäule herunter, Wirbel für Wirbel, immer weiter herunter, und hilft dir dabei, dich tiefer und tiefer zu entspannen, in das Gefühl der Ruhe hinein.

Während die Energie der Entspannung sich an deiner Wirbelsäule entlang nach unten bewegt, gestattet sie den Muskeln deines oberen Rückens, sich zu entspannen und loszulassen.

Die Muskeln deines mittleren Rückens entspannen sich, und die Entspannung lässt dich tiefer und tiefer nach innen gehen.

Ein warmes Gefühl der Ruhe und Sicherheit spült über deinen unteren Rücken hinweg.

Die Muskeln deines unteren Rückens lassen alle Spannungen los, und das Gefühl des Friedens kann dich vollständig einhüllen.

Halte dieses wunderschöne, warme Gefühl in deinem unteren Rücken einen Moment und lass uns dann zurückkehren zu deiner Kehle.

Lass die Energie der Ruhe in deine Schlüsselbeine einfließen und spüre, wie das Gefühl des Friedens und der Ruhe ganz sanft deine Schultern und deine Arme herunterfließt und dabei die Muskeln deiner Arme entspannt.

Deine Arme fühlen sich schwer an. Das Gefühl der Entspannung fließt weiter herunter in deine Handflächen und Finger hinein. Du kannst vielleicht ein leichtes Kribbeln an deinen Fingerspitzen spüren; es zeigt, wie tief entspannt und ruhig du jetzt bist.

Mit deinem nächsten Atemzug weitet sich dein Brustkorb und fühlt sich leicht und offen an. Dein Atem wird tief und gleichmäßig, und jeder weitere Atemzug bringt dich tiefer und tiefer in diesen wundervollen Zustand des Friedens und der Entspannung.

Gestatte diesem Gefühl der Ruhe, dein Herz zu umhüllen. Dein Herz fühlt sich ruhig und glückselig und von Liebe umfangen an.

Mit jedem weiteren Schlag deines Herzens pumpt dein Herz dieses wundervolle Gefühl der Liebe und des Genährtseins in jede Zelle deines Körpers. Du fühlst dich wohl, sicher und beschützt.

In diesem Moment entspannt sich dein Körper, und dein Geist ist zur Ruhe gekommen.

Gestatte jetzt der Entspannung, in deinen Bauch zu fließen, und entspanne die Muskeln deines Magens.

Gestatte dem Gefühl der Entspannung, jetzt in deine Hüften hineinzufließen. Das Gefühl des Loslassens bewegt sich jetzt durch die Muskeln deiner Beine. Deine Knie sind entspannt, die Muskeln deiner Waden sind locker und entspannt. Das Gefühl der Ruhe und des Friedens fließt jetzt in deine Fersen hinein. Deine Fußsohlen fühlen sich wohl, und die Entspannung fließt jetzt in deine Zehen hinein. Die Energie dieser glückseligen Entspannung umhüllt deinen gesamten Körper wie ein Kokon. Du bist sicher. Du bist beschützt.

Du gestattest dir, tiefer und tiefer in die Entspannung zu gleiten.

Stell dir jetzt einen wunderschönen Garten vor und spüre, wie gut es sich anfühlt, in diesem Garten zu sein. Stell dir vor, wie grün das Gras ist. Stell dir vor, wie sich auf der Wiese hübsche Blumen befinden, mit ihren lebendigen Farben. Rieche den aromatischen Duft der Blumen und sieh oder stell dir vor, wie wunderschöne Schmetterlinge sanft um dich herumschweben und wie sie sich um die Blumen herum bewegen. Höre die melodischen Lieder der Vögel, voller Freude.

Stell dir die schönen Bäume in diesem Garten vor. Lausche den Klängen des murmelnden Baches. Es beruhigt dich und erfrischt dich, dem fließenden Wasser zuzuschauen. Spüre die wohltuende Wärme der Sonne auf deiner Haut und spüre die sanfte Brise, die dein Gesicht streichelt. Es fühlt sich so gut an, in diesem wunderschönen, magischen Garten zu sein. Alles hier ist strahlend und leuchtend. Alles hier im Garten erstrahlt im göttlichen Licht der Quelle.

Du fühlst dich glückselig, du fühlst dich eins mit allem. Ein Gefühl von Leichtigkeit und Klarheit ist in dir. Du blickst zur Seite und siehst einen Pfad. Du begibst dich auf diesen Pfad, folgst ihm und siehst, dass er zu einer Anhöhe führt und dass dort eine Treppe hinaufführt. Die Stufen sind von dem gleichen Licht der Quelle erleuchtet, das du bereits im Garten erlebt hast. Du steigst nun mit Leichtigkeit die Treppen hinauf, fühlst dich sicher und wohl, während du Stufe für Stufe nach oben steigst. Jede Stufe bringt dich höher und höher nach oben.

Du fühlst dich leichter und leichter. Du siehst eine Tür am Ende der Treppe. Nimm wahr, wie diese Tür aussieht. Während du dich dem Ende der Treppe näherst, öffnet sich die Tür sanft und langsam. Du stehst nun vor der Tür. Die Tür ist weit geöffnet, und du siehst, dass dort ein wunderschönes, weißes Licht die Schwelle umspielt. Auf der anderen Seite des Lichtest erkennst du Bilder, Gefühle und Klänge, die du entdecken kannst. Dein Geist ist offen für alles, was zu dir kommen mag. Dein Geist gestattet, dass sich das, was dort ist, dir erschließen möge, ganz gleich, welche Form oder Farbe es auch haben mag. Du vertraust auf dein Höheres Selbst, dass es dir genau das zeigen möge, was du in diesem Moment benötigst, um dir behilflich zu sein. Du bist jetzt bereit und gehst in dieses Licht. Begib dich durch dieses Licht hindurch und gehe auf die andere Seite des Lichts.

Jetzt befindest du dich an einem anderen Ort, in einer anderen Zeit. Nimm dir einen Moment zur Orientierung.

Schau dich um, fühle oder höre, was um dich herum ist ...

Schau hinunter zu deinen Füßen. Trägst du Schuhe oder etwas Ähnliches? Falls ja, wie sehen sie aus? ...

Schau deine Beine und deinen Körper an. Trägst du Kleider? Falls ja, wie sehen sie aus? ...

Strecke deine Arme vor dir aus und schau deine Hände an. Hältst du etwas in Händen? ...

Trägst du irgendeine Art von Schmuck an deinem Körper? ...

Bist du ein Mann oder eine Frau? ...

Fühlst du dich jung oder alt? ...

Wie siehst du aus? ...

Ist es Tag oder Nacht? ...

Was kannst du um dich herum wahrnehmen? ...

Sind noch andere Personen bei dir? ...

Untersuche die wichtigen Ereignisse in diesem Leben ...

Solltest du dich in irgendeiner Situation unwohl fühlen, dann erhebe dich über die Szene und beobachte einfach von oben weiter. Du kannst einfach aus einer kurzen Distanz weiter beobachten, in dem Wissen, dass du sicher und beschützt bist.

Du kannst vor- und zurückspringen in der Zeit, um mehr herauszufinden und um der Geschichte des Lebens zu gestatten, sich vollständig zu entfalten.

Erkennst du irgendwelche Menschen wieder als Menschen, die du auch aus diesem Leben hier kennst?

Gehe jetzt zum letzten Tag deines Lebens und erfahre, wie sich deine Seele vom Körper löst, ohne Schmerz oder Kampf.

Erfahre, wie sich deine Seele von deinem Körper löst und entfernt und dich für immer von allen Todesängsten oder Ängsten vor dem Sterben befreit.

Welche Lektionen hast du in diesem Leben gelernt? Wie ist das Leben, das du gerade erfahren hast, verbunden mit deinem gegenwärtigen Leben?

Was ist wichtig für dich zu wissen für dein gegenwärtiges Leben?

Bewege dich jetzt weg von diesen Szenen, immer weiter, immer weiter.

Gestatte dir, dich immer weiter von diesen Szenen wegzubewegen.

In diesem tiefen Entspannungszustand, in dem du dich jetzt befindest, kannst du Führung von deinem Höheren Selbst bekommen, von deinen Geistführern und von den Engeln.

Gestatte deiner Energie jetzt, sich zu öffnen und auszuweiten, höher und höher. Du bist verbunden mit Allem-was-ist, du bist verbunden mit der göttlichen Liebe und der göttlichen Weisheit. In diesem Moment ist dein Höheres Selbst gegenwärtig als Vermittler dieser Informationen, sodass sie dir übermittelt werden können.

Fühle, sieh oder stell dir die Energie deines Höheren Selbst vor.

Fühle, sieh oder stell dir vor, wie deine Energie mit der Energie deines Höheren Selbst verschmilzt. Dein Höheres Selbst und du – ihr seid jetzt eins.

Fühle die Liebe und Bewunderung, die dein Höheres Selbst für dich hat.

In diesem Moment befindest du dich in direkter Kommunikation, im Einssein mit deinem Höheren Selbst, und dein Höheres Selbst ermutigt dich, um Hilfe zu bitten in jedwedem Bereich, in dem du Klarheit erlangen möchtest.

Lass deinen denkenden Verstand nun eine Frage stellen, auf die du gerne eine Antwort hättest. Denn du bist eins mit deinem Höheren Selbst und kannst dein gegenwärtiges Leben beobachten und all seine Umstände aus der Perspektive des Höheren Selbst, aus der Perspektive von Allem-was-ist betrachten. Aus dieser Perspektive des erweiterten Verständnisses und der endlosen Weisheit – was würde dein Höheres Selbst antworten?

Gestatte deinem Verstand, eine weitere Frage zu stellen.

Aus der Perspektive des erweiterten Verständnisses und der endlosen Weisheit – was würde dein Höheres Selbst antworten?

Bitte jetzt dein Höheres Selbst um Worte der Weisheit, der Führung und der Ermutigung, die es dir angedeihen lassen möchte. Lass alle Informationen, die du heute empfangen hast, ein, lass sie in deinen Verstand und deinen Geist und in dich hineintröpfeln. Lass sie dich transformieren, auf dass sie dir helfen mögen, dauerhafte positive Veränderungen in deinem Leben hervorzurufen. Nimm das Gefühl der Liebe mit, die dein Höheres Selbst und Alles-was-ist für dich hat. Du bist immer geliebt, du bist immer geführt. Dein Höheres Selbst wird dir weiterhin Informationen zur Verfügung stellen, auch deine Geistführer und Engel werden dies tun – in Träumen und auch in wachen Momenten, als Intuition, als Zeichen und inspirierte Gedanken. Deine Träume werden lebendiger sein in den nächsten Nächten, und du wirst sie klarer denn je erinnern.

Jetzt ist es an der Zeit, zurückzukehren in dein gegenwärtiges Leben. Du wirst alles erinnern, was du erlebt hast, und dies sehr klar.

Immer wenn du dir diese Aufnahme anhörst und eine Rückführung machst, wirst du jeweils Führung, Heilung und Hilfe erhalten von deinem Höheren Selbst.

Eine Audioaufnahme der Meditation ist auch auf CD sowie als MP3-Datei erhältlich. Weitere Informationen unter www.mirakelley.de.

• • •

Anhang B

Häufig gestellte *Fragen* über Rückführungsarbeit

An dieser Stelle möchte ich ein paar der am häufigsten an mich gestellten Fragen über das Thema »Rückführungsarbeit« und über meine Sitzungen beantworten.

F: Kann ich in einem früheren Leben stecken bleiben?
A: Wenn ich Leuten beschreibe, wie die Sitzung ablaufen wird, kommt oft die Frage, ob man unter Umständen in einem anderen Leben stecken bleibt und niemals zurückkehrt. Ich sage ihnen dann immer, dass sie vollkommen sicher sind. Eine Rückführung wird erlebt wie eine Erinnerung – sei es nun ein Moment aus der Kindheit oder was es gestern zum Abendessen gab. Während Sie sich auf einen bestimmten Moment fokussieren, kommen die dazugehörigen Bilder, Gedanken, Gefühle und Einzelheiten im Kopf hoch. Aber so wie Sie nicht in einer Erinnerung stecken bleiben können, können Sie auch nicht in einem früheren Leben stecken bleiben.

F: Und wenn ich etwas Beängstigendes erlebe?
A: Oft fragen sich die Leute: »Und wenn ich etwas wirklich Schreckliches erlebe und dann noch mehr gestört bin, als ich eh schon bin?« Ich versichere meinen Klienten immer, dass Rückführungen nichts mit einem Horrorfilm im Kino zu tun haben – Sie sollen ja nicht grundlos zu Tode erschreckt werden! Hinter Rückführungen steht die Intention, zu heilen und das zu offen-

baren, was Ihrem höchsten Wohl dient. Selbst wenn es emotional wird, wird es Sie nicht erschrecken. Wenn ich beispielsweise von meinem Leben als Sklave mit einem Metallring um den Hals erzähle, hört sich das vielleicht furchtbar an und man wünscht sich, hoffentlich nicht so etwas Schreckliches zu erleben. Doch für mich hatte dieses Leben nichts Beängstigendes. Es war mit vielen Emotionen verbunden – Trauer, Wut und Tränenfluten –, aber sie hatten eine kathartische und heilende Wirkung.

Solche mit Herausforderungen verbundenen Leben waren Ihre Leben, und damit sind sie bereits Teil Ihrer energetischen Schwingung. Sie werden Ihnen weder fremd noch beunruhigend vorkommen, wenn Sie sie erneut durchleben, denn sie gehören zu Ihnen. Unbewusst sind sie Ihnen nicht fremd; Sie haben bereits eine Verbindung dazu.

Und Sie können sicher sein: Ihr Höheres Selbst, Ihre Engel und Geistführer wachen über Sie und werden keine Erfahrung zulassen, mit der Sie nicht umgehen können.

Ein Beispiel dafür ist meine erste Rückführung als Kind, als ich das Leben der russischen Spionin sah. Als Erwachsene ging ich noch einmal in dieses Leben zurück und sah Einzelheiten, die beim ersten Mal nicht aufgetaucht waren, schmerzliche Details, die sich negativ auf meine Psyche hätten auswirken können, als ich ein junges Mädchen war. Aber ich wurde geführt und beschützt; mir wurde nur so viel gezeigt, wie ich verkraften konnte. Ich sage meinen Klienten immer, sie möchten sich bitte bewusst machen, dass sie geführt und beschützt werden, und bitte sie, Vertrauen zu haben – Vertrauen in sich und zur Quelle.

F: Werde ich hypnotisiert?

A: Diese Frage hat oft mit der Angst zu tun, kontrolliert zu werden – gegen unseren Willen durch mentale Manipulation zu etwas gezwungen zu werden. Bei Rückführungen wird zwar Hypnose eingesetzt, aber das ist etwas völlig anderes als das, was wir normalerweise unter Hypnose verstehen. Die meisten Menschen kennen »Hypnose« als Unterhaltungsshow auf der Bühne. Diese Bühnenhypnose basiert auf einer stillschweigenden Abmachung, wenn die Freiwilligen aus dem Publikum auf die Bühne gehen. Der Hypnotiseur, der auf die Bühne kommt, erwartet, dass seinen Befehlen gehorcht wird. Die Person, die sich als Versuchskaninchen zur Verfügung stellt, wird den Anweisungen Folge leisten. Das müssen wir verstehen, denn man kann nicht kontrolliert werden, wenn man nicht damit einverstanden ist.

Ich versichere meinen Klienten immer, dass sie während der gesamten Sitzung die Kontrolle behalten. Sollte sich je etwas unangenehm anfühlen oder Emotionen auslösen, können sie immer die Augen öffnen, aufstehen und gehen. Taucht ein solcher Impuls auf, wünsche ich mir für meine Klienten, sie möchten in der Erfahrung bleiben und es mir mitteilen, damit ich sie besser führen kann. Aber sie haben die Wahl. Während einer Rückführung hat jeder immer die volle Kontrolle.

Hypnose beginnt mit einem Gefühl der Sicherheit; Sie entspannen sich und richten Ihre Aufmerksamkeit auf die Bilder und Emotionen, die innerlich hochkommen. In Wirklichkeit ist es eigentlich nur ein anderer Gehirnwellenzustand – ein Zustand tiefer Entspannung und Kreativität. Solche Gehirnwellenzustände kennen wir alle, und die meisten meiner Klienten sind sich nicht einmal bewusst, dass sie »hypnotisiert« werden. Es funktioniert folgendermaßen:

Im normalen Wachbewusstsein läuft das Gehirn im Betawellenbereich. Entspannt man sich, wechselt das Gehirn ganz mühelos aus dem Betawellen- in den Alphawellen-Zustand. Ich führe meine Klienten in einen noch tieferen Bereich – von Alpha nach Theta, den Zustand, in dem man zwar wach, aber schläfrig ist. Wir alle erleben das jeden Abend, bevor wir einschlafen, und dann wieder am Morgen, bevor wir aufwachen. Theta ist ein Grenzbereich zwischen Bewusstsein und Unbewusstsein, in dem tiefgreifendes Lernen, Heilung und Wachstum stattfinden können.

Doch anstatt tiefer in den Thetabereich zu gehen, wechseln manche Klienten bzw. ihre Gehirne von Alpha nach Gamma – in eine noch höhere Frequenz als Beta. In diesem Zustand verfügt man über eine erhöhte Wahrnehmung und Bewusstheit und ist eins mit allem; das geht mit einem Gefühl der Glückseligkeit und einem natürlichen Verständnis des Wesens der Existenz einher.

Während der Sitzung bleiben die Klienten durch meine Führung entweder in einem Theta- oder einem Gamma-Zustand, sodass wirkungsvolle Arbeit stattfinden kann. Körper und Geist sind mit diesem Zustand sehr vertraut, es fühlt sich für beide natürlich und mühelos an. Aufgrund dieser Vertrautheit und weil das Gehirn nahtlos zwischen Gehirnwellenzuständen wechselt, meinen die Leute, nichts passiere mit ihnen und sie würden gar nicht hypnotisiert.

Manche Leute glauben auch, unter Hypnose wären sie unbewusst bzw. bewusstlos; deshalb merken sie gar nicht, dass sie hypnotisiert werden. Tatsächlich meinen viele meiner Klienten, Rückführungen würden nur funktionieren, wenn sie dabei keine bewusste Wahrnehmung haben. Sie stellen sich vor, ich hätte eine Sitzung mit einem unbewussten Teil von ihnen, und wenn sie aufwachen, erinnern sie sich nicht an das, was passiert ist. Um ehrlich zu sein – das ist durchaus schon passiert, ist aber äußerst selten. Bei den meisten Klienten ist der bewusste Geist während der gesamten Erfahrung dabei. Die Klienten wissen, dass sie auf dem Sofa liegen und ich auf einem Stuhl daneben sitze. Gleichzeitig lassen sie alle möglichen Erfahrungen im Kopf auftauchen und berichten mir davon.

Ich glaube, es hat einen sehr guten Grund, dass Menschen während einer Rückführung voll bewusst sind. Die Zeiten haben sich verändert. Rigide religiöse Glaubensüberzeugungen haben nicht mehr so viel Kontrolle über unser Leben wie vor ein paar Jahrhunderten. Immer mehr Menschen kommen gut damit klar, ihre ganz persönliche Verbindung zu Gott zu haben, und haben kein Problem mit ihrer Fähigkeit, direkt vom Göttlichen geführt zu werden. Da religiöse Zwänge für uns nicht mehr so einschränkend sind, glauben wir an die Möglichkeit, uns mit der Quelle und unserer eigenen Göttlichkeit direkt verbinden und sie direkt erfahren zu können. Es gibt also keinen Grund, weshalb ein Teil von uns das, was wir über uns selbst lernen, vor den anderen Teilen verbergen sollte. Wir können nicht nur gut mit Lernen umgehen, sondern suchen sogar bewusst nach dieser Art Verständnis. Wir streben nach unserer eigenen Erleuchtung. Wir nehmen Informationen auf und handeln so, dass wir zur Ganzheit finden, alle Teile unserer selbst integrieren können. Der Verstand wird Teil des Prozesses. Er wird Zeuge von allem und hat die Freiheit, alles zu verarbeiten und die Informationen auf die für uns nützlichste Weise anzuwenden.

Doch da die Klienten während der gesamten Sitzung bewusst bleiben, kann der Verstand auch ganz leicht urteilen und der Erfahrung ein Ende bereiten. Die Klienten haben die volle Kontrolle, sie können einfach sagen: »Das ergibt keinen Sinn«, oder: »In den Geschichtsbüchern habe ich aber etwas anderes über diese Zeit gelesen.« Deshalb bitte ich meine Klienten, mit dem Urteilen aufzuhören und den Kopf einfach amüsiert und fasziniert beobachten zu lassen, was da hochpoppt. Nach der Sitzung haben sie alle Zeit der Welt, das Gesehene zu analysieren und daraus schlau zu werden.

F: Wie genau verbinde ich mich eigentlich mit meinen früheren Leben?

A: Wenn ich alle Fragen meiner Klienten beantwortet habe, beginnt der Erfahrungsteil der Sitzung. Der eigentliche Rückführungsprozess ist sehr einfach und sanft. Ich bitte die Klienten, sich möglichst bequem hinzulegen. Dann führe ich sie in einen tief entspannten Zustand. Sie schließen die Augen und gehen nach innen; dadurch wird der Input der fünf Sinne – Sehen, Riechen, Tasten, Schmecken und Hören – automatisch verringert. Mit einem entspannten Körper können sie ihre Konzentration nach innen lenken und andere Reize außen vor lassen.

In den geänderten Gehirnwellenzuständen, die oben beschrieben wurden, können Bewusstsein und Gewahrsein sich ausdehnen. So können wir uns in unsere anderen Leben einstimmen. Informationen, Führung und Heilung aus anderen Leben sind immer präsent und stehen für uns bereit. Unter meiner Führung verschmelzen die Klienten ihr Bewusstsein mit diesen anderen Leben.

Klienten können intuitiv erfassen, wer sie sind, und der Fluss der Bilder, Klänge und Gerüche kommt in Gang. Ich bitte die Klienten, den ersten auftauchenden Eindrücken, Gedanken und Gefühlen zu vertrauen und nichts zu beurteilen, selbst wenn es keinen Sinn ergibt. Alles wird von Gott orchestriert. Alles kommt immer perfekt zusammen und ergibt am Ende der Rückführung einen Sinn.

F: Bilde ich mir das, was ich da sehe, nur ein?

A: Oft fragen sich die Leute: »Und wenn ich mir diese anderen Leben nur einbilde?« Darauf antworte ich: Das ist kein Problem. Oft ist die Vorstellungskraft die Brücke, die uns in die Geschichte eines früheren Lebens führt.

Ich hatte neulich eine Sitzung mit einer Frau namens Debbie. Ich führte sie in die Entspannung und fragte sie dann, was sie fühlte, sah oder erlebte.

»Nichts«, sagte sie.

»Und wenn du dir etwas vorstellen solltest, was wäre das?«, fragte ich.

»Eine Höhle.«

Was für eine interessante Wahl! Wäre uns diese Frage gestellt worden, hätten wir wahrscheinlich nichts von einer Höhle gesagt.

»Und wenn du dir noch etwas vorstellen solltest, was wäre das dann?«, fragte ich weiter. »Leute in der Höhle«, war die Antwort. Noch interessanter! Sie beschrieb diese Menschen nicht als Neandertaler, wie man meinen könnte, sondern als einen indianischen Stamm. Sie suchten in der Höhle Schutz vor einem Sturm. Als Debbie davon erzählte, wurde sie sehr emotional. Sie suchte verzweifelt nach ihrem Sohn, aber er war nicht bei den anderen. Sie wusste, er war immer noch da draußen, und befürchtete, ihn verloren zu haben.

Dieses Leben nahm mit einer momentanen Vorstellung seinen Anfang, verwandelte sich für Debbie aber schnell in etwas sehr Persönliches und Wichtiges. Sie war zu mir gekommen, weil sie sich mit dem Gedanken trug, sich von ihrem Ehemann zu trennen, war aber wie gelähmt vor Furcht, weil sie irrationalerweise meinte, sie würde das Sorgerecht für ihren kleinen Sohn verlieren. Sie ließ ihrer Vorstellungskraft freien Lauf und schuf so die Verbindung zu ihrem früheren Leben. Und ihr wurde klar, dass die angeblich irrationale Angst eigentlich in einem parallelen Leben wurzelte.

Fantasie heißt nicht, sich mit etwas zu verbinden, was nicht real ist. Im Reich von Spirit existieren Vergangenheit, Gegenwart und Zukunft gleichzeitig. Alles, was jemals existiert hat oder existieren wird, ist im selben Moment des »Jetzt« präsent und gegenwärtig.

Wir können uns nichts vorstellen, was nicht existiert. Versuchen Sie es einmal, dann werden Sie feststellen, dass Sie nur an etwas denken können, was Nicht-Existenz im Physischen repräsentiert. Bei mir ist das meist eine schwarze Leere, die von allem Existierenden durch eine Mauer getrennt ist. Doch dieses Bild ist existent. Und deshalb existiert alles, was wir uns vorstellen können, in der einen oder anderen Form – in der einen Existenzdimension oder der anderen. Wenn Sie sich etwas vorstellen, nehmen Sie Verbindung zu verfügbaren Informationen auf.

Auch in der Psychotherapie kommt die Vorstellungskraft zum Einsatz. C.G. Jung und viele andere Psychologen haben Theorien entwickelt, dass die Bilder in unseren Fantasien aus tieferen emotionalen Traumata und ungelösten Konflikten der Vergangenheit stammen könnten. Psychotherapeuten helfen ihren Klienten oft, anhand ihrer Vorstellungskraft ihre unterdrückten negativen Emotionen zu verarbeiten und Lösungen für ihre Probleme zu finden. Selbst wenn das, was ein Klient während einer Rückführungssitzung sieht, nur »eingebildet« ist, wäre das für Psychologen immer noch eine nützliche Sache, denn die Bilder kommen aus dem Unterbewusstsein. Und das Unterbewusste weiß, wie wir geheilt werden können. Deshalb haben auch die Bilder, die bei einer Rückführung in der Vorstellung aufsteigen, immer einen enormen therapeutischen Wert.

Ich bestärke meine Klientinnen und Klienten darin, ihrer Fantasie freien Lauf zu lassen, in dem Wissen, dass dadurch die Energie zum Fließen kommt und das Höhere Selbst sie zu einem Leben führt, das ihrem höchsten Wohl dient. Einige Augenblicke stellen sie sich etwas vor, und dann verändert sich die Geschichte immer, wirklich immer, und die Klienten wechseln zu lebendigen, emotionalen, heilenden Erfahrungen. Diese ersten Momente, in denen wir uns vielleicht etwas »einbilden«, sind einfach ein Werkzeug, das es den Klienten erlaubt, Informationen durchkommen zu lassen.

F: Was passiert während meiner Rückführung?

A: Jede Sitzung ist individuell und einzigartig und spiegelt die besonderen Umstände und Bedürfnisse des Klienten wider. Manche Leute erleben ein ganz »normales« Menschenleben von der

Geburt bis zum Tod; andere erleben sich als andere Lebensform, beispielsweise Dinosaurier, Affen, Blumen oder Frösche. In anderen Leben sind Menschen Wesenheiten, die auf anderen Planeten oder Raumschiffen leben. Außerdem gibt es mystische Erfahrungen, wenn Klienten sich mit ihren Engeln oder Geistführern treffen, sehen, wie Seelen erschaffen werden, oder erleben, was die Urquelle von allem ist.

Rückführungen werden zudem sehr unterschiedlich erlebt. Manche Leute sehen in ihrem Kopf einen Film mit vielen Einzelheiten ablaufen. In einem solchen Fall denke ich manchmal aus Spaß: »Wir brauchen ein ganzes Leben, um dieses eine Leben erneut zu durchleben!« Andere sehen nur ein Bild aufblitzen, das mit Emotionen und dem Wissen einhergeht, welche Geschichte dazugehört. Für wieder andere sind Rückführungen eine ausschließlich emotionale Erfahrung; sie lernen die Geschichten über Gefühle kennen. Und natürlich gibt es auch Sitzungen, in denen Klienten etwas hören oder »berühren« und es mir dann beschreiben.

Anders ausgedrückt, es gibt für das Durchleben von vergangenen oder zukünftigen Leben keinen »richtigen« Weg. Ich versichere Ihnen: Egal, ob Sie mit mir oder mit einer Aufnahme eine Rückführung machen, und egal, wie Sie die Rückführung erleben – Sie machen alles richtig. Sie müssen nur vertrauensvoll zulassen.

F: Was ist das »Höhere Selbst«?

A: Wenn die Person sich mit so vielen Leben wie nötig rückverbunden hat und nach wie vor in einer tiefen Trance ist, bitte ich sie, sich mit ihrem Höheren Selbst zu verbinden; damit bezeichne ich gerne diesen größeren, weiseren, bedingungslos liebenden Teil unserer Seele. Für mich enthält das Höhere Selbst die Mustervorlage unseres höchsten Potenzials; es steht für die höchstmögliche Manifestation bestimmter Themen und Ziele, die die Seele in einem Leben erforschen möchte, das höchste zu erreichende Ziel, das unsere Seele verkörpern kann.

Wir alle haben ein Höheres Selbst; es ist Teil von uns – die Schwingung unseres wahren Selbst. In meinem Gespräch mit dem Höheren Selbst des Klienten verbindet er sich mit dessen Frequenz und hat Zugriff auf dessen klares Verständnis. Dadurch wird er zu dieser Schwingung – einer der Gründe, warum meine Rückführungssitzungen so hohes und tiefes Transformationspotenzial haben.

Im Gespräch mit dem Höheren Selbst versuche ich Antworten auf die Fragen zu bekommen, die der Klient bzw. die Klientin und ich vor der Sitzung besprochen haben. Außerdem bitte ich um Heilung aller eventuellen körperlichen Beschwerden und deren emotionalen Ursachen. Wie beim Aufsuchen anderer Leben gibt es nicht nur eine Möglichkeit, sich mit dem Höheren Selbst zu verbinden. Jede Person erlebt das auf ihre individuelle Weise. Ich ermutige die Leute immer, sich vertrauensvoll auf das einzulassen, was immer zur Sprache kommt. Aus dieser erweiterten Bewusstheit heraus wissen manche Klienten einfach die Antworten und sprechen sie aus. Andere haben das Gefühl, von einer Energie umgeben zu sein, aus der sie die Antworten ziehen. Wieder andere meinen, jemand würde durch sie sprechen. Alle diese Möglichkeiten sind gleich gut und nützlich. Die Menschen lassen sich auf unterschiedliche Weise von ihrem Höheren Selbst leiten.

Nach Abschluss der Sitzung führe ich die Person aus der Trance heraus; oft scheint die Trance nur ein paar Augenblicke gedauert zu haben, doch meist waren es ein paar Stunden. Die Zeitwahrnehmung des Klienten ist verzerrt, weil sich die Person in solch tiefer Trance mit anderen Existenzdimensionen verbindet und nicht den Zeitabläufen in dieser Realität verhaftet ist.

F: Was sieht der Rückführungstherapeut bzw. die Therapeutin während der Sitzung?

A: Wenn die Leute zu mir in die Praxis kommen, weiß ich, dass sie etwas erfahren werden, aber ich weiß nie, welcher Art die Erfahrung sein wird. Am Anfang, wenn sie mir etwas von ihrem Leben erzählen, bin ich wie eine weiße Leinwand. Ich höre einfach zu, stelle Fragen und mache mir Notizen. Ich urteile nicht, zeige nur Verständnis; dadurch können sich unsere Energien miteinander vermischen. Sobald der Rückführungsprozess läuft, passiert in mir etwas sehr Ungewöhnliches: Häufig kann ich die Bilder sehen und die Informationen hören, welche die Klienten sehen und hören, und oft sehe ich das ganze Leben, das sie beschreiben, bereits bevor sie die Bilder empfangen. Dadurch wird meine Arbeit als Rückführungstherapeutin noch besser, denn ich führe sie nicht blind. Immer wenn das passiert, erinnere ich mich daran, dass wir alle eins sind – wir alle sind mit demselben einen, universellen Informationsstrom verbunden. Und da es keine Vergangenheit oder Zukunft gibt, ist die Sitzung auf einem parallelen Zeitstrahl schon vorbei, und der Klient hat die Erfahrungen, die in der linearen Zeit noch bevorstehen, schon gemacht.

Es ist, als ob ich mein Bewusstsein mit dem des Klienten vermische und wir gemeinsam durch Raum und Zeit reisen. Wir sind alle Teil desselben einen Urbewusstseins, und sobald wir uns nicht mehr so stark mit einem einzelnen Aspekt von allem – nämlich dem eigenen Körper und der eigenen Persönlichkeit – assoziieren und stattdessen unsere Aufmerksamkeit auf etwas außerhalb von uns lenken, werden wir auf der Stelle zu diesem Etwas. Solange ich also wahrnehme, was meine Klienten erleben, verschmilzt mein Bewusstsein vielleicht mit dem ihren in das Bewusstsein des Einen und reist mit ihnen an andere Orte und in andere Zeiten.

F: Welchen Rat würden Sie mir noch für Ihre geführte Rückführung mitgeben?

A: Ich möchte an dieser Stelle noch ein paar Tipps geben. Wenn Sie Haustiere haben, sollten Sie sie in ein anderes Zimmer bringen und die Tür schließen. Haustiere werden von beruhigenden Energien von Natur aus angezogen. Wenn Sie sich also im Lauf der Rückführung entspannen, möchten sie dabei sein. Deshalb sollten Sie lieber die Tür schließen, nicht dass Sie von ihnen erschreckt, aus der Erfahrung gerissen werden und Ihre Rückführung unterbrochen wird.

Zweitens sollten Sie in den Tagen nach der Rückführung auf Ihre Träume achten. Oft nehmen Menschen in ihren Träumen Verbindung zu anderen Leben auf, besonders nachdem sie bewusst versucht haben, sich mit ihren Gegenstück-Seelen zu verbinden. Machen Sie vor dem Schlafengehen eine einfache Suggestion: »Beim Aufwachen morgen früh erinnere ich mich an meine Träume.« Sobald Sie morgens merken, dass Sie wach sind, bleiben Sie mit geschlossenen Augen im Bett liegen und gehen Ihre

Träume noch einmal durch. Je mehr Sie das üben, desto einfacher wird es.

Kürzlich hatte ich ein Interview in einer Radiosendung. Die Moderatorin hatte sich zur Vorbereitung auf das Gespräch die geführte Rückführung auf meinem CD-Set angehört. Als die Rückführung begann, erlebte sie etwas Unerwartetes, das sie aufschreckte. Sie zog sich aus der Vision zurück und hörte auf.

In dieser Nacht erwachte sie aus einem Traum, der mit den Bildern während der Rückführung zu tun hatte und ihr sehr spezifische Informationen dahingehend vermittelte, wie sie mit ihrer kreativen Arbeit und dem Sinn ihres Lebens weiterkommen würde.

Ich liebe diese Geschichte, denn sie ist ein tolles Beispiel dafür, wie die benötigten Informationen immer ihren Weg zu uns finden, sobald wir uns bewusst der Führung öffnen.

• • •

Uber die *Autorin*

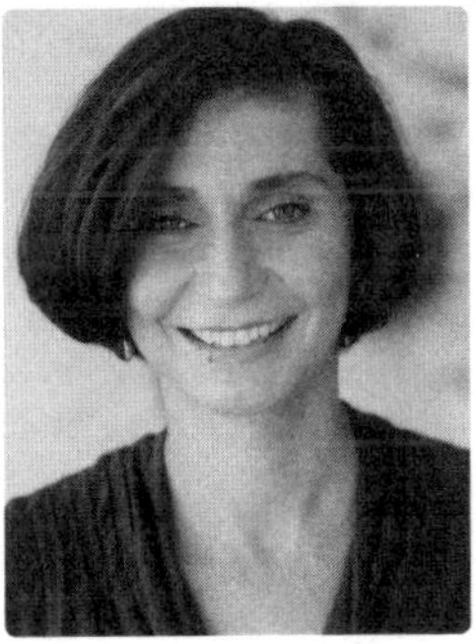

Mira Kelley wuchs in Bulgarien auf. Mit 12 Jahren erlebte sie die Macht der Rückführung in ein früheres Leben zum ersten Mal. Mutig und voller Vertrauen folgte Mira ihrer Intuition und kam in die Vereinigten Staaten, wo sie das College besuchte. Nachdem sie ihr Jura-Studium beendet hatte, arbeitete Mira als Fachanwältin für Unternehmens- und Wertpapierrecht bei einer großen Kanzlei in New York City. Als sie unter körperlichen Schmerzen litt, entdeckte sie erneut die unmittelbare Heilkraft der Reinkarnationstherapie auf emotionaler sowie auf physischer Ebene. Inzwischen hilft sie selbst Menschen dabei, ihr Leben durch diese Rückführungsarbeit zu transformieren.

Geschichten aus Miras Sitzungen mit Klienten sind in den Büchern »Werde, der du wirklich bist: Die spirituelle Dimension des Wünschens« von Dr. Wayne W. Dyer und »Miracles Happen« von Brian L. Weiss, M.D. zu lesen; auf www.oprah.com wurde davon berichtet.

www.mirakelley.de

Danksagung der Autorin

Ich danke Brian L. Weiss und Dolores Cannon, meinen Lehrern auf der physischen Ebene, dass sie mir den Weg bereitet haben, auf dem ich jetzt gehe. Ich hege große Bewunderung und Hochachtung für eure Pionierarbeit. Ihr habt mich zu meinem wahren Selbst erweckt und mich die Werkzeuge gelehrt, die es mir ermöglichen, andere Menschen in ihrem Transformations- und Heilungsprozess zu unterstützen.

Des Weiteren geht mein Dank an meine nicht-physischen Lehrer Seth und Bashar und ihre menschlichen Pendants Jane Roberts und Darryl Anka: Eure Energie und eure Worte standen mir immer hilfreich zur Verfügung, um mich meiner wahren Essenz zu erinnern. Ich danke euch.

An John: Im Rückblick erkenne ich, dass unsere denkwürde Sitzung von Gott arrangiert wurde; sie diente einem viel größeren Zweck, als wir uns hätten vorstellen können. Weder du noch ich waren uns bei unserem Kennenlernen bewusst, dass sie für uns beide und die ganze Welt so bedeutungsvoll sein würde. Für mich war sie das Samenkorn, das mich dazu ermutigte, dieses Buch zu schreiben. Dich brachte sie dazu, dich deines Weges zu erinnern und deine Lebensaufgabe zu erfüllen: Menschen mehr Verständnis beizubringen – und das hast du durch deinen Beitrag zu diesem Buch erreicht. Ich bin so dankbar für deine Freundschaft und danke dir eine Million Mal für die Geschenke, mit denen du mein Leben bereichert hast.

An all meine Klientinnen und Klienten, deren Geschichte ich in diesem Buch erzählen durfte: Euch und eure wunderbaren Seelen kennenzulernen und zu erleben, war für mich ein hoch geschätztes Geschenk. Ganz bestimmt werden eure Geschichten die Herzen der Leserinnen und Leser berühren, so wie sie auch mich berührt haben. Ich danke euch allen, dass ihr mir geholfen habt, dieses Buch zu schreiben, und ich durch euch Zeuge werden konnte, wie die Quelle sich in eurem wundervollen Wesen manifestiert hat.

An Evan Kelley: Danke, dass ich dich unzählige Male zurückführen durfte. Du hast mein Interesse am Thema »Rückführungen« liebevoll unterstützt und mir geholfen, zu dem Menschen zu werden, der ich heute bin. Du hast immer an mich geglaubt, auch wenn ich selbst blind dafür war. Danke, dass du für mich da bist.

An Dr. Wayne W. Dyer: Du hast auf deine innere Führung vertraut und mich und das Thema »Rückführungen« in dein Leben gelassen, hast zugelassen, dass es dadurch verwandelt wurde. Die Dankbarkeit für deine Liebe und begeisterte Unterstützung kann ich nicht mit Worten ausdrücken. Danke, dass du an mich und meine Arbeit geglaubt hast. Danke, danke, danke!

An Reid Tracy: Ich danke dir für deine Vision meines Buches und die Unterstützung, die du meiner Arbeit hast zukommen lassen. Du hast den Wert dieses Buches schon erkannt, als ich noch nicht einmal davon zu träumen wagte.

An Shannon Littrell: Ich hätte mir keine bessere Lektorin wünschen können. Danke für alles, was du für mich, dieses Buch und das CD-Set getan hast!

An Kelly Notaras: Ich finde es so toll, dass mein Nachname und dein Vorname gleich ausgesprochen werden. Wenn ich aufhöre, fängst du an. Danke, dass du deine Anmerkungen und Gedanken in das Manuskript hast einfließen lassen und sie perfekt mit dem verschmolzen hast, was ich zu sagen habe. Gemeinsam haben wir, wie ich glaube, ein Buch geschaffen, das vielen Menschen helfen wird.

An Tamra Edgar: Danke für all deine Hilfe, Liebe und Unterstützung. Unsere Energien und unsere Vision sind perfekt aufeinander abgestimmt. Ganz bestimmt haben wir schon in anderen Leben Seite an Seite zusammengearbeitet.

An Liliana Angelova Paslieva: Du bist eine überaus wunderbare Frau, und dich zur Mutter zu haben, ist ein Segen. Deine Liebe und Geduld sind unendlich. Deine Seele ist voller Freude und Güte. Du lehrst mich Selbstlosigkeit und Hingabe. Du hast dich immer für alles interessiert, was mit mir zu tun hat: alles, was ich zu sagen habe, alle meine Freunde, Beziehungen, Entscheidungen im Hinblick auf Ausbildung und Beruf, alle Wendungen und Entwicklungen meines Lebens, und jetzt meine Rückführungsarbeit mit all den damit einhergehenden Erkenntnissen. Du hast immer an mich geglaubt und mich darin bestärkt, mir selbst zu vertrauen. Du hast immer an meine Träume geglaubt und sie unterstützt, schenkst mir mit weisen Worten Zuspruch, wenn ich ihn brauche. Niemand kann so wie du alles wieder gutmachen. Du weißt, wie du mich darin bestärken kannst, zu einem besseren Menschen zu werden und meine guten Seiten zu honorieren. Du bist meine beste Freundin, meine Inspirationsquelle, meine Gefährtin auf dem spirituellen Weg. Deine göttliche Energie nährt mich und bringt mich voran. Mama, ich danke dir für alles, was du bist und was du für mich getan hast – zum Dank habe ich dir dieses Buch gewidmet.

• • •

MOMANDA

Wir hoffen, dieses Buch sowie die Techniken, mit »vergangenen« und »zukünftigen« bzw. parallelen Leben zu arbeiten, bereichern Sie und Ihr Dasein!

Zur Intensivierung dieser Arbeit empfehlen wir Ihnen die Gratis-*Meditation für Vertrauen* von Mira Kelley. Sie wird die Art und Weise, wie Sie durch Ihr Leben gehen, deutlich verbessern, indem Sie Selbstliebe und Vertrauen an jedem Tag verwirklichen. Lernen Sie zu vertrauen, was auch immer Sie sich wünschen!

Darüber hinaus planen wir Wochenendseminare mit Mira Kelley im deutschsprachigen Raum, damit Sie noch tiefer in den sinnvollen Umgang mit Parallelen Leben eintauchen können.

Des Weiteren veröffentlichen wir einige Blogs von Mira auf Deutsch.

Tragen Sie sich am besten in unseren Newsletter ein, damit wir Sie regelmäßig mit Neuigkeiten versorgen können.

Sie finden dies alles unter **www.mirakelley.de**

Wir freuen uns, Ihnen vielleicht einmal live bei einem Seminar begegnen zu können.

Momanda Verlag
Sommer 2017

www.momanda.de

• • •